Basis*werk* AG

J. van Amerongen, Hoogeveen, Nederland   *Serieredacteur*
C.R.C. Huizinga-Arp, Amersfoort, Nederland   *Serieredacteur*
J.M. Birza-Holthof, Groningen, Nederland   *Serieredacteur*

Dit boek *Specifieke doelgroepen voor assisterenden; omgaan met diversiteit* is onderdeel van de serie Basiswerken AG voor de mbo-opleidingen voor dokters-, apothekers- en tandartsassistenten.

Reeks Basis*werk* AG
De boeken in de serie Basiswerken AG bieden kennis voor de opleidingen op mbo-niveau voor dokters-, apothekers- en tandartsassistenten. Bij veel uitgaven zijn online aanvullende materialen beschikbaar, zoals video's, protocollen, toetsen etc.

Bestellen
De boeken zijn te bestellen via de boekhandel of rechtstreeks via de webwinkel van uitgeverij Bohn Stafleu van Loghum: www.bsl.nl.

Redactie
De redactie van de serie Basiswerken AG bestaat uit Jan van Amerongen, Carolijn Huizinga-Arp en Jacquelien Birza-Holthof, die ieder de uitgaven van één van de opleidingen coördineren. Zij hebben zelf ook boeken binnen de serie geschreven.

Jan van Amerongen is als arts (niet-praktiserend) verbonden aan het Alfa-college te Hoogeveen. Daarnaast is hij actief bij de nascholing van doktersassistenten in Noord-Nederland.

Carolijn Huizinga-Arp is werkzaam als openbaar apotheker, actief in verschillende bestuurlijke functies en vanuit haar eigen schrijfbureau betrokken bij de ontwikkeling van (e-)cursussen voor apothekersassistenten, doktersassistenten, huisartsen en apothekers.

Jacquelien Birza-Holthof is als docent verbonden aan de opleiding voor tandartsassistenten van Het Noorderpoort te Groningen.

Marieke van der Burgt
Wendy Spijkers

Specifieke doelgroepen voor assisterenden

Omgaan met diversiteit

Tweede, herziene druk

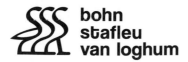
bohn
stafleu
van loghum

Houten 2021

Marieke van der Burgt
Utrecht, Nederland

Wendy Spijkers
Bilthoven en Zwammerdam, Nederland

ISSN 2468-2381   ISSN 2468-239X   (electronic)
Basis*werk* AG
ISBN 978-90-368-2605-1   ISBN 978-90-368-2606-8   (eBook)
https://doi.org/10.1007/978-90-368-2606-8

Eerste druk 2017
Tweede, herziene druk 2021

NUR 891
Basisontwerp omslag: Studio Bassa, Culemborg
Automatische opmaak: Scientific Publishing Services (P) Ltd., Chennai, India

Bohn Stafleu van Loghum
Walmolen 1
Postbus 246
3990 GA Houten

www.bsl.nl

Voorwoord

Assistenten in de gezondheidszorg hebben in hun dagelijks werk te maken met heel verschillende mensen: jong en oud, in Nederland geboren en getogen en met een migratieachtergrond, met lichamelijke en met psychische gezondheidsproblemen. Kortom, er is een grote diversiteit onder hun patiënten.

De kwalificatiedossiers van apothekers-, dokters- en tandartsassistenten (2020) en de keuzedelen spreken nadrukkelijk over kennis en vaardigheden die nodig zijn om zorg te bieden aan specifieke doelgroepen. *Specifieke doelgroepen voor assisterenden. Omgaan met diversiteit* biedt studenten en docenten kennis en concrete handvatten voor de zorg aan patiënten uit specifieke doelgroepen. De vele praktijkvoorbeelden maken de theorie voor studenten en docenten herkenbaar. Ze maken dit boek geschikt voor gebruik tijdens de opleiding, maar ook in de beroepspraktijk.

We bespreken specifieke doelgroepen waarmee apothekers-, dokters- en tandartsassistenten veel te maken hebben. Om herhaling te voorkomen, zijn de doelgroepen ouderen, chronisch zieken en mensen met een lichamelijke beperking in één hoofdstuk beschreven. Mantelzorgers komen in datzelfde hoofdstuk aan bod.

Specifieke doelgroepen voor assisterenden. Omgaan met diversiteit biedt wel praktische handvatten, maar is geen trainingsboek. Daarvoor verwijzen we naar de opleiding en het scholingsaanbod van kenniscentra en (na)scholingsinstituten. In de praktijk ontwikkel je in samenwerking met je collega's een manier die bij jou en je werksituatie past.

Voor dit boek hebben we professionals op de werkvloer geïnterviewd. Hun kennis en ervaringen maken het boek tot wat het nu is. Wij willen hen daarom bedanken:
- Gudule Boland, programmaleider verantwoord medicijngebruik bij migranten en laaggeletterden, Pharos;
- Wilma van Bronkhorst, praktijkassistent, Nijmegen;
- Tanja Brouwer, praktijkcoördinator tandheelkunde Hooge Burch, Zwammerdam;
- Anja van Brummelen, praktijkassistent, Utrecht;
- Denise Dijkstra, apotheker, Utrecht;
- Laila Elghoul, triagist, trainer Laila Intercultural Training, Utrecht;
- Rikie Elling, apotheker, Enschede;
- Jori van Geffen, apotheker, Eindhoven;
- Annet van Genderen, huisarts, Utrecht;
- Carolijn Huizinga, apotheker, Amersfoort;
- Quinte Karis, apothekersassistent, Rotterdam;
- Lisette Klein Hofmeijer, apothekersassistent, Enschede;
- Yolanda Kok, tandartsassistent, Bilthoven;
- Marcel Kooij, apotheker, Amsterdam;
- Naomi Molenaar, tandartsassistent, Utrecht;
- Liesbeth Muller, apothekersassistent, Leiden;
- Trudi Roest, apothekersassistent, Utrecht;

- Merel van Rooij, triagist, docent ROC Midden Nederland, Utrecht;
- Stieneke Smit, apothekersassistent, Leiden;
- Det van der Ven, apothekersassistent, Eindhoven.

Onder beroepsbeoefenaars bestaan verschillende opvattingen over de benadering van patiënten. Zo vermijden veel mondzorgverleners het woord 'pijn'. Ze gebruiken liever het woord 'gevoelig' of ze zeggen: 'Dat merk je.' Anderen gebruiken het woord 'pijn' juist wel, om betrouwbaar te zijn. In dit boek laten we zorgverleners aan het woord over hun eigen opvattingen. Zij hoeven het dus niet per se eens te zijn met andere benaderingen die in dit boek worden beschreven.

In dit boek gebruiken we meestal het woord 'patiënt' en soms het woord 'cliënt'. We gebruiken de woorden 'mensen met een migratieachtergrond' en 'migranten' door elkaar. Meestal gebruiken we de aanduiding 'hij' voor patiënten, mantelzorgers en professionals. Daarvoor kan ook 'zij' worden gelezen.

In deze herziene druk is de theorie geactualiseerd. Zo worden de nieuwe Wet zorg en dwang en de Wet verplichte ggz besproken, evenals het nieuwe stappenplan van de Meldcode Huiselijk geweld en kindermishandeling. Ter ondersteuning van het leerproces zijn leerdoelen en een begrippenlijst toegevoegd. Daarnaast is het aantal praktijkvoorbeelden sterk uitgebreid, net zoals het aantal toetsvragen (online beschikbaar)

Wendy Spijkers heeft het auteurschap van Els van Mechelen-Gevers overgenomen. We bedanken Els voor haar deskundigheid en bijdrage aan de eerste druk. Wij hebben met plezier aan deze tweede druk gewerkt. We hopen dat die nog beter in de behoefte van de opleiding en de praktijk voorziet. Feedback en suggesties voor verbetering zijn altijd welkom.

Marieke van der Burgt
Wendy Spijkers

Inhoud

1	**Specifieke doelgroepen**	1
1.1	Inleiding	2
1.2	Gedachte-experiment	3
1.3	Kennis van specifieke doelgroepen	4
1.4	Wat biedt dit boek?	4
2	**Contact**	7
2.1	Inleiding	8
2.2	Gespreksstructuur	8
2.3	De voorlichtingspijl	9
2.4	Als begrijpen extra aandacht vraagt	9
2.5	Als willen extra aandacht vraagt	10
2.6	Als emoties extra aandacht vragen	11
2.7	Als eigen regie extra aandacht vraagt	11
3	**Gezondheidsvaardigheden en eigen regie**	13
3.1	Inleiding	14
3.2	Gezondheidsvaardigheden	14
3.3	Eigen regie	15
3.4	Ondersteunen van eigen regie	16
4	**Mensen die moeite hebben informatie te begrijpen**	21
4.1	Inleiding	23
4.2	Laaggeletterdheid	23
4.3	Gezondheidsvaardigheden	24
4.4	Gezondheidsproblemen bij laaggeletterden	26
4.5	Laaggeletterdheid herkennen	26
4.6	Omgaan met laaggeletterden	27
4.7	Informatie	34
5	**Mensen met een migratieachtergrond**	37
5.1	Inleiding	39
5.2	Mensen met een migratieachtergrond, een diverse groep	40
5.3	Migratie	40
5.4	Rol van cultuur	40
5.5	Gezondheidsproblemen van mensen met een migratieachtergrond	42
5.6	Asielzoekers en vluchtelingen	44
5.7	Herkennen	48
5.8	Omgaan met anderstaligen en mensen uit een andere cultuur	48
5.9	Samenwerking	49
5.10	Informatie	52

6	**Zwangeren**	**53**
6.1	Inleiding	55
6.2	Wie?	55
6.3	Gezondheid	56
6.4	In de praktijk	61
6.5	Samenwerking, wet- en regelgeving	65
6.6	Informatie	65
7	**Kinderen en jongeren**	**67**
7.1	Inleiding	69
7.2	Gezondheidsproblemen en leefstijlfactoren	70
7.3	In de praktijk	72
7.4	Eigen regie	83
7.5	Samenwerking, wet- en regelgeving	85
7.6	Informatie	87
8	**Mensen met een verstandelijke beperking**	**91**
8.1	Inleiding	93
8.2	Verstandelijke beperking	94
8.3	Gezondheid en gezondheidsrisico's	95
8.4	Een lichte verstandelijke beperking herkennen	97
8.5	In de praktijk	98
8.6	Ondersteunen van eigen regie of zorg door ouders/verzorgers	101
8.7	Samenwerking	102
8.8	Behandeling bij wilsonbekwaamheid	103
8.9	Informatie	105
9	**Ouderen, chronisch zieken en mensen met lichamelijke beperkingen**	**107**
9.1	Inleiding	109
9.2	Wie?	110
9.3	Gezondheidsproblemen	111
9.4	Mogelijkheden en beperkingen eigen regie	119
9.5	In de praktijk	121
9.6	Samenwerking, wet- en regelgeving	125
9.7	Informatie	131
10	**Dementerenden**	**133**
10.1	Inleiding	135
10.2	Wie?	135
10.3	Gezondheidsproblemen	136
10.4	Mogelijkheden en beperkingen eigen regie, therapietrouw	138
10.5	Herkennen	138
10.6	In de praktijk	139
10.7	Samenwerking, wet- en regelgeving	145
10.8	Informatie	145

11	**Mensen met een gehoorbeperking**	147
11.1	Inleiding	149
11.2	Wie?	149
11.3	Gezondheid	151
11.4	Mogelijkheden en beperkingen eigen regie	151
11.5	Herkennen	151
11.6	In de praktijk	151
11.7	Samenwerking, wet- en regelgeving	151
11.8	Informatie	153

12	**Mensen met een visuele beperking**	155
12.1	Inleiding	157
12.2	Wie?	157
12.3	Mogelijkheden en beperkingen eigen regie	158
12.4	Herkennen	159
12.5	In de praktijk	159
12.6	Samenwerking, wet- en regelgeving	159
12.7	Informatie	161

13	**Mensen met geestelijke gezondheidsproblemen**	163
13.1	Inleiding	165
13.2	Diversiteit in stoornissen	166
13.3	Geestelijke gezondheidsproblemen	167
13.4	Mogelijkheden en beperkingen eigen regie	171
13.5	In de praktijk	171
13.6	Samenwerking, wet- en regelgeving	178
13.7	Informatie	181

14	**Dak- en thuislozen**	183
14.1	Inleiding	185
14.2	Wie?	185
14.3	Gezondheid en leefstijl	186
14.4	Zorg	187
14.5	Mogelijkheden en beperkingen eigen regie, therapietrouw	188
14.6	In de praktijk	188
14.7	Samenwerking, wet- en regelgeving	188
14.8	Informatie	190

15	**Mensen zonder geldige verblijfsdocumenten**	191
15.1	Inleiding	193
15.2	Wie?	193
15.3	Gezondheid en leefstijl	194
15.4	Zorg	194
15.5	Mogelijkheden en beperkingen eigen regie, therapietrouw	195
15.6	In de praktijk	195
15.7	Samenwerking, wet- en regelgeving	195
15.8	Informatie	198

16   Mensen die palliatieve of terminale zorg ontvangen 199
16.1   Inleiding.. 201
16.2   Palliatieve zorg 202
16.3   Gezondheidsproblemen 202
16.4   Mogelijkheden en beperkingen eigen regie en kracht mantelzorg 204
16.5   In de praktijk 204
16.6   Samenwerking, wet- en regelgeving 207
16.7   Palliatieve zorg bij specifieke groepen.......................... 209
16.8   Palliatieve sedatie, euthanasie en hulp bij zelfdoding........... 214
16.9   Informatie 219

17   Angst, boosheid, agressie en claimend gedrag........................... 223
17.1   Inleiding.. 225
17.2   Angst... 225
17.3   Boosheid en agressie 229
17.4   Claimend gedrag 235
17.5   Opvang voor de assistent 236
17.6   Informatie 236

Bijlagen 237
Criteria voor toegankelijkheid van de praktijk of apotheek 238
Begrippenlijst 240
Verder lezen... 242
Register 243

Specifieke doelgroepen

Samenvatting

Assistenten hebben te maken met heel verschillende mensen. Tussen die mensen bestaan ook overeenkomsten. Wanneer mensen met een aantal dezelfde kenmerken extra aandacht van een zorgprofessional nodig hebben, vormen zij een specifieke doelgroep in de zorg. Extra aandacht kan nodig zijn vanwege specifieke gezondheidsproblemen of vanwege de communicatie. Dat iemand tot een specifieke doelgroep behoort, betekent niet per se dat hij ook anders benaderd en behandeld moet worden. Kennis van specifieke doelgroepen helpt assistenten patiënten sneller en beter te begrijpen. Daardoor kunnen ze die patiënten beter helpen en kunnen ze beter met lastige situaties in de praktijk omgaan. Dit boek biedt achtergrondkennis en praktische handvatten voor het omgaan met specifieke doelgroepen.

1.1   Inleiding – 2

1.2   Gedachte-experiment – 3

1.3   Kennis van specifieke doelgroepen – 4

1.4   Wat biedt dit boek? – 4

© Bohn Stafleu van Loghum is een imprint van Springer Media B.V., onderdeel van Springer Nature 2021
M. van der Burgt en W. Spijkers, *Specifieke doelgroepen voor assisterenden*, Basiswerk AG,
https://doi.org/10.1007/978-90-368-2606-8_1

1

1.1 Inleiding

Er bestaan grote verschillen tussen mensen, maar ook grote overeenkomsten. Wanneer mensen bepaalde kenmerken gemeenschappelijk hebben, kun je ze zien als groep. Ze hoeven elkaar daarvoor niet te kennen of te ontmoeten. De zorg kent groepen die extra aandacht vragen van jou als professional: specifieke doelgroepen. Patiënten uit een doelgroep kunnen extra aandacht nodig hebben vanwege specifieke gezondheidsproblemen of een specifieke behandeling. In alle gevallen is aandacht nodig voor de communicatie.

Je benadert mensen die tot een specifieke doelgroep behoren niet automatisch anders. Niet elke oudere heeft moeite met onthouden en niet alle mensen met een verstandelijke beperking vertonen gedragsproblemen. Wanneer de groepskenmerken een rol spelen in hun gezondheid, gedrag en communicatie, houd je daar natuurlijk rekening mee. Maar verder zijn ze, net als ieder ander, broer of zus, vriend of vriendin, partner, ouder, sporter, buurman of buurvrouw (◘ fig. 1.1).

In dit hoofdstuk wordt het begrip 'specifieke doelgroep' uitgelegd en wordt besproken waardoor voor mensen uit specifieke doelgroepen soms extra aandacht van de assistenten nodig is.

Leerdoelen
Je kunt:
- het begrip doelgroep omschrijven, voorbeelden van doelgroepen noemen en uitleggen welke conclusies je wel en niet kunt trekken uit het gegeven dat iemand tot een bepaalde doelgroep behoort;
- de begrippen diversiteit en inclusief beleid uitleggen.

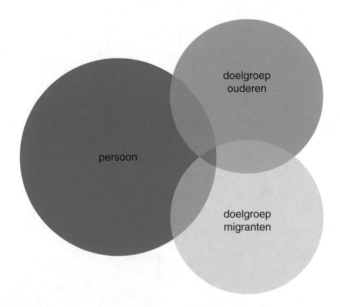

◘ **Figuur 1.1**   Een persoon omvat meer dan de kenmerken van een doelgroep

1.2 Gedachte-experiment

We leggen je een gedachte-experiment voor. Je ziet hier een opsomming van de specifieke doelgroepen die in dit boek aan de orde komen:
- mensen die moeite hebben informatie te begrijpen;
- mensen met een migratieachtergrond;
- zwangeren;
- kinderen en jongeren;
- mensen met een verstandelijke beperking;
- ouderen, chronisch zieken en mensen met lichamelijke beperkingen;
- dementerenden;
- mensen met een gehoorbeperking;
- mensen met een visuele beperking;
- mensen met geestelijke gezondheidsproblemen;
- dak- en thuislozen;
- mensen zonder geldige verblijfsdocumenten;
- mensen die palliatieve of terminale zorg ontvangen;
- mensen met angst, boosheid, agressie en claimend gedrag.

1. In de praktijk krijg je te maken met gedragsproblemen, zoals agressie, claimend gedrag, afspraken niet nakomen en niet meewerken aan onderzoek of behandeling.
   a. Bij welke doelgroepen denk je dat gedragsproblemen vaker voorkomen? Heeft dat te maken met de doelgroepkenmerken?
   b. Komt dit gedrag ook bij andere mensen voor? En als het niet samenhangt met doelgroepkenmerken, waardoor ontstaat dit gedrag dan? Of wanneer, in welke situatie?
2. In de praktijk krijg je te maken met mensen die beperkte gezondheidsvaardigheden hebben: ze kunnen moeilijk informatie over gezondheidsproblemen opzoeken, begrijpen, bespreken en toepassen.
   a. Welke doelgroepen hebben, volgens jou, vaker beperkte gezondheidsvaardigheden?
   b. Zijn er ook mensen uit deze doelgroepen die wél vaardig met gezondheidsinformatie omgaan?

We hebben dit experiment met enkele studentengroepen gedaan. Dit zijn enkele van hun conclusies:
- De ene mens is anders dan de andere. Dat iemand tot een doelgroep behoort, zegt niet alles over zijn communicatie en gedrag.
- Je kunt wel alert zijn bij een patiënt die tot een specifieke doelgroep behoort, maar je moet je bewust zijn van je eigen vooroordelen. Het is belangrijk open te staan voor de patiënt als persoon.
- Je weet niet altijd of iemand tot een specifieke doelgroep behoort. Bij sommige mensen is dat meteen duidelijk, bijvoorbeeld bij kinderen, zeer oude ouderen, mensen met een ernstige verstandelijke beperking of mensen die de Nederlandse taal niet spreken. Maar iemand met verslavingsproblematiek of een psychiatrische stoornis herken je lang niet altijd onmiddellijk. En of iemand dementerend is of moeite heeft met lezen en schrijven, zie je ook niet meteen.
- Of je nu wel of niet weet of iemand tot een specifieke doelgroep behoort, je moet altijd op het moment zelf observeren hoe het contact verloopt en je zorg en communicatie daarop aanpassen.

1

1.3 Kennis van specifieke doelgroepen

Je kunt je afvragen waarom kennis van specifieke doelgroepen nodig is. Over deze vraag waren de studenten heel duidelijk: ja, die kennis is nodig. Deze helpt je om de patiënt sneller en beter te begrijpen, en dus beter te helpen. Bovendien kun je gewapend met die kennis beter omgaan met lastige situaties in de praktijk.

Duidelijk is dat de communicatie vaak extra aandacht vraagt. Daarnaast kun je te maken hebben met een specifieke zorgvraag (inhoudelijk), bijvoorbeeld bij zwangeren, gebitsproblemen bij mensen met een ernstige verstandelijke beperking, meerdere aandoeningen en polyfarmacie bij zeer oude ouderen. Om goede zorg te kunnen geven, moet je weten welke gezondheidsproblemen veel voorkomen en welke gevolgen die hebben; niet alleen voor het lichamelijk functioneren, maar ook voor het psychisch en het sociaal functioneren. Daarbij moet je bovendien de sociale kaart van de wijk of regio kennen.

Kennis van specifieke doelgroepen is niet alleen belangrijk voor professionals in de zorg, maar voor iedereen. Mensen dragen, in al hun diversiteit, bij aan de maatschappij. Daarin moet iedereen kunnen meedoen, op zijn eigen manier en met zijn eigen mogelijkheden. Dat heet een inclusieve samenleving. De naam van het netwerk voor mensen met een beperking of een chronische ziekte benadrukt het belang van daarvan: Ieder(in) (► https://iederin.nl/).

1.4 Wat biedt dit boek?

Door dit boek te bestuderen, werk je aan de volgende doelstellingen:
- Je herkent wanneer de communicatie met mensen uit specifieke doelgroepen extra aandacht vraagt, op het moment zelf en soms al voorafgaand aan het contact.
- Je weet hoe je je communicatie kunt aanpassen en eventueel andere acties kunt inzetten.
- Je weet welke gezondheidsproblemen veel voorkomen bij specifieke doelgroepen en welke gezondheidsrisico's er zijn.
- Je kunt aangeven welke zorg daarbij nodig is.

In de eerste drie hoofdstukken bespreken we wat we verstaan onder specifieke doelgroepen (► H. 1), welke handvatten er zijn voor het omgaan met mensen uit verschillende doelgroepen (► H. 2), wat eigen regie inhoudt en hoe je die kunt ondersteunen (► H. 3).

Daarna bespreken we verschillende doelgroepen, hun gezondheidsproblemen, leefstijl en gezondheidsrisico's, mogelijkheden en beperkingen in de communicatie. Aan de hand daarvan presenteren we handvatten (*tools*) voor de communicatie. Zo vul je stukje bij beetje jouw gereedschapskist voor communicatie.

Sommige mensen behoren tot meer dan één doelgroep, bijvoorbeeld een kind met een verstandelijke beperking dat erg angstig is, een zwangere vluchteling uit Afghanistan of een Turkssprekende dementerende oudere. Je kijkt steeds welke tools je kunt inzetten om je patiëntencontact goed te laten verlopen.

Wat biedt dit boek wel en wat niet?

– wél: achtergrondinformatie over doelgroepen, zodat je hun situatie en communicatie beter kunt begrijpen. Ook geven we tips over de communicatie;
– niet: een recept of trucs om met mensen uit een bepaalde doelgroep om te gaan.

Goed communiceren valt of staat met afstemmen op de ander. Dat doe je door te luisteren en te observeren en je aanpak aan te passen aan wat je hoort en ziet.

Contact

Samenvatting

In contact met patiënten uit specifieke doelgroepen houdt de assistent rekening met de specifieke kenmerken van de doelgroep. De assistent maakt daarbij gebruik van handvatten, zoals de gespreksstructuur en de voorlichtingspijl. De assistent maakt contact, bespreekt de reden voor het contact en stelt samen met de patiënt de 'gespreksagenda' op. Daarna bespreekt de assistent de onderwerpen van de agenda en voert eventuele handelingen uit. Evaluatie en zorgvuldige afronding vergroten de tevredenheid van de patiënt en de kans dat deze de informatie of het advies oppakt. De assistent hanteert de voorlichtingspijl en de tell-show-feel-do-methode. De voorlichtingspijl bevat de stappen naar gedragsverandering: openstaan – begrijpen – willen – kunnen – doen – blijven doen. Vaak vraagt de stap 'willen' veel aandacht. Deze stap is van belang voor de eigen regie van de patiënt.

2.1   Inleiding – 8

2.2   Gespreksstructuur – 8
2.2.1   Opening – 8
2.2.2   Kerndeel – 8
2.2.3   Afronding – 9

2.3   De voorlichtingspijl – 9

2.4   Als begrijpen extra aandacht vraagt – 9

2.5   Als willen extra aandacht vraagt – 10

2.6   Als emoties extra aandacht vragen – 11

2.7   Als eigen regie extra aandacht vraagt – 11

© Bohn Stafleu van Loghum is een imprint van Springer Media B.V., onderdeel van Springer Nature 2021
M. van der Burgt en W. Spijkers, *Specifieke doelgroepen voor assisterenden*, Basiswerk AG,
https://doi.org/10.1007/978-90-368-2606-8_2

2

2.1 Inleiding

Dit boek gaat over contact tussen jou als professional en patiënten uit een specifieke doelgroep. Het gaat om mensen met wie je misschien nog weinig contact hebt gehad. Mensen bij wie soms specifieke kenmerken opvallen (levensfase, taal, gedrag), maar soms ook niet. Mensen die vaak goede communicatieve vaardigheden van jou vragen.

Het helpt om te denken aan wat in ▶ H. 1 is besproken: specifieke kenmerken zijn altijd maar een deel van de persoon. Wat ook helpt, zijn een open houding en interesse in de persoon met wie je contact hebt (positieve nieuwsgierigheid).

Daarnaast zijn er praktische handvatten om met mensen uit verschillende doelgroepen om te gaan. In dit hoofdstuk noemen we enkele handvatten en geven we aan waar ze uitgebreid aan bod komen.

Leerdoelen

Je kunt:

— de drie onderdelen (fasen) van een gesprek noemen en de inhoud ervan beschrijven;
— beschrijven hoe je 'de agenda' van een gesprek met een patiënt opstelt;
— de stappen van de voorlichtingspijl beschrijven;
— aangeven wat er in voorlichting geven méér nodig is dan informatie geven.

2.2 Gespreksstructuur

Professionele gesprekken hebben de volgende opbouw: opening – kern – afronding. Soms kun je een gesprek voorbereiden. Dat kan belangrijk zijn als je een patiënt vaker ziet en hem begeleidt. Deze voorbereiding bespreken we hier niet.

2.2.1 Opening

Op het moment dat je verbaal of non-verbaal contact maakt met je patiënt aan de telefoon, aan de balie of in de behandelruimte, begin je een werkrelatie met hem. Je stelt je voor en vraagt, noemt of herhaalt de naam van de patiënt. Zo laat je hem weten dat je zult proberen hem te helpen. Als hij zich welkom voelt, zal hij zich makkelijker openstellen voor jou en de hulp die je biedt. Zo creëer je een samenwerkingsrelatie met je patiënt.

Daarna vraag je naar de reden van de komst of van het telefoontje. Bij een geplande afspraak ken je die reden vaak al, maar het is goed om na te gaan of het klopt wat er is genoteerd. Je kunt dan ook peilen of er nog andere dingen zijn die de patiënt wil bespreken. Daarna kun je samen de 'agenda' van het gesprek opstellen.

2.2.2 Kerndeel

In het kerndeel bespreek je de onderdelen van de agenda en voer je eventueel handelingen uit. Je werkt patiëntgericht, dus je sluit aan bij de behoeften van de patiënt. Je kunt de stappen van de voorlichtingspijl volgen: openstaan – begrijpen – willen – kunnen – doen – blijven doen. Zorg ervoor dat het echt een gesprek is, geen eenrichtingsverkeer.

Je rondt af met een conclusie of samenvatting: 'we hebben besproken … en u hebt aangegeven …'. Je kunt ook aan de patiënt vragen de belangrijkste punten uit het gesprek te noemen. Als je een advies hebt gegeven, ga je na of de patiënt begrijpt wat hij kan doen en vraag je of dat gaat lukken.

2.2.3 Afronding

Je rondt het gesprek af. Soms maak je een (nieuwe) afspraak of leg je uit wanneer de patiënt eerder contact moet opnemen. Daarna zeg je gedag en neem je afscheid.

Als je een contact zorgvuldig afrondt, is de kans groter dat de patiënt zich goed behandeld voelt en iets met je informatie doet. Zorgvuldige afronding is ook de 'brug' naar een volgend contact.

2.3 De voorlichtingspijl

Om patiënten voor te lichten, is de voorlichtingspijl ontwikkeld. Deze bevat de stappen die de patiënt zet naar (gezond) gedrag: openstaan – begrijpen – willen – kunnen – doen – blijven doen. De pijl laat zien dat voorlichting meer is dan informatie geven (de stap *begrijpen*). Het gaat erom dat je mensen helpt beslissingen te nemen en gedrag uit te voeren waarmee ze hun gezondheid verbeteren (◘ tab. 2.1).

2.4 Als begrijpen extra aandacht vraagt

Sommige patiënten hebben er moeite mee om informatie te begrijpen; niet alleen schriftelijk, maar ook in een gesprek. Dat kan voorkomen bij mensen die niet goed kunnen lezen en schrijven, mensen met een migratieachtergrond, mensen met een verstandelijke beperking of hersenletsel en dementerenden. Ook mensen met een psychiatrische stoornis en mensen die onder invloed zijn van alcohol of drugs begrijpen informatie niet altijd goed.

Bij alle patiënten kun je de *tell-show-feel-do*-methode gebruiken om informatie over te brengen (zie kader).

Tell-show-feel-do-methode
Dit voorlichtingsmodel is vooral bekend in de tandartspraktijk. Het gaat hierbij om de volgende acties:
- Vertellen: uitleggen wat er gaat gebeuren, wat je gaat doen.
- Laten zien/voordoen: laten zien wat er gaat gebeuren. Je laat een voorwerp of instrument zien en doet de handeling voor bij de patiënt of op een model.
- Laten voelen: de voorwerpen en handelingen laten voelen, bijvoorbeeld op een nagel of de huid.
- De handeling uitvoeren (onderzoek of behandeling). Soms laat je de patiënt een handeling uitvoeren en oefenen, bijvoorbeeld tandenpoetsen.

2

◪ Tabel 2.1	Toepassen van de voorlichtingspijl
Wat doe je als assistent?	
opening	*openstaan* – contact maken – agenda opstellen
kerndeel	*begrijpen*
	– het gaat hierbij om informatie uitwisselen, niet alleen om informatie geven – je gaat ook na of de patiënt de informatie begrijpt en welke vragen hij nog heeft
	willen (besluiten, motivatie)
	– bespreek het nut van een behandeling of advies (voordelen), maar heb daar- naast oog voor de bezwaren (nadelen) – laat de patiënt, als dat kan, kiezen uit enkele mogelijkheden: 'Hoe zou u dat kunnen doen?', 'U kunt het zo … of zo … doen' of 'Ziet u misschien andere mogelijkheden?' – werk met kleine stappen en stel samen met de patiënt kleine, haalbare doelen – noteer de doelen in het dossier
	kunnen en doen (vaardigheden en belemmeringen; afspraken)
	– geef instructie, doe eventueel voor en vraag om dat na te doen – maak eventueel afspraken en leg die vast
	blijven doen
	– bereid de patiënt voor op situaties waarin het moeilijk kan zijn om goed voor zijn gezondheid te zorgen – bedenk samen hoe hij daar het beste mee kan omgaan, dan is de kans het grootst dat de oplossing bij hem past
afronding	– maak eventueel een afspraak voor verdere ondersteuning – spreek af wanneer de patiënt (eerder) contact moet opnemen

Bij mensen die moeite hebben met begrijpen, sta je nadrukkelijk stil bij elk onderdeel van de tell-show-feel-do-methode. In ▶ H. 4 vind je daarvoor tips.

2.5 Als willen extra aandacht vraagt

Het is niet altijd vanzelfsprekend dat je patiënt aan de slag gaat met zijn gezondheidsprobleem. Niet elke patiënt volgt jouw advies op of slikt het voorgeschreven medicijn. De stap *willen* is een belangrijke stap op weg naar *doen* en *blijven doen*. Daarbij spelen drie factoren bij de patiënt een rol: attitude of afweging (A), sociale invloed (S) en eigen effectiviteit (E). Hoe je de stap *willen* kunt ondersteunen, wordt besproken in ▶ H. 3.

2.6 Als emoties extra aandacht vragen

In contacten met je patiënten kun je te maken krijgen met emoties, zoals boosheid, verdriet en blijdschap en soms ook agressie en claimend gedrag. Dat vraagt van jou begrip, maar ook doortastendheid om het gesprek in goede banen te leiden en tot een goede afronding te komen. Hoe je dit kunt doen, wordt besproken in ▶ H. 17.

2.7 Als eigen regie extra aandacht vraagt

Zelf regie voeren (zelfmanagement) wordt steeds belangrijker. Dat vraagt van een patiënt meer dan alleen begrijpen. Hij moet ook zijn mogelijkheden en de voor- en nadelen daarvan overzien om een haalbare aanpak te kunnen kiezen. Om zijn keuze thuis uit te voeren en (soms lang) vol te houden, zal hij problemen moeten kunnen oplossen. Voor eigen regie is een groot aantal probleemoplossende vaardigheden nodig.

Eigen regie en de ondersteuning die je daarbij kunt bieden, worden besproken in ▶ H. 3. Ondersteuning van de eigen regie bij specifieke doelgroepen komt aan de orde in de hoofdstukken over die doelgroepen.

Gezondheidsvaardigheden en eigen regie

Samenvatting

Mensen kunnen zelf veel doen aan hun gezondheid. Daar zijn gezondheidsvaardigheden voor nodig. Die zijn ook nodig voor eigen regie of zelfmanagement. Tot gezondheidsvaardigheden behoren informatie verzamelen, begrijpen en toepassen op de eigen situatie, mogelijkheden afwegen en keuzes maken. Lezen en schrijven zijn daarvoor belangrijk. Eigen regie of zelfmanagement houdt in dat de patiënt zijn leven en zijn zorg zo organiseert dat die bij hem en zijn behoeften passen. Eigen regie vergroot op die manier de kwaliteit van leven. Niet iedereen wil overigens volledig zelf de regie voeren. Eigen regie van de patiënt houdt ook in dat zorgverleners geen beslissingen nemen *voor* de patiënt maar *samen met* de patiënt. Belangrijk bij de ondersteuning van eigen regie is de patiënt probleemoplossende vaardigheden te leren. Alleen voorlichting geven en kennis aanreiken zijn niet voldoende. Bovendien moet je als team samenwerken bij het ondersteunen van eigen regie.

3.1   Inleiding – 14

3.2   Gezondheidsvaardigheden – 14

3.3   Eigen regie – 15

3.4   Ondersteunen van eigen regie – 16
3.4.1   Communicatie en vaardigheden aanleren – 16
3.4.2   Ondersteunen eigen regie bij medicijngebruik – 16
3.4.3   Handvatten voor het ondersteunen van eigen regie – 19

© Bohn Stafleu van Loghum is een imprint van Springer Media B.V., onderdeel van Springer Nature 2021
M. van der Burgt en W. Spijkers, *Specifieke doelgroepen voor assisterenden*, Basiswerk AG,
https://doi.org/10.1007/978-90-368-2606-8_3

3.1 Inleiding

Mensen kunnen zelf veel doen om gezond te blijven of gezond(er) te worden. Toch lukt het niet iedereen om te doen wat daarvoor nodig is. Daar zijn bepaalde vaardigheden voor nodig, die gezondheidsvaardigheden worden genoemd. Deze vaardigheden zijn ook belangrijk om de patiënt zelf de regie te laten houden over zijn leven, ook al heeft hij gezondheidsproblemen. Eigen regie heet ook wel zelfmanagement. We gebruiken deze woorden door elkaar. Dit hoofdstuk gaat over gezondheidsvaardigheden en hun rol bij het voeren van eigen regie.

Leerdoelen

Je kunt:

- het begrip gezondheidsvaardigheden omschrijven en aangeven welke vaardigheden in welke stappen van de voorlichtingspijl hiervoor nodig zijn;
- het begrip eigen regie/zelfmanagement omschrijven en de relatie leggen met gezondheidsvaardigheden;
- factoren noemen die therapietrouw bevorderen of juist remmen;
- het belang aangeven van een coachende benadering bij het ondersteunen van eigen regie;
- hulpmiddelen voor de patiënt noemen die zijn eigen regie ondersteunen.

3.2 Gezondheidsvaardigheden

Om te kunnen bijdragen aan de eigen gezondheid en zelf de regie te kunnen voeren, hebben mensen kennis nodig: kennis van hun lichaam, van ziekten, ziekteoorzaken, manieren om ziekte te voorkomen, behandelingen enzovoort. Mensen moeten informatie kunnen opzoeken en informatie kunnen begrijpen. Ze moeten bovendien de kennis kunnen toepassen op hun eigen situatie en keuzes maken, instructies opvolgen. Hiervoor zijn gezondheidsvaardigheden nodig in alle stappen van gedragsverandering; niet alleen in de stap *begrijpen*, maar ook in de stappen *willen* (motivatie), *kunnen* (praktische en sociale vaardigheden), *doen* en *blijven doen* (zie kader).

Elementen van gezondheidsvaardigheden

Nodig voor de stap *begrijpen*:

- informatie over gezondheid, ziekte en zorg kunnen opzoeken en begrijpen;
- instructies kunnen begrijpen;
- onderscheid kunnen maken tussen hoofd- en bijzaken: kunnen bepalen wat het belangrijkste is in schriftelijke of mondelinge informatie;
- gebeurtenissen in een chronologische volgorde kunnen plaatsen.

Nodig voor de stap *willen*:

- duidelijk kunnen maken wat je klachten zijn en welke hulp je wilt (hulpvraag);
- bewuste eigen keuzes kunnen maken op basis van verzamelde informatie.

Nodig voor de stap *kunnen*:

- instructies kunnen toepassen.

Lezen en schrijven zijn gezondheidsvaardigheden. Anders gezegd: niet goed kunnen lezen en schrijven (laaggeletterdheid, zie ▶ H. 4) maakt mensen minder gezondheidsvaardig. Daardoor hebben mensen met beperkte gezondheidsvaardigheden meer gezondheidsproblemen en verlopen hun contacten met zorgverleners moeizamer. Ze hebben ook minder eigen regie.

3.3 Eigen regie

> **Eigen regie** of **zelfmanagement** is het zodanig omgaan met een (chronische) aandoening dat deze optimaal wordt ingepast in het dagelijks leven, rekening houdend met alle symptomen, de behandeling, de lichamelijke, psychische en sociale consequenties en de bijbehorende leefstijl. Zelfmanagement betekent dat patiënten zelf kunnen kiezen in hoeverre ze de regie over hun eigen leven in eigen hand willen houden en zeggenschap hebben over hoe beschikbare zorg wordt ingezet. Bij zelfmanagement streeft de patiënt ernaar om een optimale kwaliteit van leven te bereiken of te behouden.

Deze omschrijving is wel lang, maar maakt goed duidelijk waar het om gaat, namelijk hoe mensen leven met hun ziekte en de zorg die ze daarbij nodig hebben. De manier van leven van de patiënt en wat hij hierin belangrijk vindt, staat daarbij centraal. Dat verschilt per persoon, net als de mate waarin mensen eigen regie *willen* en *kunnen* nemen.

Eigen regie vraagt veel van een patiënt. Hij moet hiervoor kennis van zijn ziekte hebben en informatie kunnen opzoeken en verwerken. Hij moet weten wat zorgverleners kunnen doen en wat hij zelf kan doen. Verder moet hij signalen en problemen op tijd herkennen en daar oplossingen voor bedenken. En ten slotte moet de patiënt zelf de oplossing kiezen die het best past bij zijn leven en die uitvoeren. Elke dag je keuzes aanpassen aan de situatie is niet gemakkelijk en kost energie, maar levert mensen vaak meer tevredenheid en kwaliteit van leven op (Engels 2015). Bij eigen regie hoort ook dat de patiënt een goede (werk)relatie opbouwt met zijn zorgverleners en een actief aandeel heeft in gezamenlijke besluitvorming (*shared decision-making*).

Een patiënt die zelf de regie in handen wil houden, heeft daarvoor veel gezondheidsvaardigheden en probleemoplossende vaardigheden nodig (zie ook ▶ par. 3.2).

> **Probleemoplossende vaardigheden**
> Eigen regie vraagt van de patiënt naast de genoemde gezondheidsvaardigheden de volgende probleemoplossende vaardigheden:
> - verschillende oplossingen voor zijn probleem bedenken of opzoeken;
> - een oplossing kiezen die het best bij zijn situatie en persoon past;
> - een oplossing uitproberen;
> - kijken of de oplossing werkt (evalueren) en zo niet: kijken welke belemmeringen er zijn en of hij die kan wegnemen of een andere oplossing proberen die misschien beter werkt;
> - eventueel hulp van anderen vragen: informele hulp van familie, vrienden of buren of professionele hulp;
> - opbouwen van een samenwerkingsrelatie met informele hulp en professionele zorgverlener.

3.4 Ondersteunen van eigen regie

Mensen die weinig eigen regie (kunnen) voeren, hebben minder invloed op hun gezondheid en op de zorg die ze ontvangen. Zij hebben daardoor vaak meer begeleiding nodig: ondersteuning van eigen regie of zelfmanagementondersteuning.

3

3.4.1 Communicatie en vaardigheden aanleren

Jouw ondersteuning begint bij contact maken en aansluiten bij behoeften en wensen van de patiënt. Dat is de basis van patiëntgericht communiceren. Het doel is dat de patiënt straks (beter) in staat is om zelf de regie over zijn leven te voeren. Het gaat hier dus om informatie geven en begeleiden naar (meer) gezond gedrag. Je kunt daarvoor de voorlichtingspijl gebruiken met de stappen openstaan – begrijpen – willen – kunnen – doen – blijven doen (zie ▶ par. 2.3).

Het ondersteunen van zelfmanagement vraagt echter nog meer. Voorlichting betreft vaak één onderwerp (bijvoorbeeld medicijnen gebruiken, zelfcontrole uitvoeren of tandenpoetsen) en dat is vaak al ingewikkeld genoeg. Maar eigen regie gaat over hoe de patiënt zijn leven organiseert rond zijn ziekte of beperking en behandeling. Dat vraagt allerlei beslissingen, op verschillende momenten en over verschillende onderwerpen.

Het ondersteunen van eigen regie houdt dan ook in dat je de patiënt leert problemen te signaleren en op te lossen: een probleemoplossend proces doorlopen. Je kijkt dan niet alleen naar het gedrag (zoals medicijnen gebruiken, zelfcontrole uitvoeren of tandenpoetsen), maar ook naar hoe de patiënt zijn problemen aanpakt. In de stap *blijven doen* van de voorlichtingspijl bespreek je met de patiënt hoe hij problemen met medicatie, mondzorg en leefstijladviezen oplost (◼ tab. 3.1).

3.4.2 Ondersteunen eigen regie bij medicijngebruik

Ongeveer de helft van de patiënten gebruikt de voorgeschreven geneesmiddelen zoals bedoeld. De andere helft neemt ze niet in of gebruikt ze niet op de juiste manier. Dit wordt therapie(on)trouw genoemd.

Factoren die van invloed zijn op therapietrouw

Therapietrouw is van veel factoren afhankelijk: het geneesmiddel, de ziekte, de patiënt en zijn omstandigheden en de zorgverleners. Bij sommige geneesmiddelen is de therapietrouw meestal hoger (bijvoorbeeld bloedsuiker verlagende tabletten en bloeddrukverlagers) dan bij andere geneesmiddelen (bijvoorbeeld middelen bij astma, COPD en depressie). Bij middelen die vier keer per dag moeten worden ingenomen, is de therapietrouw gemiddeld 50 %. Middelen die maar één keer per dag hoeven worden ingenomen, worden in 78 % van de gevallen op de juiste manier ingenomen. Dementie en depressie verminderen de therapietrouw.

◘ **Tabel 3.1** Ondersteunen van eigen regie

basis	– beschouw de patiënt als een individu, niet als een lid van een doelgroep – houd rekening met zijn behoeften en mogelijkheden
voorbereiding	– besteed regelmatig aandacht aan therapietrouw en eigen regie *praktijkassistenten en apothekersassistenten:* – ga na of de patiënt deelneemt aan een zorgprogramma, welke informatie en begeleiding het programma biedt en wie de begeleiding uitvoert – ga na of er een persoonlijk gezondheidsdossier is waarin de patiënt en de zorgverleners werken – kijk of er ondersteuningsprogramma's zijn (wijk, gemeente; digitaal)
opening	*openstaan* – vraag toestemming: 'Vindt u het goed om het over … te hebben?' of 'Mag ik u wat vragen over …?'; of herinner aan een eerder gesprek: 'We hebben afgesproken dat we regelmatig samen zouden bespreken hoe het gaat met … Vindt u het goed dat we dat nu doen of zijn er andere dingen die u liever bespreekt?'
kerndeel	– besteed extra aandacht aan de stappen van gedragsverandering: ga elke keer na hoe het gaat, vraag bij chronisch medicatiegebruik naar bijwerkingen, bespreek wat goed gaat en wat niet en geef complimenten over wat goed gaat – ga na welke stap je kunt versterken
	begrijpen – ga na of je patiënt begrijpt wat hij kan doen aan zijn gezondheid; vraag bijvoorbeeld hoe hij zijn medicatie gebruikt – vul informatie aan, maar niet te veel in een keer; bouw herhaling in – gebruik eventueel hulpmiddelen (plaatjes, voorwerpen, pictogrammen, digitaal materiaal, zie ▶ par. 4.5) – ga na of je patiënt de informatie begrijpt: 'ik wil graag weten of ik het goed heb uitgelegd, kunt u uitleggen hoe u de medicatie thuis gaat gebruiken?'
	willen (besluiten, motivatie) – sta langer stil bij de stap *willen* A: attitude (afwegen) – vraag de patiënt wat hij belangrijk vindt – vraag de patiënt zelf verschillende mogelijkheden te bedenken en de voor- en nadelen van elke optie S: sociale invloed – ga na of de patiënt steun van de omgeving ervaart; laat merken dat je daar waardering voor hebt; betrek de naasten eventueel bij de zorg E: eigen effectiviteit – ga samen na wat wel en niet lukte
	uitkomst van de stap *willen* de patiënt neemt de beslissing: – vraag de patiënt naar zijn beslissing: wat gaat hij doen? – laat de patiënt, zo mogelijk, kiezen: waar kiest hij voor? – maak duidelijk dat je zijn keuze respecteert – help bij het bedenken van kleine stappen die tot succeservaringen leiden – noteer de doelen/keuzes in het patiëntendossier

Vervolg

3

■ Tabel 3.1	Vervolg
	kunnen en *doen* (vaardigheden en belemmeringen; afspraken) – bouw herhalingsmomenten in – vertel dat er gemakkelijk fouten kunnen sluipen in … (mondzorg, medicatiegebruik) – controleer of een handeling goed gaat; vraag bijvoorbeeld om een handeling uit te leggen of voor te doen; verbeter de handeling als dat nodig is – maak afspraken en noteer die in het patiëntendossier
	blijven doen leer de stappen van probleemoplossing aan: 1. verschillende oplossingen bedenken of opzoeken 2. een oplossing kiezen die het best bij de situatie en de persoon past 3. een oplossing uitproberen 4. kijken of het werkt (evalueren) (zo niet: zijn belemmeringen weg te nemen?); eventueel een andere oplossing proberen 5. eventueel hulp van anderen vragen: informele hulp van familie, vrienden of buren of professionele hulp 6. opbouwen van een samenwerkingsrelatie met informele hulp en professionele zorgverlener
afronding	– maak eventueel een afspraak voor verdere ondersteuning – spreek af wanneer de patiënt (eerder) contact moet opnemen

Therapietrouw bevorderen

Er zijn allerlei dingen geprobeerd om therapietrouw te verbeteren. De volgende maatregelen werken echt (bewezen effectief):

- zelfmonitoring (zelf bijhouden van klachten en meetgegevens) en eigen regie (zelfmanagement);
- vereenvoudigen van doseringsschema's;
- medicatiebeoordelingen door de apotheker.

De patiënt alleen voorlichten werkt vaak onvoldoende. Maar ook bij zelfmonitoring en zelfmanagement hoort natuurlijk ondersteuning die aansluit bij de behoeften van de patiënt. Je kunt de therapietrouw vergroten door open en belangstellend over het geneesmiddelengebruik te praten met de patiënt (niet om de patiënt te vertellen dat hij het niet goed doet). Sluit aan bij de zorgen, wensen en ervaringen van de patiënt. Stel vragen en gebruik daarbij de voorlichtingspijl.

In het volgende kader vind je vragen die je kunt stellen ter ondersteuning van de eigen regie bij medicatiegebruik.

Hulpzinnen in je gesprek over medicatiegebruik

Openstaan
- Mag ik u wat vragen over het gebruik van deze geneesmiddelen?
- Hoe vindt u het om deze middelen te gebruiken?

Begrijpen
- Kunt u vertellen waarvoor dit middel dient en hoe u het gebruikt?
- Welke vragen hebt u nog?

Willen
- Wat betekent dit nu voor u?
- Hoe denkt u hierover?

Kunnen en doen
- Lukt het u om de geneesmiddelen te gebruiken?
- Iedereen vergeet wel eens zijn medicijnen in te nemen. Hoe is dat bij u?

Blijven doen
- Heel veel mensen denken erover om te stoppen met hun medicijnen. Dat is logisch als de pillen nog geen effect hebben, maar wel bijwerkingen geven. Hoe is dat bij u?
- U hebt vast een goede reden dat u met de medicatie gestopt bent. Mag ik vragen welke?
- Zou u met de dokter of apotheker willen overleggen of er andere oplossingen zijn?

3.4.3 Handvatten voor het ondersteunen van eigen regie

Er bestaan allerlei hulpmiddelen om de eigen regie te ondersteunen: voor patiënten en ook voor zorgverleners.

Hulpmiddelen voor patiënten

Bijvoorbeeld:
- toegankelijke informatie (op of via de site van zorgverleners en van voorlichtingsorganisaties);
- persoonlijk gezondheidsdossier;
- hulpmiddelen om de gezondheid te volgen en bewaken (monitoren), waaronder dagboeken, telemonitoring en gezondheidsapps;
- e-health;
- cursussen, groepen (live of digitaal);
- keuzehulpen.

Hulpmiddelen voor zorgverleners

Voor zorgverleners zijn artikelen en handreikingen geschreven, die je kunt vinden op ▶ http://www.kennispleinchronischezorg.nl. Een voorbeeld is de ▶ Handreiking eerstelijns zorgverleners om mensen te ondersteunen die beperkt gezondheidsvaardig zijn.

Bij het ondersteunen van eigen regie staat de behoefte van de patiënt centraal. In het gesprek met de patiënt gaat het niet om wat hij 'moet' doen, maar om wat hij belangrijk vindt, wat hij zelf kan doen en hoe hij dat voor elkaar kan krijgen. Studenten en zorgverleners moeten eraan wennen niet voor hun patiënten te denken, maar hun coach te worden. Het is zo vanzelfsprekend om adviezen te geven op basis van je deskundigheid, maar adviseren is lang niet altijd de beste manier om eigen regie te ondersteunen.

Specifieke aandachtspunten voor het ondersteunen van de eigen regie van patiënten uit specifieke doelgroepen vind je in de volgende hoofdstukken.

3

Ondersteunen van zelfmanagement is teamwerk

De ondersteuning van de regie van patiënten is effectiever wanneer alle zorgverleners op één lijn zitten. Daarvoor is samenwerking nodig binnen de praktijk en met andere zorgverleners.

Wanneer je zorgverleners vraagt of ze zelfmanagement ondersteunen, is het antwoord bijna altijd: 'Ja, natuurlijk.' Bij bijna iedereen is dit inderdaad een onderdeel van zijn werk. Maar hoeveel aandacht eraan wordt besteed en of hierover afstemming plaatsvindt met collega's binnen en buiten de praktijk, dat verschilt nogal.

De ▶ Z-scan is een screeningslijst waarmee je kunt onderzoeken hoe ver jouw praktijk is in het gestructureerd ondersteunen van de eigen regie (▶ https://zelfzorgondersteund-instrumentenkiezer.nl).

4

Mensen die moeite hebben informatie te begrijpen

Samenvatting

Assistenten komen in hun praktijk mensen tegen die moeite hebben met het begrijpen van gezondheidsinformatie. Een deel van deze mensen is laaggeletterd: zij hebben moeite met lezen en schrijven. Laaggeletterden hebben een laag opleidingsniveau en beperkte gezondheidsvaardigheden. Een derde van deze groep heeft een migratieachtergrond. Laaggeletterden kunnen moeilijk informatie over hun gezondheid vinden, begrijpen en toepassen. Ze hebben moeite om hun situatie en hun zorgvraag goed te verwoorden. Dat maakt ze kwetsbaar. Ze kunnen instructies minder goed opvolgen en minder weloverwogen keuzes maken en eigen regie voeren. Laaggeletterden hebben meer gezondheidsproblemen, gebruiken meer medicijnen en doen minder mee aan preventieprogramma's. Als assistent ben je alert op signalen van laaggeletterdheid, zodat je je communicatie kunt afstemmen op de patiënt. De tell-show-(feel)-do-methode is geschikt om stapsgewijs informatie te geven. Visuele ondersteuning is zeer bruikbaar bij voorlichting. Extra ondersteuning bij de eigen regie is wenselijk. Met een screeningsinstrument kan de toegankelijkheid van de praktijk voor laaggeletterden beoordeeld worden.

4.1   Inleiding – 23

4.2   Laaggeletterdheid – 23

4.3   Gezondheidsvaardigheden – 24
4.3.1   Mensen met beperkte gezondheidsvaardigheden – 25

4.4   Gezondheidsproblemen bij laaggeletterden – 26

4.5   Laaggeletterdheid herkennen – 26

© Bohn Stafleu van Loghum is een imprint van Springer Media B.V., onderdeel van Springer Nature 2021
M. van der Burgt en W. Spijkers, *Specifieke doelgroepen voor assisterenden*, Basiswerk AG,
https://doi.org/10.1007/978-90-368-2606-8_4

4.6   Omgaan met laaggeletterden – 27
4.6.1   Voorbeelden – 30
4.6.2   De eigen regie ondersteunen – 32

4.7   Informatie – 34
4.7.1   Voor de doelgroep – 34
4.7.2   Voor de praktijk – 34

4.1 Inleiding

Dit hoofdstuk gaat over situaties waarin de patiënt moeite heeft met het begrijpen van zijn gezondheidsprobleem en de adviezen die hij daarbij krijgt. Dat komt veel voor bij mensen die laagopgeleid zijn of de Nederlandse taal niet goed beheersen. Maar ook bij mensen met niet-aangeboren hersenletsel (NAH), dementerenden, ouderen en mensen die onder invloed zijn van medicijnen, alcohol of drugs. We gaan hier vooral in op de groep laaggeletterden: mensen die moeite hebben met lezen en schrijven. Veel problemen en communicatietips bij laaggeletterden zijn ook van toepassing op de andere groepen. De specifieke aanpak bij mensen met een matige tot ernstige verstandelijke beperking wordt besproken in ▶ H. 8.

Leerdoelen
Je kunt:
- uitleggen wat het verschil is tussen de begrippen laaggeletterdheid, analfabeet en digibeet en wat de relatie is tussen laaggeletterdheid en gezondheidsvaardigheden;
- beschrijven welke concrete gevolgen beperkte gezondheidsvaardigheden kunnen hebben voor een consult/baliegesprek en medicatiegebruik;
- signalen van laaggeletterdheid noemen;
- tips noemen voor het omgaan met laaggeletterdheid en het ondersteunen van laaggeletterden bij eigen regie.

Ik kom met mijn opa

Meneer A. belde vanuit de auto naar de huisartsenpost: hij kwam zijn 80-jarige opa brengen, die moeite met ademen had. In zijn stem was paniek te horen. Opa had al vaker moeite met ademen gehad. Ik vroeg door naar:
- pijn op de borst, steken in de borst (niet);
- zweterig (niet);
- bekend als hartpatiënt (wist meneer A. niet).

Meneer A. sprak wel Nederlands, maar niet vloeiend en zijn opa sprak helemaal geen Nederlands. Door de taalproblemen was het moeilijk de ernst van de klachten goed in te schatten. Ik liet meneer A. en zijn opa daarom komen. Bij binnenkomst was opa zweterig en bleek sprake te zijn van acute hartklachten. Het had ook kunnen meevallen, maar ik wilde geen risico lopen.
Merel van Rooij, triagist en docent ROC Midden Nederland, Utrecht

---

4.2 Laaggeletterdheid

In Nederland kom je de hele dag door in aanraking met tekst: op je werk, op straat, in een winkel, in de apotheek en bij het versturen van een appje. Voor laaggeletterden zijn daardoor een heleboel dingen in het dagelijkse leven moeilijk. Ze kunnen dan ook minder goed meedoen in de samenleving. Ze zijn minder zelfredzaam en hebben vaak een minder goede gezondheid dan mensen die wel goed kunnen lezen en schrijven.

4

Van alle mensen tussen de 16 en 65 jaar in Nederland zijn er bijna 1,3 miljoen laaggeletterd. Dat is ongeveer één op de negen mensen. Twee derde van die groep bestaat uit mensen die hun hele leven al in Nederland wonen. Een deel van de laaggeletterden is zwakbegaafd of heeft een verstandelijke beperking. Onder ouderen komen meer laaggeletterden voor dan onder mensen tot 65 jaar. Een derde van de laaggeletterden heeft een migratieachtergrond.

Laaggeletterden kunnen wel een beetje lezen en schrijven, maar ze hebben er veel moeite mee. Vaak hebben ze ook moeite met rekenen. Laaggeletterd zijn is niet hetzelfde als digibeet of analfabeet zijn. Mensen die analfabeet zijn, kunnen helemaal niet lezen of schrijven.

Veel laaggeletterden hebben weinig opleiding gehad en hebben een slechtbetaalde baan. Ze hebben over het algemeen een lage sociaal-economische positie (lage sociaaleconomische status – SES) en wonen vaker in sociale huurwoningen en in achterstandswijken.

4.3 Gezondheidsvaardigheden

Laaggeletterden hebben minder gezondheidsvaardigheden dan mensen die goed kunnen lezen en schrijven. Zij vinden het moeilijk om informatie over hun gezondheid op te zoeken en te begrijpen, informatie te overzien en instructies voor medicatiegebruik te begrijpen en op te volgen (zie kader). Ook ander gezondheidsgedrag kan problemen opleveren, want daarvoor moet je weten wat wel en niet gezond is. Je moet snappen waarom iets belangrijk is en hoe je bepaald gedrag uitvoert (bijvoorbeeld tandenpoetsen, medicijnen innemen, veel of weinig vocht drinken). Al deze dingen horen bij gezondheidsvaardigheden: vaardigheden die iemand nodig heeft om gezond te blijven of gezond te worden.

Laaggeletterden pikken lang niet alle belangrijke informatie op uit teksten, maar ook niet uit gesprekken. Vaak lukt het ze niet om hun hulpvraag duidelijk te verwoorden. Hun beperkte gezondheidsvaardigheden maken hen kwetsbaar (zie ▶ https://tinyurl.com/videos-voor-onderwijs > laaggeletterdheid).

Wat gaat er mis bij medicatiegebruik?
- Patiënten stoppen met hun medicijnen wanneer ze geen klachten meer hebben.
- Wanneer het uiterlijk van een medicijn of de verpakking verandert, weten patiënten niet meer welk middel het is en hoe ze het moeten gebruiken.
- 70 % van alle patiënten kan een instructie als '2 × daags 1 tablet' wel lezen, maar deze ook correct toepassen lukt de helft daarvan niet.
- Meer dan de helft van de laaggeletterden die 'niet innemen met melk' lezen, denkt dat ze de medicijnen dan wel met vla of yoghurt mogen innemen.

Gudule Boland, programmaleider verantwoord medicijngebruik bij migranten en laaggeletterden, Pharos

4.3.1 Mensen met beperkte gezondheidsvaardigheden

Mensen met beperkte gezondheidsvaardigheden zijn kwetsbaar. Ze hebben minder kennis over gezondheid, gezond gedrag en ziekte en kunnen hun klachten minder goed onder woorden brengen. In hun verhaal lopen hoofd- en bijzaken vaak door elkaar. Ook vinden ze het moeilijk om gebeurtenissen te vertellen in de volgorde waarin ze plaatsvonden. Het lukt ze bovendien minder goed een duidelijke hulpvraag te stellen. Ze stellen vaak minder specifieke vragen en ze begrijpen adviezen minder goed. Het lukt ze minder goed weloverwogen keuzes te maken, adviezen op te volgen en medicatie consequent in te nemen (zie kader). Ze zijn bovendien minder goed in staat regie te houden over hun gezondheid (zelfmanagement). Knelpunten bij zelfmanagement door beperkte gezondheidsvaardigheden zijn:

- *hulpvraag onder woorden brengen:* het is moeilijk de klachten en de hulpvraag duidelijk te beschrijven;
- *begrijpen:* een deel van de informatie komt niet over en er ontstaan gemakkelijk misverstanden;
- *willen, kunnen:* de mogelijkheden zijn niet altijd duidelijk en het is moeilijk om instructies correct uit te voeren;
- *doen:* adviezen worden minder vaak opgevolgd of maar voor korte tijd;
- *blijven doen:* het is moeilijk om in lastige of nieuwe situaties oplossingen te bedenken.

Moeite met medicijngebruik

In onze apotheek hebben we veel mensen die moeite hebben om het belang van medicijngebruik te begrijpen: vooral ouderen, maar ook mensen met een laag opleidingsniveau of een verstandelijke beperking of mensen uit een andere cultuur. Dat zie je terug bij medicijnen bij hoge bloeddruk en diabetes. Ze stoppen ermee als ze geen klachten meer hebben.

Bij de eerste uitgifte van metformine leggen we uit waar de medicatie voor bedoeld is en dat gezonde voeding en beweging kunnen helpen om af te vallen, waardoor de bloedsuikerspiegel bij diabetes type 2 verbetert. Soms is er dan minder medicatie nodig, soms zelfs helemaal geen medicatie meer. De ene patiënt pakt deze informatie op als aanmoediging om gezonder te gaan leven. De ander denkt: ik krijg er toch tabletten voor, die helpen ook, en zet zijn gewoonten voort.

Bij hoge bloeddruk kan dat ook zo gaan. Dan beginnen ze met hydrochloorthiazide, daarna bètablokkers en ACE-remmers. En er komt een statine bij. Sommigen stoppen omdat ze nergens last van hebben of 'die rommel' niet willen slikken.

Je merkt het vaak pas later, als iemand veel te laat is om zijn herhaalmedicatie op te halen. Dat kun je noteren. En je kunt er dan over in gesprek gaan: 'Ik zie dat het al een tijdje geleden is dat u deze medicatie hebt gehaald.' Als een patiënt zegt dat hij ze toch goed inneemt, kun je samen kijken hoe deze situatie is ontstaan. Is de dosering aangepast? Heeft de patiënt tussentijds elders medicatie gekregen, bijvoorbeeld tijdens een ziekenhuisopname?

Een enkele keer nemen we contact op met de huisarts. Als hij niet weet dat de patiënt de medicatie niet gebruikt, kan hij beter met de patiënt in gesprek gaan dan een hogere dosis voorschrijven.

Det van der Ven, apothekersassistent, en Jori van Geffen, apotheker, Eindhoven

4

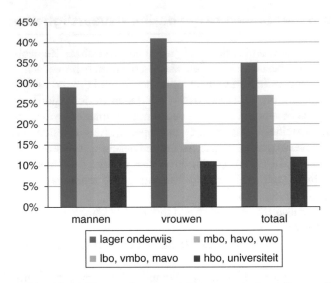

◘ **Figuur 4.1**   Hoge bloeddruk bij laag- en hoogopgeleide mensen (► https://www.volksge-zondheidenzorg.info)

4.4 Gezondheidsproblemen bij laaggeletterden

Laaggeletterden zijn vaker mensen met een lage sociaal-economische status (SES). Bij deze groep komen hart- en vaatziekten, astma en COPD, artrose, diabetes, migraine en rugaandoeningen meer voor dan bij mensen met een hoge SES. Deze verschillen worden sociaal-economische gezondheidsverschillen genoemd. Mensen met een lage SES leven gemiddeld korter dan mensen met een hoge SES (◘ fig. 4.1). Laagopgeleiden leven gemiddeld zo'n zes jaar korter en gemiddeld dubbel zoveel jaren in een slechte gezondheid dan hoogopgeleiden.

Ook leefstijl verschilt tussen mensen met een lage en hoge SES. In de lage SES-groep zijn er meer mensen die roken, alcohol gebruiken en overgewicht of obesitas hebben.

In de mondzorg zie je vergelijkbare verschillen. De mondgezondheid is bij mensen met een hoge SES vaak beter dan bij mensen met een lagere SES.

Laaggeletterden gaan vaker naar de huisarts en gebruiken meer geneesmiddelen, gaan vaker naar de spoedeisende hulp en worden vaker in het ziekenhuis opgenomen. Maar ze gaan minder vaak naar de psycholoog of psychiater en ze nemen minder vaak deel aan preventieprogramma's, zoals bevolkingsonderzoek naar borstkanker en baarmoederhalskanker.

4.5 Laaggeletterdheid herkennen

Veel zorgverleners staan er niet bij stil dat een deel van hun patiënten laaggeletterd is, vooral niet als deze patiënten Nederlands spreken. Pas als ze op signalen letten, herkennen ze laaggeletterdheid. Je kunt alert zijn op laaggeletterdheid bij een combinatie van de volgende signalen (► www.pharos.nl):

— vaak veel te vroeg komen, te laat komen of op de verkeerde dag komen;

- moeite hebben om gebeurtenissen in de juiste volgorde te vertellen;
- vragen, informatie of instructies niet begrijpen en vaak vragen hoe en hoe vaak geneesmiddelen moeten worden gebruikt; maar ook: nooit vragen stellen;
- niet weten waarvoor een geneesmiddel is voorgeschreven;
- snel boos worden (onmacht) als de assistent vragen stelt of de patiënt niet meteen begrijpt;
- vermijden om iets te lezen of op te schrijven ('bril vergeten'); nooit een bijsluiter of patiënteninformatie op papier willen meenemen;
- moeite hebben om een formulier in te vullen;
- zeggen dat ze hun leesbril niet bij zich hebben;
- een folder op zijn kop bekijken;
- in de apotheek een ander briefje dan het recept afgeven;
- vaak met een recept komen voor een hogere dosis (het is mogelijk dat de arts er niet bij stilstaat dat het geneesmiddel te weinig effect heeft doordat het niet goed wordt ingenomen);
- te laat of te vroeg herhaalmedicatie halen;
- moeite hebben met Nederlands spreken.

In de apotheek kun je met de RALPH-gesprekshandleiding het begrip van de patiënt van zijn medicatie in kaart brengen (▶ https://www.knmp.nl).

Ga respectvol om met laaggeletterdheid. Zeg bijvoorbeeld: 'Veel mensen hebben moeite om folders en bijsluiters te lezen. Hoe is dat voor u?' Soms kun je je patiënt vragen om zijn naam en adres op te schrijven of de naam van een medicijn of de datum voor een nieuwe afspraak. Je kunt een patiënt eventueel vragen naar zijn schooltijd. In sommige situaties kun je nagaan of een adres behoort tot een instelling voor begeleid wonen. Wanneer de patiënt werkt in een sociale werkplaats of beschermde werkplek, geeft je dat ook informatie.

4.6 Omgaan met laaggeletterden

Wanneer je weet of merkt dat je patiënt moeite heeft om duidelijke informatie te geven of informatie te begrijpen, pas je je communicatie aan.

Wanneer mensen zich schamen voor bepaalde klachten (bijvoorbeeld van de geslachtsorganen) kan het helpen om de plaats van de klacht of het orgaan te laten aanwijzen. En dan niet bij zichzelf, maar op een afbeelding van een heel lichaam (bijvoorbeeld op een plaat van ▶ www.begrijpjelichaam.nl). Daarna zoek je een plaatje van het betreffende lichaamsdeel of orgaan en laat je aanwijzen waar precies de klacht zit. Maak gebruik van pictogrammen, instructies voor begrijpelijke etiketteksten, praatplaten en vertaallijsten die voor de praktijk zijn ontwikkeld.

Vraag tussentijds en bij de afronding of de patiënt in eigen woorden wil vertellen wat je hebt uitgelegd (terugvraagmethode, zie ◘ fig. 4.2). Vertel dat je dat vraagt om te weten of je het goed hebt uitgelegd. Zo wordt duidelijk of de patiënt je uitleg heeft begrepen.

4

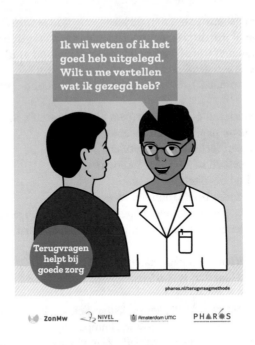

◨ **Figuur 4.2**   Poster terugvraagmethode (▶ www.pharos.nl)

> ### Behandelmogelijkheden op papier
>
> Meneer Jansen komt voor een eerste consult. Ik zet alle mogelijkheden om zijn gebit op te knappen op een rijtje en neem ze rustig met hem door. Na afloop zeg ik dat ik alles op papier zet. Meneer kan er dan zelf over nadenken en eventueel met anderen overleggen. Ik twijfel vanwege zijn achtergrond of hij goed kan lezen. Daarom vraag ik hem of hij het fijn vindt dit uitgeprint mee te nemen, of hij het per mail wil krijgen of dat ik het aan iemand anders zal mailen. Zo geef ik hem zelf de gelegenheid er iemand anders bij te betrekken die kan lezen, zonder hem in verlegenheid te brengen. Meneer vraagt me de informatie naar zijn vader te mailen. Dan kunnen zij die samen lezen en erover overleggen.
> *Wendy Spijkers, tandarts, Bilthoven en Zwammerdam*

- **Begrijpelijke etiketteksten**

◨ Tabel 4.1 bevat tips voor eenvoudiger etiketteksten.

Wanneer de patiënt slecht Nederlands spreekt of het gesprek niet goed zelf kan voeren, komt er vaak een familielid of begeleider mee als informele tolk. Voer het gesprek dan met de patiënt, ook al tolkt de begeleider of doet die grotendeels het verhaal. Kijk en spreek de patiënt aan en vertel dat je daarna ook graag even met het familielid of de begeleider praat. ◨ Tabel 4.2 geeft een overzicht van aandachtspunten bij de communicatie.

◩ **Tabel 4.1**   Tips voor eenvoudiger etiketteksten (bewerking van Maghroudi et al. 2018)

onderdeel van de etikettekst	waarop letten	voorbeelden	hoe het beter kan
innamemoment	omschrijf het inname-moment	2 × per dag 2 capsules	ochtend 2 capsules avond 2 capsules
zo nodig gebruik	omschrijf wanneer het nodig is	zo nodig 2 × per dag 1 tablet	bij pijn 1 tablet niet meer dan 2 tabletten per dag
keuzes	vermijd keuzes en stem met patiënt af wat beste keuze is	1 uur voor of na voedsel innemen	1 uur voor innemen niet eten na innemen 1 uur niet eten
gebiedende wijs	gebruik gebiedende wijs	1× per dag sprayen	spray 1× per dag maar ook: 1× per dag innemen (i.p.v. neem … in) insmeren (i.p.v. smeer … in)
moeilijke woorden en jargon	gebruik eenvoudige taal	granules niet kauwen	korrels niet kauwen
minstens, ten minste, maximaal	kies voor 'niet langer dan' of 'niet meer dan'	maximaal 1 week gebruiken	gebruik niet langer dan 1 week
cijfers	schrijf cijfers als getallen; kwarten en halven voluit	1× per dag 0,5 tablet	1 keer per dag een halve tablet
afkortingen en leertekens	schrijf afkortingen voluit	1–2× per dag 1 inhalatie	1 tot 2 keer per dag 1 inhalatie
één boodschap per instructie	kies voor één boodschap per regel	gedurende 21 dagen 1× per dag 1 tablet, daarna 1 week stoppen	gebruik 21 dagen 1 keer per dag 1 tablet daarna 1 week stoppen
ontkenningen	gebruik zo min mogelijk ontkenningen	niet onverdund gebruiken	verdun voor gebruik volgens de bijsluiter

4

◼ Tabel 4.2	Aandachtspunten bij de communicatie met laaggeletterden	
basisregels		– maak contact – stem je communicatie af op de persoon en wat er in het gesprek gebeurt
opening	1	– maak (oog)contact; begroet mensen met een vriendelijk gezicht en een open houding; toon begrip voor hun vraag of bezorgdheid – stel samen 'de agenda' op: bepaal welke onderwerpen besproken worden
kern	2	– wees alert op laaggeletterdheid; vraag er eventueel naar op een respectvolle manier (zie ▶ par. 4.5)
	3	– spreek duidelijk en niet te snel – gebruik eenvoudige woorden en korte zinnen, maar praat niet kinderlijk
	4	– gebruik de woorden die de patiënt gebruikt; vraag of begrippen bekend zijn – let op signalen van afhaken of niet begrijpen
	5	– gebruik de *tell-show-feel-do*-methode – verduidelijk je informatie met illustraties, pictogrammen of demonstratiemateriaal – soms is er speciaal voorlichtingsmateriaal voor laaggeletterden beschikbaar of voor migranten informatie in de eigen taal; wanneer de patiënt dat kinderachtig vindt, vertel dan dat het jou helpt om het goed uit te leggen, of gebruik digitale middelen (die worden minder snel kinderachtig gevonden)
	6	– beperk de informatie tot de belangrijkste twee tot maximaal vijf punten – de belangrijkste vragen zijn: Wat is er aan de hand? Wat moet de patiënt zelf doen? Waarom is dat belangrijk? Wanneer moet hij waarschuwen of terugkomen?
	7	– gebruik de gebiedende wijs: doe dit, gebruik elke dag enzovoort; dat wordt als duidelijk ervaren, niet als betuttelend
	8	– bevorder de interactie: – laat merken dat je luistert en de patiënt begrijpt, bijvoorbeeld door samen te vatten of te herhalen wat hij zegt; ga in op wat de patiënt zegt – moedig de patiënt aan om vragen te stellen
	9	– herhaal de belangrijkste punten en vat samen – gebruik de terugvraagmethode
afronding	10	– rond af – maak een afspraak of geef aan wat een patiënt kan doen als… – vertel waar een patiënt eventueel aanvullende informatie kan vinden – zorg dat het afscheid een goede stap is naar een volgende afspraak of een volgend gesprek – wanneer de patiënt moeite heeft om het tijdstip goed te begrijpen ('tien voor half elf'): maak dan liever een afspraak op het hele uur

4.6.1 Voorbeelden

Assistenten vinden het vaak ongemakkelijk om bepaalde dingen te vragen of om hun vertrouwde manier van doen aan te passen. In het volgende kader geven we voorbeelden van hoe je kunt handelen in ongemakkelijke situaties bij medicatievoorlichting aan laaggeletterden.

Ongemakkelijke situaties bij medicatievoorlichting

1. Vragen naar begrijpen, lezen en schrijven

Veel assistenten vinden het ongemakkelijk om te vragen of de patiënt de uitleg heeft begrepen. Ze willen niet betuttelend overkomen. Nog moeilijker vinden ze het om te vragen of een patiënt moeite heeft met lezen en schrijven.

Voorbeeld

Leg de reden van je vraag bij jezelf. In plaats van 'Ik wil graag weten of ú het goed hebt begrepen' zeg je: 'Ik wil graag weten of ík het goed heb uitgelegd. Kunt u mij vertellen hoe u thuis de medicijnen gaat gebruiken?' Dit heet terugvragen (*teach back*). De eerste paar keer kan dat onwennig zijn, maar het wordt makkelijker als je merkt hoe het overkomt. Je kunt lezen en schrijven ter sprake brengen door eerst te zeggen dat je de patiënt graag goed wil voorlichten: 'Ik wil u graag informatie meegeven, maar heel veel mensen vinden informatie op papier moeilijk. Hoe is dat voor u?'

2. Het is druk

Apothekersassistenten vinden het soms moeilijk de tijd te nemen voor extra uitleg, zeker als het druk is.

Voorbeeld

Zoek een geschikt moment. In de apotheek zijn de ochtenden vaak rustiger. Je kunt zeggen: 'Kunt u morgenochtend terugkomen? Dan kan ik het goed uitleggen.' En dan kun je de patiënt meenemen naar de spreekkamer of de instructieruimte. Afspraken hierover in je team helpen. Dan weet iedereen waarom je soms extra tijd neemt.

3. Extra tijd

Een derde ongemak is de tijd die extra uitleg kost.

Voorbeeld

Zie de extra tijd als investering in de patiënt en zijn gezondheid. Uiteindelijk zal de patiënt hierdoor minder vaak terugkomen of bellen met vragen en problemen. Bij chronisch zieken is dus veel te winnen. Bespreek dit in je team. Hieraan samen werken werkt beter dan in je eentje.

4. Naar de spreekkamer of de instructieruimte gaan

Assistenten vinden het vaak ongemakkelijk om een patiënt in de spreekkamer of instructieruimte uit te nodigen, zeker als er andere patiënten bij de balie staan. Wat zal de patiënt denken? En wat zullen de andere patiënten denken?

Voorbeeld

Als je je patiënt vraagt 's ochtends te komen, is het meestal gemakkelijker om hem in de spreekkamer of instructieruimte uit te nodigen. Leg uit dat het daar rustiger is en dat je daar materiaal bij de hand hebt. Als je als team vaker extra uitleg geeft, wordt het voor iedereen gewoner. Je kunt de spreekkamer of de instructieruimte voor veel meer situaties gebruiken dan alleen voor inhalatie-instructie, bijvoorbeeld als een patiënt meerdere medicijnen moet gebruiken. Maak hierover in je team afspraken. Dan bied je gezamenlijk betere zorg.

4

5. Pictogrammen gebruiken
Aan de balie pictogrammen gebruiken, zeker digitaal, voelt vaak ongemakkelijk. Je wilt niemand het gevoel geven dat hij dingen niet begrijpt, zeker niet als er andere patiënten bij zijn.
Voorbeeld
Inventariseer welke geneesmiddelen veel worden voorgeschreven. Voeg aan de eenvoudige, schriftelijke informatie enkele pictogrammen toe en leg deze uitgeprint klaar. Mensen die de pictogrammen niet nodig hebben, vinden het niet storend dat ze erbij staan. Andere patiënten helpt het als je pictogrammen bij je uitleg gebruikt en op papier meegeeft. Pictogrammen vervangen jouw uitleg niet, maar helpen de patiënt om zich de informatie thuis te herinneren (▶ www.bijsluiterinbeeld.nl).

6. Vragen of er nog vragen zijn
Aan het einde, nadat je hebt gecontroleerd of de patiënt de informatie heeft begrepen (terugvragen, zie punt 1), vraag je niet of alles duidelijk is, maar: 'Welke vragen hebt u nog?'
Gudule Boland, programmaleider verantwoord medicijngebruik bij migranten en laaggeletterden, Pharos

4.6.2 De eigen regie ondersteunen

Mensen met beperkte gezondheidsvaardigheden kunnen meer moeite hebben om zelf de regie te voeren over hun gezondheid. Dit zie je vooral bij langdurige gezondheidsproblemen, zoals COPD, diabetes, gewrichtsklachten en hartklachten. Extra ondersteuning kan nodig zijn wanneer langdurig medicatie of verandering van leefstijl nodig is. Alle stappen van de voorlichtingspijl (openstaan – begrijpen – willen – kunnen – doen – blijven doen) kunnen dan extra aandacht vragen (◼ tab. 4.3).

Extra uitleg

Marianne helpt meneer Vos aan de balie van de apotheek. Hij komt voor vijf geneesmiddelen: drie herhaalrecepten, één middel in een nieuwe dosering en één nieuw geneesmiddel. Een ander middel dat hij gebruikte, wordt gestopt.
Meneer vraagt: 'Welk middel is er nou afgegaan? Is dat die langwerpige met dat streepje?'
Marianne besluit om de medicatie stap voor stap door te nemen en om over het nieuwe middel een filmpje te laten zien. Ze zegt: 'Ik leg het u graag uit. Zullen we er even bij gaan zitten? Dan laat ik u ook een filmpje over het nieuwe medicijn zien.' Ze kijkt en wijst naar de gespreksruimte. Zo kan ze in alle rust uitleg geven zonder dat andere patiënten meeluisteren.
Ze laat alle medicijnen zien, ook de vorm en kleur, noemt de naam en vraagt of meneer Vos weet waar het voor dient. Zo nemen ze alle medicijnen door. Aan het eind maken ze samen een samenvatting: deze ronde witte is … en dient voor …
Marianne maakt een toedienlijst en geeft deze met de medicijnen mee. Tot slot vraagt ze: 'Wat vindt u ervan om de medicijnen zo door te nemen?' Meneer Vos zegt: 'Dat is wel fijn. Nu snap ik het. Zo moet het wel lukken. En u heeft een mooi overzicht gemaakt.'

Marianne: 'Vindt u het goed als ik in uw dossier noteer dat we de medicijnen extra hebben doorgenomen? Dan weten de collega's dat u dat prettig vindt.' Meneer Vos knikt en zegt: 'Is prima.'

Marianne maakt een aantekening in het memoveld van het dossier. Dat is alleen voor medewerkers te zien, niet voor externen.

Quinte Karis, apothekersassistent Poliklinische Apotheek Erasmus MC, Rotterdam

◧ **Tabel 4.3** De eigen regie ondersteunen bij laaggeletterdheid

basisregels	– maak contact – stem je communicatie af op de persoon en wat er in het gesprek gebeurt
voorbereiding	– besteed regelmatig aandacht aan therapietrouw en eigen regie – ga na of de patiënt deelneemt aan een zorgprogramma, welke informatie en begeleiding het programma biedt en wie de begeleiding uitvoert – ga na of er een persoonlijk gezondheidsdossier is waarin de patiënt en de zorgverleners werken – kijk of er specifieke ondersteuningsprogramma's zijn (wijk, gemeente, GGD, instellingen van de sociale kaart; digitaal)
opening	*openstaan* – maak (oog)contact – begroet mensen met een vriendelijk gezicht en een open houding; toon begrip voor hun vraag of bezorgdheid – vraag toestemming: 'Vindt u het goed om het over … te hebben?' of 'Mag ik u wat vragen (of vertellen) over …?' – stel samen 'de agenda' op: welke onderwerpen gaan we bespreken?
kern	besteed extra aandacht aan de stappen van gedragsverandering: – ga elke keer na hoe het gaat – bespreek wat goed gaat en wat niet; geef complimenten over wat goed gaat – ga na welke stap je kunt versterken *begrijpen* – vertel niet te veel in één keer; herhaal een volgende keer – gebruik eventueel hulpmiddelen (voorwerpen of digitale hulpmiddelen, zie ▶ par. 4.6) – ga na of de patiënt je informatie heeft begrepen: 'Ik wil graag weten of ik het goed heb uitgelegd; wilt u mij vertellen hoe u thuis de medicijnen gaat gebruiken/wanneer u moet bellen/…?' *willen* (besluiten, motivatie) – laat de patiënt kiezen uit een beperkt aantal mogelijkheden: 'U kunt het zo …. of zo … doen' – werk met kleine, haalbare stappen *kunnen en doen* (vaardigheden en belemmeringen, afspraken) – bouw herhalingsmomenten in; leg uit waarom je dat doet ('Er sluipen gemakkelijk foutjes in bij mondzorg/medicatiegebruik/…'); vraag de patiënt een handeling voor te doen – geef een compliment voor wat goed gaat en corrigeer zo nodig *blijven doen* – bespreek situaties waarin het moeilijk kan zijn om goed voor de eigen gezondheid te zorgen – bedenk samen met de patiënt hoe hij daar het beste mee kan omgaan
afronding	– maak eventueel een vervolgafspraak voor verdere ondersteuning – spreek af wanneer de patiënt (eerder) contact moet opnemen

4

4.7 Informatie

4.7.1 Voor de doelgroep

Voorlichtingsmiddelen die je kunt gebruiken tijdens het bezoek van de patiënt:
- platen van het menselijk lichaam (*Begrijp je lichaam*): ► www.begrijpjelichaam.nl
- programma om met platen van het menselijk lichaam te oefenen (gesproken tekst):
  ► https://tinyurl.com/begrijp-je-lichaam
- vijftien folders in twaalf talen over zelfzorg bij veelvoorkomende klachten:
  ► https://www.achterstandsondersteuningsfonds.nl/zelfzorgfolders
- eenvoudige informatie over ziektebeelden; ► https://www.pharos.nl/thema/
- pictogrammen voor geneesmiddelengebruik: ► http://www.bijsluiterinbeeld.nl/ en
  ► https://www.apotheek.nl
- *Praten-platenboek diabetes* en handboek *Ik heb diabetes. Wat kan ik doen?*:
  ► www.pharos.nl/diabetes
- eenvoudige informatie voor laaggeletterden: ► https://www.steffie.nl/
- informatie over klachten en of je daar wel of niet mee naar de huisarts moet gaan:
  ► http://www.dokterenonderdedom.nl
- beeldverhalen, onder meer over stoppen met roken: ► www.pharos.nl
- eenvoudige informatie over zwanger worden, zwanger zijn en baby's:
  ► www.pharos.nl

Sites voor patiënten met een verstandelijke beperking staan in ► H. 8.

4.7.2 Voor de praktijk

Er bestaat materiaal waarmee teams de praktijkorganisatie voor mensen met laaggeletterdheid kunnen verbeteren. Daarnaast worden er workshops en trainingen aangeboden. Met screeningslijsten kun je nagaan in hoeverre de praktijk makkelijk toegankelijk is voor laaggeletterden. De volgende materialen kunnen nuttig zijn:
- informatie over migranten: ► http://www.huisarts-migrant.nl
- toolkit laaggeletterdheid: ► https://tinyurl.com/toolkit-laaggeletterdheid
- checklist praktijk ingesteld op laaggeletterden: ► https://tinyurl.com/toolkit-laaggeletterdheid
- patiëntenzorg bij laaggeletterdheid: ► www.knmp.nl/patientenzorg/laaggeletterdheid
- praktijkfolder laaggeletterden: ► http://www.achterstandsondersteuningsfonds.nl
- bewustwording van laaggeletterdheid (video's waarin laaggeletterden over hun ervaringen vertellen): ► https://tinyurl.com/videos-voor-onderwijs > laaggeletterdheid
- workshops en trainingen over omgaan met laaggeletterdheid: ► www.pharos.nl en
  ► www.lezenenschrijven.nl
- tips en achtergrondinformatie over communicatie met laaggeletterden in de apotheek: ► https://www.knmp.nl patiëntenzorg

- gesprekshandleiding voor de apotheek om laaggeletterdheid te herkennen: RALPH-gesprekshandleiding op ► https://www.knmp.nl
- vertaaltabel medicatievoorschriften: ► https://www.knmp.nl
- beeldverhalen bij stoppen met roken: ► https://tinyurl.com/handleiding-stoppen-met-roken
- overzicht materiaal voor laaggeletterden: ► https://www.gezondheidsvaardigheden.nl/raadplegen/
- terugvraagmethode: ► https://tinyurl.com/terugvraagmethode

Verbeterprojecten

Iedereen moet gebruik kunnen maken van de huisartsenpraktijk, de tandartspraktijk en de apotheek. Voor laaggeletterden is de zorg echter niet altijd toegankelijk. Om de toegankelijkheid te verbeteren, is het project 'Is uw praktijk klaar voor laaggeletterden? Waar staat u?' opgezet. In vijf stappen werken de praktijk en de zorgketen daarbij aan beter toegankelijke zorg (zie kader).

Is uw praktijk klaar voor laaggeletterden?
1. Wat je moet weten over laaggeletterdheid
In deze stap werk je met je team aan bewustwording van laaggeletterdheid in de praktijk en de gevolgen daarvan voor de gezondheid.

2. Hoe herken je laaggeletterden?
In deze stap werkt je team aan het herkennen van laaggeletterdheid bij jullie patiënten. Je leert signalen van laaggeletterdheid herkennen. Als je merkt of denkt dat iemand moeite heeft met lezen en schrijven, kun je dat tactvol ter sprake brengen: 'Veel mensen hebben moeite met het invullen van formulieren. Hoe is dat voor u?' Het kan zijn dat je dit vaker moet vragen voordat iemand je genoeg vertrouwt om het te vertellen. Maar daarna is er vaak opluchting, omdat het niet meer verborgen hoeft te worden.

3. Trainingen en tools voor effectieve communicatie
In deze stap leert je team om gesprekken te voeren op het niveau van de laaggeletterde patiënt. Hierbij gaat het niet alleen om gesprekken aan de balie, maar ook om het taalgebruik op en de vormgeving van de site, folders en bewegwijzering van de praktijk. Daarnaast kunnen teamleden hulpmiddelen en materialen inzetten die afgestemd zijn op laaggeletterden. Als je in het dossier de aantekening ziet van laaggeletterdheid of je weet dat een patiënt laaggeletterd is, geef dan extra uitleg. Reserveer meer (spreekuur)tijd of nodig de patiënt een of meer keren uit in de instructieruimte voor uitleg.
4. Samenwerking met andere zorgprofessionals in de eerste lijn
In deze stap gaat het om samenwerking tussen huisartsen, apotheekteams en wijkverpleegkundigen. De huisarts, POH, apothekersassistent of wijkverpleegkundige vraagt de patiënt of in zijn dossier opgenomen mag worden dat hij moeite heeft

4

met lezen en schrijven. Dat kan in het Huisartseninformatiesysteem (HIS) via de ICPC (Z07.1 laaggeletterdheid of Z04 problemen met de Nederlandse taal). Een patiënt die laaggeletterd is en ook moeite heeft met het Nederlands, krijgt beide codes. Apothekers vinken in Pharmacom het aandachtspunt laaggeletterd aan. In MIRA kan laaggeletterdheid worden aangegeven als opmerking. Als de patiënt het goed vindt, kunnen zorgprofessionals in de eerste lijn laaggeletterdheid aan elkaar doorgeven, bijvoorbeeld door de ICPC of ETT (extra aandacht therapietrouw) op het recept te zetten.

In het farmacotherapeutisch overleg (FTO) tussen huisartsen en apothekers worden gegevens van laaggeletterde patiënten uitgewisseld. Ook wordt besproken hoe wijkverpleegkundigen hierbij betrokken kunnen worden. Wijkverpleegkundigen kunnen de BEM-vragenlijst (Beoordeling eigen beheer van medicatie) gebruiken om te beoordelen of de patiënt voldoende vaardig is om zelf zijn medicatie te beheren. In deze lijst staan ook vragen over laaggeletterdheid. Huisartsen, apothekers en wijkverpleegkundigen maken afspraken over het uitwisselen van gegevens over laaggeletterdheid.

5. Borgen van kennis over laaggeletterdheid en communicatievaardigheden
In deze stap zorgt het team dat iedereen vaardig blijft en zijn vaardigheden toepast in de communicatie met laaggeletterden. Dat kan door het onderwerp regelmatig op de agenda te zetten, door intervisie, door een casus te bespreken en door patiënten om feedback te vragen. Ook is belangrijk dat nieuwe teamleden worden geschoold.
Gudule Boland, programmaleider verantwoord medicijngebruik bij migranten en laaggeletterden, Pharos ▶ https://www.pharos.nl/stappenplan-laaggeletterdheid-voor-uw-praktijk/

Mensen met een migratieachtergrond

Samenvatting

Mensen met een westerse of niet-westerse migratieachtergrond vormen een specifieke doelgroep. Een deel van hen, vooral leden van de eerste en tweede generatie niet-westerse migranten, is laaggeletterd. De stress van het leven in een vreemd land beïnvloedt de gezondheid, net als een lage sociaal-economische status en een beperkte beheersing van de Nederlandse taal. Laagopgeleiden hebben vaak een beperkte kennis van het menselijk lichaam en de gezondheidszorg en dikwijls andere opvattingen over gezondheid, ziekte. Mensen met een migratieachtergrond hebben een slechtere gezondheid dan autochtonen. Hypertensie en diabetes komen bij bepaalde groepen meer voor. Voor asielzoekers en vluchtelingen is de situatie tijdens de asielprocedure stressvol. Huisartsenzorg voor asielzoekers is landelijk geregeld via het Gezondheidscentrum Asielzoekers. Een assistent past de communicatie aan als de patiënt moeite heeft met de Nederlandse taal en is alert op specifieke gezondheidsproblemen.

5.1   Inleiding – 39

5.2   Mensen met een migratieachtergrond, een diverse groep – 40

5.3   Migratie – 40

5.4   Rol van cultuur – 40

5.5   Gezondheidsproblemen van mensen met een migratieachtergrond – 42

5.5.1   Leefstijl en gezondheidsrisico's – 43

© Bohn Stafleu van Loghum is een imprint van Springer Media B.V., onderdeel van Springer Nature 2021
M. van der Burgt en W. Spijkers, *Specifieke doelgroepen voor assisterenden*, Basiswerk AG,
https://doi.org/10.1007/978-90-368-2606-8_5

5.6   Asielzoekers en vluchtelingen – 44
5.6.1   Asielprocedure – 45
5.6.2   Gezondheidszorg tijdens de asielprocedure – 45
5.6.3   Gezondheid en gezondheidsrisico's – 47

5.7   Herkennen – 48

5.8   Omgaan met anderstaligen en mensen uit een andere
        cultuur – 48
5.8.1   Tolk – 48
5.8.2   Aandachtspunten – 49

5.9   Samenwerking – 49

5.10   Informatie – 52
5.10.1 Voor de doelgroep – 52
5.10.2 Voor de praktijk – 52

5.1 Inleiding

Dit hoofdstuk gaat over mensen die vanuit een ander land naar Nederland zijn gekomen. Deze groep bestaat uit hoog- en laagopgeleiden, westerse en niet-westerse migranten, arbeidsmigranten, vluchtelingen en asielzoekers. Een deel van hen is laaggeletterd.

Leerdoelen
Je kunt:
- voorbeelden geven van opvattingen van mensen met een migratieachtergrond over gezondheid en gezondheidszorg in Nederland;
- de invloed beschrijven van migratie en vluchten op gezondheid, leefstijl en gezondheidsproblemen;
- het verschil uitleggen tussen de begrippen asielzoeker en vluchteling en beschrijven hoe de medische zorg, mondzorg en farmaceutische zorg tijdens de asielprocedure zijn geregeld;
- aandachtspunten noemen voor een gesprek waarbij een tolk wordt ingezet.

Een bezorgde schoondochter

Een Marokkaanse vrouw van eind 60 krijgt thuiszorg. Omdat ze duizelig is en hoofdpijn heeft, wordt haar bloeddruk gemeten: 180/100. De thuiszorgmedewerker zegt: 'Dat is heel hoog. Daar moet onmiddellijk wat aan gedaan worden'. Althans: zo begrijpen de vrouw en haar schoondochter het.
De schoondochter belt haar man op zijn werk: hij moet meteen komen. Het is inmiddels na vijven en hij belt de huisartsenpost. Hij begrijpt niet waarom er zoveel vragen worden gesteld terwijl zijn moeder zo ernstig ziek is en beëindigt het gesprek boos. Even later komt hij met zijn vrouw en moeder op de huisartsenpost en eist dat de dokter zijn moeder meteen onderzoekt. Ook nu stelt de doktersassistent een aantal vragen.
Een dergelijke situatie kan gemakkelijk escaleren. Wat helpt, is begrip en respect tonen en de ongerustheid serieus nemen. Maar hoe doe je dat? Ik heet mensen welkom, ook als ze zonder afspraak komen. Ik treed ze met een open houding tegemoet en ik laat merken dat ik hun bezorgdheid begrijp: 'Ik hoor/zie dat u erg bezorgd bent. Ik begrijp uw bezorgdheid.' Ik geef geruststellende informatie: 'Ik zie dat uw moeder aanspreekbaar is, rustig ademt en niet bleek ziet. Dat is goed. Er is geen acuut gevaar.' Ik neem de patiënt en de begeleider mee naar een behandelkamer en doe een klein onderzoek: bloeddruk meten of suiker prikken of iets dergelijks. Daarmee laat ik opnieuw zien dat ik ze serieus neem. Ik geef de uitslag en leg uit dat de waarde niet acuut bedreigend is.
Pas daarna kun je uitleggen waarom er zoveel vragen zijn gesteld. En ook dat het een tijd zal duren voordat ze bij de dokter worden binnengeroepen. Maar dat is voor hen nu te begrijpen en te accepteren. Dan zijn ze bereid te wachten of om weg te gaan en straks terug te komen.
Laila Elghoul, triagist, trainer Laila Intercultural Training, Utrecht

5.2 Mensen met een migratieachtergrond, een diverse groep

In Nederland wonen ruim 4 miljoen mensen met een migratieachtergrond. We rekenen daartoe alle mensen die niet in Nederland zijn geboren of van wie minstens één ouder niet in Nederland is geboren. Ongeveer de helft van deze groep is in Nederland geboren (tweede generatie). De top 6 van landen van herkomst bestaat uit Turkije, Marokko, Indonesië, Suriname, Duitsland en Polen. Een deel van de migranten is laaggeletterd, dit betreft vooral leden van de eerste en tweede generatie met een niet-westerse achtergrond.

Migratie is van alle tijden. Mensen trekken naar een ander gebied als gevolg van oorlog, vervolging vanwege geloof of politieke opvattingen of armoede. In de jaren zestig tot tachtig van de vorige eeuw hebben Nederlandse bedrijven vooral (laagopgeleide) arbeidsmigranten uit Spanje, Marokko en Turkije naar Nederland gehaald. Daarna zijn anderen gevolgd, in het kader van gezinshereniging of om in Nederland een baan te vinden. Er zijn nu ook veel arbeidsmigranten uit Oost-Europa. Overigens mogen mensen van buiten de EU niet zomaar in Nederland blijven. Daar zijn strenge regels voor.

5.3 Migratie

Migratie laat sporen na, ongeacht de redenen die mensen (of hun ouders of grootouders) hadden om naar Nederland te komen. Mensen dragen hun geschiedenis en cultuur met zich mee. Leven in een vreemd land roept gevoelens op van gemis en onzekerheid en een behoefte aan vertrouwdheid en veiligheid. Veel in het nieuwe land is anders. Mensen kennen de taal, de cultuur en de gewoonten niet. Proberen in te burgeren in een nieuwe maatschappij roept stress op en kost energie. Dat heeft invloed op de gezondheid van migranten, net als een laag opleidingsniveau, beperkte beheersing van de Nederlandse taal en een laag inkomen.

Veel mensen met een migratieachtergrond zoeken houvast binnen hun cultuur en hechten aan de opvoedingsstijl, normen en waarden waarmee ze zijn opgegroeid. Veel migranten komen uit een cultuur waarin de familie belangrijker is dan het individu (wij-cultuur) en waarin sociale gedragsregels veel meer vastliggen dan in Nederland. Soms heerst er een schaamtecultuur. In de communicatie gaat het niet alleen om het onderwerp of de vraag, maar eerst en vooral om de relatie tussen de mensen. Dat heeft veel invloed op de omgangsvormen en de manier van overleggen en besluiten nemen. Zo kan het onbeleefd worden gevonden als je niet eerst aandacht besteedt aan de ontmoeting, maar meteen ter zake komt (bijvoorbeeld over een vraag of een klacht).

5.4 Rol van cultuur

In Nederland krijgen mensen met een migratieachtergrond te maken met andere opvattingen over vrijheid en omgangsvormen, maar ook over ziekte en gezondheid. Psychische klachten liggen gevoelig, zeker het bespreken ervan buiten de familie.

Schoonheidsideaal

In sommige culturen behoort een gouden tand tot het schoonheidsideaal. Tandartsen in Nederland doen dit niet bij een gezonde tand. Toch wil je naar hun wens luisteren. Ik stuur ze vaak door naar een speciale juwelier die een gouden huls over voortanden kan maken. Dit is stukken goedkoper voor de patiënt en veel minder belastend voor de tand, omdat er niet in geboord hoeft te worden.
Wendy Spijkers, tandarts

De gezondheidszorg in het land van herkomst kent niet altijd dezelfde functies als die in Nederland, zoals huisarts, verloskundige, praktijkondersteuner, tandarts-, apothekers- en doktersassistent. Laagopgeleiden hebben bovendien vaak een beperkte kennis van het menselijk lichaam, gezondheid en ziekte.

In het volgende kader geven we enkele voorbeelden, die uiteraard niet voor alle mensen met een migratieachtergrond opgaan. Bovendien gelden enkele voorbeelden ook voor sommigen die in Nederland zijn opgegroeid.

Mogelijke opvattingen van mensen met een migratieachtergrond over ziekte en gezondheid

Ziek of niet ziek?
Wanneer iemand geen klachten heeft, kan het moeilijk te begrijpen zijn dat hij ziek is. Bij hypertensie, goed gereguleerde diabetes of astma wordt soms gedacht dat er geen probleem is en dat medicijnen dus niet nodig zijn. Ook preventief onderzoek zoals bevolkingsonderzoek kan daardoor moeilijk te begrijpen zijn.

Dik zijn
In veel niet-westerse landen wordt dik zijn gezien als een teken van rijkdom. Slank zijn is bovendien niet overal het schoonheidsideaal.

Eten en drinken
Eten en drinken aanbieden getuigt van gastvrijheid en het wordt onbeleefd gevonden om het af te slaan. Om aan te sterken na een ziekte, moet je goed eten en drinken.

Koorts is ernstig
Veel mensen met een migratieachtergrond beschouwen koorts als een ernstig ziekteverschijnsel. Overlijden aan infectieziekten en uitdroging bij koorts en diarree komt in sommige landen van herkomst veel voor.

Bloed draagt kracht in zich
In veel niet-westerse landen wordt bloed gezien als bron van kracht. Men gaat er dan van uit dat bloedverlies en bloedafname voor onderzoek leiden tot verzwakking, ook als het niet om veel bloed gaat. Een uitspraak als 'Het bloed is niet goed' kan worden begrepen als een heel ernstige mededeling, terwijl soms alleen wordt bedoeld dat enkele bloedwaarden afwijkend zijn.

Ziekteoorzaak
Ziekten of handicaps worden soms gezien als een straf van God of als een gevolg van het verstoren van geesten.

Lichaam en geest
De scheiding in de westerse cultuur tussen lichaam en geest kennen veel mensen met een migratieachtergrond niet. Andersom herkennen sommige mensen niet dat je door angst en stress lichamelijke sensaties kunt hebben, zoals hartkloppingen, zweetaanvallen of hoofdpijn. Ze leggen geen verband tussen de verschijnselen en een (bedreigende) situatie of stress. Er wordt vaak een lichamelijke oorzaak gezocht voor de verschijnselen.

Ziekenbezoek
In veel culturen is het een gewoonte of een morele plicht om mensen die ziek zijn een bezoek te brengen. En als zieke behoor je dat bezoek te ontvangen.

Mogelijke opvattingen van mensen met een migratieachtergrond over de zorg

Behandeling
Veel mensen met een migratieachtergrond vinden het moeilijk te accepteren dat ziekten vaak vanzelf overgaan. Infecties moeten volgens hen behandeld worden met antibiotica. Dat mensen daarmee soms niet sneller genezen, wordt soms moeilijk begrepen. Dat kan ook gelden voor mensen die in Nederland zijn opgegroeid en voor westerse migranten, zoals Fransen en Spanjaarden. Wanneer migranten bovendien niet weten dat er een verschil is tussen bacteriën en virussen, wordt de Nederlandse aanpak niet begrepen. De patiënt kan hierdoor het gevoel krijgen dat hij geen goede zorg krijgt.

Specialist
Veel mensen denken dat behandeling door een specialist beter is dan door een huisarts en dat injecties beter werken dan tabletten. Ze vinden een paracetamoltablet een 'zoethoudertje' of een middel waarmee je wordt afgescheept.

Zorg voor je (schoon)ouders
In veel culturen wordt van (schoon)dochters verwacht dat ze zorgen voor hun (schoon)ouders. Dat heeft grote waarde, maar kan ook druk leggen op deze mantelzorgers. Een ouder familielid naar een verzorgings- of verpleeghuis laten gaan, druist tegen de norm in en kan negatieve reacties van anderen oproepen. Daardoor wordt de druk op de mantelzorger nog groter.

5.5 Gezondheidsproblemen van mensen met een migratieachtergrond

Mensen met een migratieachtergrond hebben gemiddeld een minder goede gezondheid dan autochtonen (zie ◘ tab. 5.1 en het volgende kader). Zo komt diabetes bij hen twee tot vijf keer zo vaak voor als bij autochtone Nederlanders. Bij de tweede en derde generatie daalt het percentage mensen met diabetes. Hypertensie komt bij Surinamers en

◻ **Tabel 5.1** Ziekten bij mensen met een migratieachtergrond (▶ www.volksgezondheidenzorg. info)

	Turken	Marokkanen	Surinamers	Antillianen	andere niet-westerse migranten
diabetes	↑	↑	↑		
depressie	↑	↑			
schizofrenie	0	↑	↑	↑	
ervaren gezond-heid	↓	↓	↓	↓	
sterfte rond de geboorte	↑	↑	↑	↑	
zuigelingen-sterfte	↑	↑	↑	↑	
moedersterfte	↑	↓	↑ ↑	↑ ↑	↑ ↑

↑ = meer dan bij autochtone Nederlanders; ↓ = minder dan bij autochtone Nederlanders; 0 = even vaak als bij autochtone Nederlanders.

Turken meer voor dan bij autochtone Nederlanders, bij Hindoestaanse Surinamers zelfs drie keer zoveel als bij autochtonen. Mensen uit West-Afrika (Ghanezen, Nigerianen) en Zuid-Afrika hebben vaker hypertensie, die bij hen bovendien eerder leidt tot (nier)complicaties. Daarbij reageren zij minder goed op de meest voorgeschreven medicatie (diuretica, calciumantagonisten en bètablokkers).

Boosheid

De eerste generatie is inmiddels oud en heeft veel gezondheidsproblemen. Hun kinderen, de tweede generatie, zijn over het algemeen zwaar belast met werk, gezin, zorg voor (schoon)ouders. En bij alles wat niet goed loopt bij hun (schoon) ouders, moeten zij erachteraan en het oplossen. Dat geeft veel druk en frustratie, wat gemakkelijk kan leiden tot boosheid. Als je de achtergrond begrijpt, kun je de boosheid beter begrijpen en een manier vinden om ermee om te gaan. Of beter nog: door de belasting te herkennen en te erkennen, kun je boosheid misschien voorkomen.

Laila Elghoul, triagist, trainer Laila Intercultural Training, Utrecht

5.5.1 Leefstijl en gezondheidsrisico's

— Turkse mannen roken het meest (en longkanker komt bij deze groep het meest voor), gevolgd door Surinamers. Marokkaanse mannen roken het minst vaak. Alcoholgebruik onder niet-westerse migranten is laag, onder Oost-Europeanen hoog.
— De eerste generatie Turkse en Marokkaanse migranten beweegt over het algemeen weinig.

5

- Vitamine D-gebrek komt voor bij mensen met een donkere huidskleur, vooral als ze een groot deel van hun lichaam bedekken.
- Genitale verminking (vrouwenbesnijdenis) komt voor in Afrika (Egypte, Ethiopië, Somalië, Soedan, landen in West-Afrika) en Indonesië. Gevolgen van genitale verminking zijn urineweginfecties, ernstige menstruatieklachten en problemen bij de zwangerschap en bevalling.
- De gevoeligheid voor bepaalde geneesmiddelen verschilt. Bij sommige etnische groepen worden geneesmiddelen sneller afgebroken, waardoor bijvoorbeeld bij Ethiopiërs de kans op onderbehandeling bestaat. Bij andere etnische groepen worden ze juist langzamer afgebroken, waardoor bijvoorbeeld bij mensen uit Azië de kans bestaat op overdosering. Deze variatie in afbraaksnelheid komt vooral voor bij antidepressiva, antipsychotica, bètablokkers, rosuvastine en enkele geneesmiddelen tegen kanker (zie kader).

Geneesmiddelen en etniciteit

Etniciteit heeft invloed op de afbraaksnelheid van een aantal geneesmiddelen, zoals antidepressiva, antipsychotica en metoprolol.

- Aziaten (onder wie ook sommige Turkse groepen) breken tricyclische antidepressiva, haloperidol en codeïne minder snel af (trage metaboliseerder). Tegelijk is 10 % van de Turken een snelle metaboliseerder.
- Antidepressiva werken minder goed bij Afro-Amerikanen; waarschijnlijk ook bij creolen en mensen met wortels in West- en Zuid-Afrika.
- De kans dat paroxetine zo snel wordt afgebroken dat het niet werkzaam is, is 1 % bij autochtonen, 10 % bij Spanjaarden en 30 % bij Ethiopiërs.
- Antillianen en mensen met wortels in West- en Zuid-Afrika krijgen vaker bewegingsstoornissen bij gebruik van antipsychotica.

Bron: ▶ http://www.huisarts-migrant.nl

5.6 Asielzoekers en vluchtelingen

Een deel van de migranten is gevlucht voor oorlog, geweld, vervolging en/of discriminatie. Zo kwamen in de jaren dertig van de vorige eeuw veel joodse mensen naar Nederland, op de vlucht voor de nazi's. In de jaren negentig vluchtten Bosniërs naar Nederland en begin deze eeuw zochten Somaliërs, Irakezen, Eritreeërs, Rwandezen, Afghanen, Soedanezen en Syriërs hier een veilig heenkomen. Na een asielaanvraag gaat de aanvrager de asielprocedure in. Daarin wordt vastgesteld of er werkelijk levensgevaar is als hij naar zijn land teruggaat. Als dat zo is, krijgt hij een 'status': hij wordt als vluchteling erkend en mag (voorlopig) in Nederland blijven. Aan de verblijfsvergunning zijn rechten en plichten verbonden.

Mensen die als asielzoeker of vluchteling naar Nederland zijn gekomen, hebben vaak een gevaarlijke reis achter de rug. Ze hebben veel risico's, onzekerheid en stress doorstaan. En soms waren ze het slachtoffer van geweld en/of seksueel geweld. In hun eigen land hadden ze vaak al veel meegemaakt, zoals oorlog, vervolging, moorden, mishandeling en marteling.

Eenmaal in Nederland houden deze mensen zorgen: over hun familie, over de asielprocedure (of ze een 'status' krijgen), over hun kinderen, over hun toekomst. Gedurende de procedure moeten asielzoekers regelmatig verhuizen, en kinderen moeten steeds weer afscheid nemen van school en vriendjes. In het asielzoekerscentrum hebben ze weinig privacy en verblijven ze tussen mensen uit allerlei landen en culturen, die ook allemaal hun geschiedenis met zich meedragen. Al deze factoren leiden tot extra spanningen en veel gezondheidsklachten.

5.6.1 Asielprocedure

Aanmeld-/opvangcentrum en asielzoekerscentrum

Degene die asiel wil aanvragen, meldt zich aan bij een aanmeldcentrum. Daar verblijft de asielzoeker minimaal zes dagen. Hij krijgt informatie van Vluchtelingenwerk over de asielprocedure en een gesprek met een verpleegkundige over zijn gezondheid. Bij acute en ernstige gezondheidsproblemen volgt een verwijzing naar de medische zorg. Daarnaast kan de verpleegkundige de asielzoeker uitleggen wat hij over zijn gezondheid moet melden aan de IND (Immigratie- en Naturalisatiedienst). Dat zijn zaken waarmee de IND in het gesprek en de beoordeling rekening moet houden (doofheid, lichamelijke of psychische beperkingen, trauma).

In deze eerste week onderzoekt de IND de identiteit en de documenten: wie is deze asielzoeker, waar komt hij vandaan en hoe en waarom is hij naar Nederland gereisd (vluchtverhaal)? De IND neemt op basis hiervan een beslissing: afwijzing, erkenning of nader onderzoek. Wanneer de IND meer tijd nodig heeft om tot een beslissing te komen (nader onderzoek), verhuist de asielzoeker naar een asielzoekerscentrum (AZC) en verblijft daar tot de beslissing over zijn asielaanvraag (zie ◘ fig. 5.1 en ► https://tinyurl.com/de-asielprocedure).

5.6.2 Gezondheidszorg tijdens de asielprocedure

De gezondheidszorg voor asielzoekers is landelijk georganiseerd door het Gezondheidscentrum Asielzoekers (GCA). Dat heeft locaties in de buurt van elk asielzoekerscentrum. Dit wil zeggen dat een of meer huisartsenpraktijken een team samenstellen dat de huisartsenzorg biedt op locatie. Een team van zo'n lokaal GCA bestaat in elk geval uit een huisarts, een praktijkassistent, een praktijkverpleegkundige en een consulent GGZ. Asielzoekers krijgen van het COA (Centraal orgaan Opvang Asielzoekers) een zorgpas. Daarmee hebben ze recht op ongeveer dezelfde zorg als in het basispakket van de zorgverzekering zit.

Asielzoekers krijgen na aankomst een uitnodiging voor een intakegesprek. Daarin worden medische problemen en gezondheidsrisico's in kaart gebracht. Via de praktijkassistent kunnen ze terecht bij de praktijkverpleegkundige, huisarts of consulent GGZ. Buiten de spreekuurtijden kunnen ze telefonisch contact opnemen met de praktijklijn. Die praktijklijn kun je zien als een landelijk medisch callcenter. De telefoon wordt beantwoord door een getrainde praktijkassistent, bijgestaan door een telefonische tolk en onder supervisie van een huisarts. De praktijkassistent doet triage en verwijst zo nodig door naar een naburig gezondheidscentrum en brengt dat gezondheidscentrum daarvan op de hoogte.

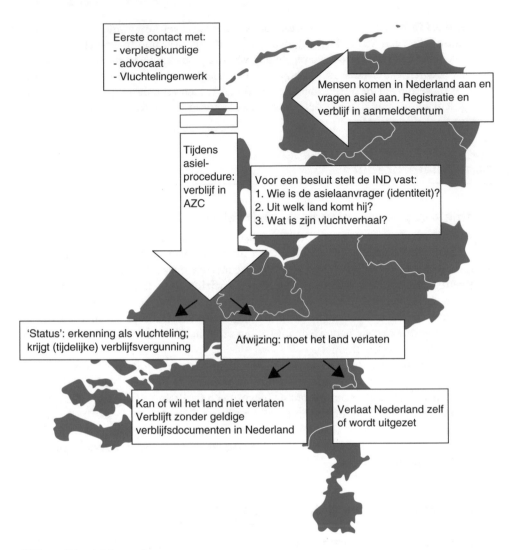

Eerste contact met:
- verpleegkundige
- advocaat
- Vluchtelingenwerk

Mensen komen in Nederland aan en vragen asiel aan. Registratie en verblijf in aanmeldcentrum

Tijdens asiel-procedure: verblijf in AZC

Voor een besluit stelt de IND vast:
1. Wie is de asielaanvrager (identiteit)?
2. Uit welk land komt hij?
3. Wat is zijn vluchtverhaal?

'Status': erkenning als vluchteling; krijgt (tijdelijke) verblijfsvergunning

Afwijzing: moet het land verlaten

Kan of wil het land niet verlaten Verblijft zonder geldige verblijfsdocumenten in Nederland

Verlaat Nederland zelf of wordt uitgezet

Figuur 5.1   Asielprocedure

Mondzorg

Kinderen tot 18 jaar krijgen dezelfde zorg als Nederlandse kinderen. Asielzoekers van 18 jaar en ouder krijgen de kosten alleen vergoed bij ernstige pijn- en kauwproblemen. Andere tandartskosten moeten ze zelf betalen. Daarover zijn afspraken gemaakt met de tandartsenorganisatie KNMT en declaratieafspraken met tandartsen in de buurt van een AZC.

Verloskundige zorg

Verloskundigenpraktijken en kraamzorgorganisaties rond asielzoekerscentra zijn gecontracteerd om zorg te bieden. Verloskundigen voeren meer taken uit voor zwangere asielzoekers, omdat deze een kwetsbare groep vormen (▪ fig. 5.2). Zo kunnen risico's op tijd worden gesignaleerd.

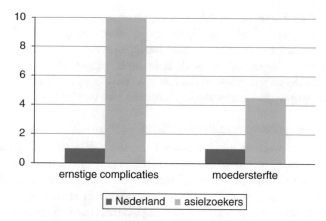

Figuur 5.2 Risicoverschil zwangerschapscomplicaties bij asielzoekers

Farmaceutische zorg

Asielzoekers ontvangen voorgeschreven medicijnen via gecontracteerde apotheken in de buurt van asielzoekerscentra. Er geldt geen eigen bijdrage voor medicijnen. De apotheker geeft bij geneesmiddelverstrekking een toelichting, net zoals aan Nederlandse patiënten. Voor sommige geneesmiddelen moet de arts een verklaring opstellen voor de apotheker voordat deze het middel mag verstrekken.

5.6.3 Gezondheid en gezondheidsrisico's

Binnen sommige groepen migranten komen bepaalde ziekten, zoal diabetes, meer voor dan binnen de van oorsprong Nederlandse bevolking (🔲 fig. 5.3).

Veel asielzoekers en vluchtelingen hebben gezondheidsklachten. Dat is niet zo gek, gezien hun ervaringen in het land van herkomst, het geweld dat ze hebben meegemaakt, de gevaarlijke reis die ze achter de rug hebben en de spanningen die het leven in een ander land met zich meebrengt.

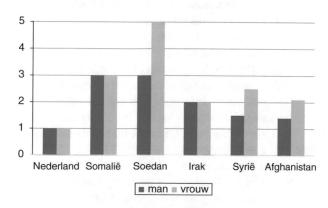

Figuur 5.3 Diabetes bij verschillende groepen asielzoekers

Ongeveer de helft van de asielzoekers en vluchtelingen heeft chronische nek- en schouderklachten, rugklachten, hoofdpijn, oogklachten en gebitsklachten. Meer dan de helft heeft traumatische ervaringen door oorlogsgeweld, het verlies van familieleden en vrienden of martelingen. Ongeveer de helft heeft symptomen van posttraumatische stressstoornis (PTSS) en van angst of depressie. Vrouwen zijn extra kwetsbaar, ook voor seksueel geweld, zowel tijdens hun vlucht als tijdens hun verblijf in opvangcentra.

Kinderen van asielzoekers en vluchtelingen

Kinderen van asielzoekers en vluchtelingen kunnen angstig zijn, slaapproblemen hebben en regressiegedrag vertonen. Hun psychische gezondheid hangt vooral af van de psychische gezondheid van hun ouders. Hun belangrijkste behoefte is die aan veiligheid. Dat vraagt veel van hun ouders, terwijl die soms zelf ernstige problemen hebben. Deze kinderen blijken het toch vaak zonder gespecialiseerde hulp te redden (Tuk 2015). Voorwaarde is wel dat hun ouders erop vertrouwen dat hun kind in Nederland veilig is, kansen heeft op een goede toekomst en bij problemen hulp kan krijgen. Wanneer ouders hun kinderen veiligheid en vertrouwen kunnen bieden, gaan de meeste stressgerelateerde klachten bij kinderen vanzelf over. Kinderen leren vaak snel Nederlands.

5.7 Herkennen

Je hoort snel wanneer mensen minder goed Nederlands spreken, maar daarmee ben je er nog niet. Het is belangrijk dat je hun geschiedenis leert kennen (hoe lang in Nederland, arbeidsmigrant of kind daarvan, vluchteling?). Die geschiedenis heeft immers veel invloed op hun gezondheid. Daarnaast ben je alert op specifieke gezondheidsproblemen, signalen van laaggeletterdheid (▶ par. 4.4), kennis en opvattingen over gezondheid en wat de patiënt van de zorgverlener verwacht.

5.8 Omgaan met anderstaligen en mensen uit een andere cultuur

5.8.1 Tolk

Wanneer je weet of merkt dat je patiënt moeite heeft informatie in het Nederlands te begrijpen of te geven, pas je je communicatie aan.

Een patiënt die de Nederlandse taal niet goed beheerst, neemt vaak een familielid (soms een kind) mee naar de praktijk als (informele) tolk. Het is belangrijk om het gesprek te voeren met de patiënt, ook al tolkt het familielid of vertelt het familielid grotendeels het verhaal. Kijk de patiënt aan en spreek in zijn richting.

Vaak verloopt het gesprek via de informele tolk goed, al weet je niet in hoeverre het familielid zijn eigen opvattingen inbrengt. Soms is het nodig een professionele tolk in te schakelen, al lost dit niet alles op. Je weet namelijk niet of de tolk alles vertaalt en of hij de emoties van de patiënt goed overbrengt.

Trek extra tijd uit voor een gesprek waarbij een tolk aanwezig is.

Bij de medische zorg voor asielzoekers die geen Nederlands of Engels spreken, kunnen (telefonische) tolken worden ingeschakeld, vergoed door het COA. Voor doven en slechthorenden kan via het COA een doventolk worden ingeschakeld. Overigens leert een deel van de mensen in de asielprocedure snel eenvoudig Nederlands te spreken. Wanneer een asielzoeker niet meer in een opvang- of asielzoekerscentrum verblijft, vervalt de tolkenvergoeding.

5.8.2 Aandachtspunten

De aandachtspunten bij het omgaan met laaggeletterden (zie ◘ tab. 4.1) gelden grotendeels ook voor het omgaan met mensen met een migratieachtergrond, ook al zijn zij lang niet allemaal laagopgeleid. De belangrijkste aandachtspunten bij de communicatie staan in ◘ tab. 5.2.

Hoe je kunt omgaan met situaties waarin (veel) familie meekomt, lees je in het volgende kader.

De hele familie

Soms komen er veel mensen mee naar het spreekuur of naar de huisartsenpost. Op de huisartsenpost hanteren we vaak de regel dat er maximaal twee personen meegaan naar de spreekkamer. Hoe regel je dat, behalve uitleggen dat er twee mee mogen? Ik pik degene met de meeste autoriteit eruit, de meest dominante, met de grootste mond. Dat is vaak de oudste. Die vraag ik wie het meest weet over de gezondheid van de patiënt, wie het meest zorgt voor de patiënt. Die twee nodig ik uit om mee te gaan. Degene met de meeste autoriteit zal de anderen vragen om weg te gaan. Dat hoef je meestal niet zelf te doen. Hij of zij zal de anderen straks informatie geven. Veel assistenten willen degene met de grootste mond wegsturen, maar dat is vaak niet verstandig en niet effectief. Als je respect toont door de autoriteit te erkennen, is er daarna minder strijd, ook over de behandeling, wel of niet een specialist eisen.
Laila Elghoul, triagist, trainer Laila Intercultural Training, Utrecht

---

5.9 Samenwerking

Denk aan:
- organisaties van mensen met een migratieachtergrond, zoals organisaties van oudere migranten (NOOM), vrouwengroepen, kerken en moskeeën;
- instellingen die soms activiteiten organiseren voor migrantengroepen, zoals GGD, buurtcentra en landelijke voorlichtingsorganisaties (bijvoorbeeld Hartstichting, Alzheimer Nederland, Nederlandse Diabetes Federatie);
- expertisecentrum Pharos (▶ www.pharos.nl).

5

Tabel 5.2	Aandachtspunten in de gesprekken met mensen met een migratieachtergrond
basisregels	– maak contact – stem je communicatie af op de persoon en wat er in het gesprek gebeurt
algemeen en ontvangst	
beleefdheidsregels	– besef dat mensen met een migratieachtergrond soms andere beleefdheidsregels hanteren dan Nederlanders – denk aan regels over: rechtstreeks aankijken, wie (als eerste) het woord voert, na het voorstellen al dan niet meteen op de klacht ingaan, nee zeggen, zeggen dat je iets niet begrijpt
uitleg praktijkorganisatie	*1. functies* – leg uit welke mensen in de praktijk werken; praktijkassistent en praktijkondersteuner zijn waarschijnlijk onbekende functies; vertel welke opleiding jij en je collega's hebben gehad en welke professionele kennis en vaardigheden jullie bezitten – leg uit dat je namens de dokter/apotheker alle patiënten vraagt wat de klachten zijn om een professioneel advies te geven – leg uit dat een advies soms voldoende is, maar dat het ook nodig kan zijn dat de patiënt naar de praktijk komt
	2. consultduur – vertel hoeveel tijd er voor een huisartsbezoek/tandartsbezoek is gereserveerd – leg uit dat een consult meestal bedoeld is om één klacht van één patiënt te bespreken; als er verschillende klachten zijn, kan dat aan de assistent worden gemeld en kan eventueel twee keer zo veel tijd worden gepland
	3. voorbereiding – adviseer om het bezoek goed voor te bereiden: 'Waarom gaat u naar de huisarts/tandarts/apotheek?', 'Wat wilt u vertellen?', 'Wat wilt u vragen?', 'Wat wilt u dat er besproken wordt?', 'Voor welke klacht wilt u worden behandeld?' – het kan nuttig zijn een gespreksmiddag of -avond te organiseren over wat mensen met een migratieachtergrond verwachten van huisarts en apotheek en hoe het er in de praktijk aan toegaat; in praktijken waarin dat werd georganiseerd, ontstond over en weer meer begrip; succesfactor bij een dergelijke bijeenkomst is de inzet van een contactpersoon uit de migrantengemeenschap
	4. zorg in Nederland – geef uitleg over de behandeling van klachten in Nederland en maak duidelijk dat hier minder medicijnen worden voorgeschreven en zeker minder injecties dan in veel andere landen – geen medicijnen krijgen is vaak moeilijk te begrijpen; een patiënt die geen medicijnen krijgt, voelt zich vaak niet serieus genomen of gediscrimineerd: verwijs naar filmpjes waarin asielzoekers daarover uitleg geven (► https://www.utrechtsfonds-achterstandswijken.nl/)

Vervolg

▫ Tabel 5.2   Vervolg

in de spreekkamer/behandelkamer/aan de balie

taal	– als de taal een struikelblok vormt, adviseer dan iemand mee te nemen die goed Nederlands spreekt – besef dat bepaalde onderwerpen en woorden schaamte oproepen, bijvoorbeeld bepaalde psychiatrische stoornissen, zoals schizofrenie, depressie of een delier, maar ook verschijnselen als obstipatie, ontlasting, braken en plasklachten – als gevoelige onderwerpen besproken moeten worden, leg dan uit dat het nodig is om goed te kunnen helpen; vraag om de plaats van de klacht aan te wijzen op een afbeelding (zie ► par. 4.6) – gebruik eenvoudige woorden (overgeven, plas, poep); gebruik deze woorden zelf als eerste, dan kan de patiënt erbij aansluiten en ernaar verwijzen
geschiedenis	– besteed aandacht aan de migratiegeschiedenis en de invloed daarvan op de gezondheid
opvattingen, steun en belemmeringen	– vraag naar gewoonten en opvattingen, zeker als je een advies geeft ('Wat denkt u ervan? Lukt dat?', 'Is dat moeilijk voor u?' of direct 'Hoe bekijkt u dat vanuit uw cultuur?') – betrek de culturele achtergrond bij adviezen over de leefstijl (roken, voeding, bewegen) – vraag of de patiënt steun krijgt van zijn culturele gemeenschap als hij om zorg vraagt, bijvoorbeeld bij psychische klachten of bij dementie van een (schoon)ouder – vraag of de patiënt vanuit zijn omgeving belemmeringen of steun ervaart om zijn leefstijl aan te passen – stem je advies af op de opvattingen en mogelijkheden van je patiënt en zijn leefomgeving en bespreek samen mogelijke oplossingen; vraag moslims met diabetes bijvoorbeeld hoe ze tijdens de ramadan omgaan met medicijnen innemen en voedingsadviezen
	– soms is het mogelijk een zorgconsulent met eenzelfde migratieachtergrond in te schakelen; deze ondersteunt de patiënt bij het voorbereiden van het bezoek (verhelderen hulpvraag en verwachtingen) en bij het bezoek zelf (ondersteunen van de communicatie)
ondersteunen regie	– gebruik bij het ondersteunen van de eigen regie landelijke of lokale projecten en materialen die daarvoor zijn ontwikkeld, bijvoorbeeld materiaal van het Slotervaartziekenhuis over diabetes en ramadan en over medicijngebruik tijdens de ramadan – ga na of er educatieprojecten zijn; groepseducatie is soms een motor voor ondersteuning vanuit de gemeenschap

5.10 Informatie

5.10.1 Voor de doelgroep

Middelen die je kunt gebruiken tijdens het bezoek van de patiënt:
- voorlichting aan laaggeletterden over veelvoorkomende ziektebeelden:
  ► http://www.huisarts-migrant.nl (selecteer materiaal) en ► http://www.pharos.nl (kies thema's)
- ► https://tinyurl.com/UFA-zelfzorgfolders geneesmiddelengebruik,
  ► http://www.bijsluiterinbeeld.nl en ► https://www.apotheek.nl
- platen van het menselijk lichaam: ► www.begrijpjelichaam.nl
- *Praten-platenboek diabetes* en handboek *Ik heb diabetes. Wat kan ik doen?*:
  ► www.pharos.nl/diabetes
- vertaaltabel medicatiegebruik voor Syrische en Eritrese vluchtelingen:
  ► https://tinyurl.com/vertaaltabel

Materiaal en sites waarnaar je je patiënt kunt verwijzen:
- Informatie over de zorg voor ouderen in Nederland
- *Asielzoeker en zelfzorg. Minder is vaak beter.* In het filmpje geven asielzoekers/ migranten die al wat langer in Nederland zijn uitleg waarom de dokter niet zo snel medicijnen geeft en waarom de dokter zoveel vraagt in plaats van meteen medicijnen te geven ► https://www.utrechtsfondsachterstandswijken.nl/
- Folders en beeldverhalen in eenvoudig Nederlands; een aantal ook in talen van grote vluchtelingengroepen ► www.pharos.nl/kennisbank
- Eenvoudige informatie over de ramadan met filmpjes, ook in Turks, Arabisch en Berbers ► https://tinyurl.com/diabetes-en-ramadan

5.10.2 Voor de praktijk

- aanpassing medicatie tijdens de ramadan: ► https://tinyurl.com/medicatie-ramadan
- poster diabetes en ramadan: ► https://tinyurl.com/diabetes-ramadan-poster
- regeling medische zorg asielzoekers (onder meer zorgsoorten, huisartsenzorg, farmaceutische zorg en mondzorg): ► https://www.rmasielzoekers.nl/
- verrichtingenlijst noodhulp mondzorg: ► https://tinyurl.com/tandheelkundige-zorg
- anamneseformulier mondzorg in 39 talen, Arabische aanwijskaart mondzorg, pictogrammen mondzorg, foto's van praktijk en behandelingen ten behoeve van voorlichting: ► https://tinyurl.com/hulpmiddelen-taalbarriere
- overzicht voorlichtingsmateriaal in diverse talen:
  ► https://tinyurl.com/gezondheidszorg-asielzoekers
- tips en achtergrondinformatie voor communicatie met laaggeletterden in de apotheek: ► https://www.knmp.nl/patientenzorg/laaggeletterden-en-migranten

Zwangeren

Samenvatting

Zwangere patiënten vormen een specifieke doelgroep voor assisterenden. Het aantal zwangeren met complexe medische en sociale problematiek stijgt. Medische factoren, omgevingsfactoren en leefstijlfactoren (gewicht, roken, vitaminegebruik, middelengebruik) hebben invloed op conceptie, zwangerschap en bevalling. Of een ongeboren kind schade oploopt door (genees)middelengebruik door de zwangere hangt af van het moment van gebruik, de dosis en de gebruiksduur en de eigenschappen en toedieningsvorm van het middel. Tijdens de zwangerschap is de kans op tandvleesproblemen en cariës verhoogd. Tandartsassistenten geven daarom informatie over het belang van goede mondzorg. Alleen als uitstel niet gewenst is, worden tijdens de zwangerschap röntgenfoto's gemaakt en wordt een verdoving gegeven. Wanneer een zwangere de praktijk belt voor een afspraak of advies, houdt de praktijkassistent rekening met (ongerustheid over) de zwangerschap. Apothekersassistenten controleren bij een recept van een zwangere of het middel tijdens de zwangerschap gebruikt mag worden.

6.1   Inleiding – 55

6.2   Wie? – 55
6.2.1   Zorggebruik en kwetsbaarheid – 56

6.3   Gezondheid – 56
6.3.1   Gewicht – 57
6.3.2   Vitaminen en mineralen – 57
6.3.3   Roken – 57
6.3.4   Alcohol en drugs – 57
6.3.5   Geneesmiddelen – 58
6.3.6   Mondgezondheid – 60
6.3.7   Screening en vroegdiagnostiek – 60

© Bohn Stafleu van Loghum is een imprint van Springer Media B.V., onderdeel van Springer Nature 2021
M. van der Burgt en W. Spijkers, *Specifieke doelgroepen voor assisterenden*, Basiswerk AG,
https://doi.org/10.1007/978-90-368-2606-8_6

6.4   In de praktijk – 61
6.4.1   In de tandartspraktijk – 61
6.4.2   In de huisartsenpraktijk – 62
6.4.3   In de apotheek – 62

6.5   Samenwerking, wet- en regelgeving – 65

6.6   Informatie – 65
6.6.1   Voor de doelgroep – 65
6.6.2   Voor de praktijk – 66

6.1 Inleiding

Als een vrouw zwanger is, kan dat van invloed zijn op de zorg die gegeven wordt. Daar gaat dit hoofdstuk over.

Leerdoelen

Je kunt:

- veelvoorkomende gezondheidsproblemen bij zwangeren en veelvoorkomende complicaties in de zwangerschap noemen;
- aangeven welke factoren van invloed zijn op de zwangerschap en de bevalling met voorbeelden;
- een pijnstiller noemen die wel gebruikt mag worden tijdens de zwangerschap en een pijnstiller die níet gebruikt mag worden tijdens de zwangerschap;
- voorbeelden geven van procedures in de praktijk van de assistent in de gezondheidszorg die aangepast worden bij zwangere patiënten.

Een ongeruste zwangere

Mevrouw Sinan (27 jaar) belt de huisartsenpraktijk. Ze is zeven weken zwanger. Het is het allereerste telefoontje op vrijdagochtend. Ze vertelt dat ze buikkramp heeft en bang is voor een miskraam. Het spreekuur vandaag zit al vol, maar een afspraak over het weekend heen tillen of de huisarts terug laten bellen is in deze situatie geen optie. De assistent overlegt met de huisarts of mevrouw Sinan tussendoor kan komen. Vanwege de begrijpelijke ongerustheid over de jonge zwangerschap zal de huisarts mevrouw in de loop van de ochtend tussendoor zien.
Annet van Genderen, huisarts, Utrecht

6.2 Wie?

In Nederland worden ongeveer 175.000 kinderen per jaar geboren. Daarvan zijn er maar weinig ongepland of ongewenst. Dat komt omdat over het algemeen de kennis over seks en anticonceptie in Nederland goed is, ook bij jongeren. Bovendien zijn anticonceptiemiddelen voor de meeste vrouwen gemakkelijk verkrijgbaar. Toch is bijna 10 % van de zwangere vrouwen die naar de huisarts gaan omdat ze zwanger zijn dat ongewenst. Meestal zijn dat tieners en twintigers. Tienerzwangerschappen komen relatief veel voor onder Antilliaanse, Surinaamse en Marokkaanse meisjes en meisjes met een andere migratieachtergrond. Oorzaken zijn minder kennis van anticonceptie, minder condoomgebruik omdat de partner dat niet wil, een positief beeld van alleenstaand moederschap en bewust op jonge leeftijd kinderen willen.

In Nederland is de gemiddelde leeftijd van vrouwen bij de eerste zwangerschap 29 jaar. Bij hoger opgeleide vrouwen is de gemiddelde leeftijd hoger, bij lager opgeleide vrouwen lager. De meeste zwangeren krijgen verloskundige zorg van de verloskundige of gynaecoloog; er zijn weinig huisartsen die verloskundige zorg bieden.

6.2.1 Zorggebruik en kwetsbaarheid

Vrouwen met een niet-westerse achtergrond melden zich vaak pas op een later tijdstip in de zwangerschap aan bij de verloskundige en na de bevalling maken ze minder vaak gebruik van kraamzorg. De redenen hiervoor zijn (nog) niet goed onderzocht. Vrouwen met een migratieachtergrond hebben vaker complicaties tijdens de zwangerschap of bevalling (vroeggeboorte, laag geboortegewicht, aangeboren aandoeningen, sterfte). Deze problemen komen het meest voor in de grote steden, omdat daar de meeste migrantengroepen wonen.

Het aantal zwangeren met complexe sociale en medische problematiek stijgt. Sommige zwangeren hebben weinig mogelijkheden om voor zichzelf te zorgen en eigen regie over hun leven te voeren. Dit geldt met name voor vrouwen die weinig opleiding hebben gehad, vrouwen met een verstandelijke beperking en vrouwen met een psychiatrische ziekte. Soms staan deze vrouwen wantrouwend tegenover professionele zorg. Deze zwangeren zijn heel kwetsbaar.

6.3 Gezondheid

Vrouwen komen bij de huisarts wanneer ze zwanger willen worden en dat niet snel lukt, om een zwangerschap te laten vaststellen of bevestigen en vanwege klachten tijdens de zwangerschap.

Veelvoorkomende gezondheidsproblemen bij zwangeren zijn urineweginfecties, maagklachten, obstipatie, moeheid, misselijkheid, vaak plassen, vaginale afscheiding, vocht vasthouden, spataderen, rug- of bekkenpijn en harde buik.

Specifieke complicaties van de zwangerschap zijn (zwangerschaps)hypertensie en (zwangerschaps)diabetes. Deze complicaties komen meer voor bij vrouwen met een lage SES en bij vrouwen met een migratieachtergrond. Zwangeren met deze complicaties worden naar de gynaecoloog verwezen.

Medische factoren, omgevingsfactoren en leefstijlfactoren kunnen invloed hebben op zwanger worden, zwangerschap en bevalling (zie kader hierna en *NHG-standaarden voor de praktijkassistent 2014*). Vrouwen vinden het belangrijk om hun kind een goede start te geven. Veel zwangeren passen daarom hun gedrag aan.

Factoren die zwangerschap en bevalling kunnen beïnvloeden

Medische aspecten
- chronische aandoeningen, zoals hypertensie, een schildklierstoornis, astma, diabetes of epilepsie
- problemen bij eerdere zwangerschappen
- erfelijke aandoeningen
- bloedverwantschap
- medicijngebruik

Omgevingsfactoren
- werkomstandigheden
- infectierisico's
- leefomstandigheden

Leefstijlfactoren
- roken
- overgewicht
- alcoholgebruik
- drugsgebruik

6.3.1 Gewicht

Vrouwen met ernstig overgewicht (BMI > 30) hebben meer moeite om zwanger te worden en meer kans op complicaties tijdens de zwangerschap en bevalling.

6.3.2 Vitaminen en mineralen

Ongeveer de helft van de vrouwen gebruikt foliumzuur vanaf het moment dat ze proberen zwanger te worden. Foliumzuur verlaagt de kans op een open ruggetje (spina bifida). Vanaf het moment dat ze weten dat ze zwanger zijn, proberen veel vrouwen gezond te eten. Toch gebruikt minder dan de helft van de zwangeren de aanbevolen hoeveelheid vitamine D (10 microgram per dag). De helft van de niet-westerse zwangeren en hun baby's hebben een vitamine D-tekort. Vitamine D is nodig voor gezonde (bot)groei en voor de afweer van de baby. Bij vitamine D-tekort is de kans op complicaties bij verkoudheid (infectie met RS virus) groter. Het advies is om voeding te gebruiken met minimaal 1 gram calcium per dag.

6.3.3 Roken

Veel zwangeren stoppen met roken. Zo'n 6 % echter blijft roken, vooral laagopgeleide en laaggeletterde zwangeren. Roken en meeroken vergroten de kans dat het kindje een laag geboortegewicht heeft, te vroeg wordt geboren of ademhalingsproblemen krijgt. Er zijn aanwijzingen dat het kindje door roken bovendien gevoeliger is voor verslaving en meer kans heeft op ontwikkelingsstoornissen. Roken vergroot bij de zwangere ook de kans dat de placenta slecht werkt of te vroeg loslaat en dat de vliezen te vroeg breken (▶ http://www.rokeninfo.nl).

6.3.4 Alcohol en drugs

Alcoholgebruik tijdens de zwangerschap vergroot de kans op hersenbeschadiging en ontwikkelingsachterstand bij de baby en kan soms leiden tot het foetale alcoholsyndroom (FAS).

De gevolgen van drugsgebruik verschillen per soort drug. Het gebruik van heroïne, cocaïne (crack) en amfetamine is heel schadelijk voor de baby. Het leidt tot een laag geboortegewicht, vroeggeboorte en verslavingsverschijnselen bij de baby. Van cannabisgebruik in de zwangerschap zijn de gevolgen minder duidelijk. Een laag geboortegewicht en vroeggeboorte kunnen ook te maken hebben met de leefstijl van zwangeren die cannabis gebruiken (slechte voeding, onregelmatig leven, sigaretten roken).

6.3.5 Geneesmiddelen

Zwangeren gebruiken wel eens zelfzorggeneesmiddelen, zoals pijnstillers. Paracetamol is de enige pijnstiller die een zwangere vrouw zonder advies van de arts, verloskundige of apotheker veilig kan gebruiken. Ze moet zich dan wel houden aan de adviezen in de bijsluiter. Daarnaast gebruikt 80 % van de zwangeren een of meer voorgeschreven geneesmiddelen (◘ tab. 6.1). Van geneesmiddelen die vrouwen al lang gebruiken, zoals middelen tegen migraine, epilepsie en reuma, neemt het gebruik tijdens de zwangerschap af. Dat geldt ook voor geneesmiddelen voor incidenteel of kortdurend gebruik, zoals pijnstillers. Zwangeren met gezondheidsproblemen die met hun zwangerschap te maken hebben, gebruiken juist meer geneesmiddelen.

Van de geneesmiddelen die worden voorgeschreven in de eerste drie maanden van de zwangerschap kan ruim 2 % schadelijk zijn voor de baby. Of de baby daadwerkelijk schade oploopt door een geneesmiddel, hangt af van drie factoren:

1. het moment in de zwangerschap waarop de vrouw het middel gebruikt (◘ tab. 6.1);
2. de dosis van het middel en hoe lang de vrouw het middel heeft gebruikt: over het algemeen geldt dat hoe hoger de dosis is en hoe langer het geneesmiddel is gebruikt, hoe groter de kans op schade bij het ongeboren kind is, al zijn er uitzonderingen;
3. de eigenschappen en de toedieningsvorm van het middel: de chemische eigenschappen van een geneesmiddel bepalen of het gemakkelijk de placenta passeert. Daarnaast speelt de toedieningsvorm van een geneesmiddel een rol bij de bereikte concentratie in het bloed.

◘ **Tabel 6.1**   Schadelijkheid van geneesmiddelen per zwangerschapsperiode (0 weken = eerste dag laatste menstruatie)

< 2 weken	vóór de conceptie	Sommige middelen zijn voor de conceptie al (of nog) schadelijk. Dat geldt voor geneesmiddelen die heel langzaam uit het lichaam worden verwijderd (lange halfwaardetijd).
2 weken	conceptie	
2–4 weken	innesteling	Er is in deze periode weinig contact tussen het bloed van de moeder en het vruchtje dat zich innestelt; er is immers nog geen placenta. Komt een schadelijke stof uit het bloed van de moeder toch in het vruchtje terecht, dan zijn er twee mogelijkheden: de schade is zo groot dat er een miskraam optreedt of het vruchtje wordt niet beschadigd en gaat door met zijn ontwikkeling.
4–10 weken	aanleg van de organen	Wanneer geneesmiddelen via de placenta in het ongeboren kind komen, kunnen ze de aanleg van organen verstoren (teratogeen effect).
10–40 weken	groei en rijping	De organen zijn aangelegd; schadelijke stoffen die in het ongeboren kind terechtkomen, kunnen vooral de functie verstoren van het orgaan dat zich aan het ontwikkelen is (toxisch effect, soms ook teratogeen effect genoemd).

Classificatie van schadelijkheid van geneesmiddelen bij zwangerschap

Er zijn verschillende manieren om de schadelijkheid van geneesmiddelen bij zwangerschap te beschrijven en in te delen. De indeling van het *Farmacotherapeutische Kompas*
van geneesmiddelen bij zwangerschap staat in ◘ tab. 6.2. De classificatie van geneesmiddelen bij borstvoeding staat in ◘ tab. 6.3.

Als geneesmiddelen tijdens de zwangerschap of tijdens het geven van borstvoeding
nodig of wenselijk zijn, dan gelden de volgende regels:

- De patiënt moet goede informatie krijgen over de risico's die het geneesmiddel met
  zich meebrengt.
- De arts kiest bij voorkeur een geneesmiddel waarmee al veel ervaring is en waarbij
  tot nu toe geen aanwijzingen zijn voor een hoger risico op aangeboren afwijkingen.
- Als het mogelijk is: niet voorschrijven voor langdurig gebruik, geen hoge doses
  voorschrijven en geen combinatie van geneesmiddelen voorschrijven. De behandeling moet natuurlijk wel effectief zijn. Dat is de afweging die de arts in overleg met de
  apotheker maakt.

◘ **Tabel 6.2** Classificatie van geneesmiddelen bij zwangerschap

beoordeling	voorbeeld	toelichting
kan gebruikt worden	paracetamol amoxicilline	Deze geneesmiddelen zijn onderzocht of in de praktijk gebruikt. Er zijn niet meer aangeboren afwijkingen of andere schadelijke gevolgen opgetreden.
afwegen nut voor moeder tegen risico's voor de baby bij gebruik: controle	temazepam paroxetine carbamazepine	Deze geneesmiddelen vergroten waarschijnlijk de kans op aangeboren afwijkingen en blijvende schade bij de baby.
stoppen (tijdelijk niet gebruiken)	diclofenac chlooramfenicol tetracycline isotretinoïne valproïnezuur ibuprofen	Deze geneesmiddelen kunnen farmacologische effecten hebben op de baby en de kans op aangeboren afwijkingen en blijvende schade bij de baby vergroten.
afwegen; liever een middel waarvan meer bekend is	cholesterolverlagende middelen pantoprazol nieuwere SSRI's	Van deze geneesmiddelen is te weinig informatie beschikbaar om de risico's voor de zwangerschap en de baby vast te stellen.

◪ **Tabel 6.3**   Classificatie van geneesmiddelen bij borstvoeding

beoordeling	voorbeeld	toelichting
kan gebruikt worden	amoxicilline paracetamol	Borstvoeding en geneesmiddel veilig te combineren.
gebruik beperken	oxazepam codeïne ibuprofen	Borstvoeding en/of geneesmiddel beperken. Dosering en/of frequentie zo laag mogelijk; anders borstvoeding tijdelijk stoppen.
afwegen	sumatriptan omeprazol	Nut voor de moeder afwegen tegen risico's voor de baby. Liever een veiliger geneesmiddel kiezen; anders borstvoeding (tijdelijk) beperken of stoppen.
stoppen	glimepiride chinolonen	Borstvoeding en geneesmiddel niet veilig te combineren. Liever een veilig geneesmiddel kiezen; anders borstvoeding (tijdelijk) stoppen.

6

6.3.6 Mondgezondheid

Het oude gezegde 'elke zwangerschap kost een tand' klopt gelukkig niet. Maar tijdens de zwangerschap neemt de kans op tandvleesproblemen en cariës wel toe. Goede mondzorg is daarom belangrijk, zeker wanneer de zwangere last heeft van (ochtend)misselijkheid en braken.

Er is weinig bewijs dat röntgenfoto's van het gebit en verdoving voor een tandheelkundige ingreep schadelijk zijn voor moeder of kind. Toch zal een tandarts deze handelingen liever niet uitvoeren bij een zwangere vrouw als ze niet noodzakelijk zijn.

Tijdens de laatste drie maanden van de zwangerschap kan het tandvlees door de zwangerschapshormonen opzwellen (gingivitis gravidarum). Er kunnen zelfs lokale zwellingen ontstaan (epulis gravidarum). Deze verdwijnen meestal na de bevalling.

Gezwollen tandvlees

In de tandartsstoel zag ik mevrouw Damsma met sterk gezwollen tandvlees. Ze was hoogzwanger en had er last van. Uitleg en geruststelling waren voldoende: het tandvlees was door de hormonen zo gezwollen. Een gaatje vullen in een van haar kiezen konden we tot na de bevalling uitstellen. Een maand na de geboorte van haar kindje kwam ze opnieuw langs. Haar tandvlees was weer normaal.
Wendy Spijkers, tandarts, Bilthoven en Zwammerdam

6.3.7 Screening en vroegdiagnostiek

Zwangeren kunnen worden gescreend op risico's op een kindje met downsyndroom of een open ruggetje via de combinatietest (bloedonderzoek en nekplooimeting via een echo). Bij een medisch risico wordt de test vergoed; anders moeten vrouwen deze zelf betalen. Wanneer uit de test een verhoogd risico blijkt, komt de zwangere in aanmerking voor een NIPT (niet-invasieve prenatale test; ▶ http://www.meerovernipt.nl/), een vlokkentest of een amnionpunctie. Met de NIPT kan het syndroom van Down worden opgespoord, alsmede andere syndromen die veroorzaakt worden door een afwijkend aantal chromosomen. Sinds 2017 kunnen alle zwangeren kiezen voor een NIPT, maar zonder medische indicatie moeten ze hiervoor wel een eigen bijdrage betalen. Bij twintig weken zwangerschap vindt bij alle zwangeren echo-onderzoek plaats naar orgaanafwijkingen.

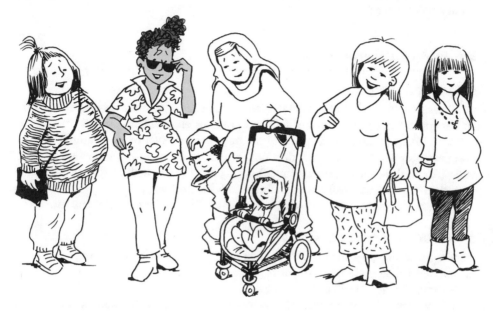

6.4 In de praktijk

6.4.1 In de tandartspraktijk

Mondzorg

Geef informatie over het belang van goede mondzorg vanwege een grotere kans op tandvleesproblemen. Vraag of de zwangere last heeft van misselijkheid en braken. Leg dan uit dat het beter is om na het braken niet meteen de tanden te poetsen, maar eerst alleen de mond te spoelen. Wanneer de vrouw meteen poetst, verspreidt ze het maagzuur juist meer over het gebit en dat versterkt de erosie.

Vaak is de zwangere moe door de zwangerschapshormonen, waardoor de mondverzorging erbij inschiet. Dit is de belangrijkste oorzaak van het ontstaan van gaatjes en tandvleesproblemen tijdens de zwangerschap. Kijk of je samen met de zwangere een geschikter moment op de dag kunt vinden waarop de vermoeidheid en misselijkheid minder zijn en het voor haar gemakkelijker vol te houden is dagelijks goed te poetsen.

Leg uit dat de zorg voor het babygebit begint zodra de eerste tand doorkomt. Vertel de zwangere dat je daar de volgende keer op terugkomt en dat je dan wilt bespreken hoe de tanden van jonge kinderen kunnen worden gepoetst.

Röntgenfoto's

Leg uit dat het om lokale straling gaat, die niet bij de baby komt. In principe zal de tandarts de foto's liever uitstellen tot na de bevalling, maar ze kunnen zo nodig dus veilig tijdens de zwangerschap worden gemaakt.

Lokale verdoving

Leg uit dat de stoffen van de lokale verdoving niet bij de baby komen. Maar ook hier geldt: een verdoving wordt tijdens de zwangerschap alleen gegeven als de ingreep niet zonder verdoving kan en ook niet uitgesteld kan worden tot na de bevalling. Gelukkig kan dat zonder gevaar.

6.4.2 In de huisartsenpraktijk

Preconceptiezorg

Praktijkassistenten zijn betrokken bij de preconceptiezorg. In sommige praktijken is die taak beperkt tot het geven van het foliumzuuradvies en eventueel verwijzen naar het preconceptieconsult. Daar is gelegenheid om alles te bespreken rondom kinderwens en gezond zwanger worden. Attendeer de vrouw er dan op dat ze vooraf een vragenlijst kan invullen, digitaal (▶ www.zwangerwijzer.nl) of op papier (▶ www.nhg.org/pcz). Bied laaggeletterde patiënten eventueel aan om te helpen bij het invullen.

In andere praktijken voert de praktijkassistent zelf het preconceptieconsult uit.

Zorg voor zwangere patiënten

Wanneer een zwangere urine brengt voor een zwangerschapstest, vraag dan of een eventuele zwangerschap gewenst is. Bij een positieve zwangerschapstest en een gewenste zwangerschap feliciteer je haar. Je legt uit dat het belangrijk is om op korte termijn contact op te nemen met de verloskundige in verband met de eerstetrimesterecho. Vraag of mevrouw al foliumzuur gebruikt en breng medicatie, roken, alcoholgebruik en gebruik van handschoenen bij het verschonen van een kattenbak ter sprake. Verwijs voor meer informatie naar ▶ www.thuisarts.nl. Maak een aantekening van de zwangerschap in het dossier. Wanneer de zwangerschap ongewenst of onverwacht is, vraag dan of de vrouw een afspraak met de huisarts wil maken.

Bij een negatieve zwangerschapstest bespreek je het belang van foliumzuur. Als men al lang aan het proberen is om zwanger te worden, bied je een consult aan (bijvoorbeeld bij vrouw < 36 jaar en > 1 jaar proberen en bij vrouw ≥ 36 jaar en > ½ jaar proberen).

Houd rekening met (ongerustheid over) de zwangerschap wanneer de vrouw in de loop van de zwangerschap belt voor een afspraak of advies.

6.4.3 In de apotheek

Volg bij een receptgeneesmiddel het protocol van de apotheek of de volgende stappen:
- Vraag na of de vrouw haar huisarts heeft gemeld dat ze zwanger is, tenzij uit het recept blijkt dat dit het geval is (bijvoorbeeld bij een recept voor antiresus(D)-immuunglobulinen).
- Controleer of het middel bij zwangerschap gebruikt mag worden.
- Overleg met de apotheker bij bijzonderheden.

◨ Tabel 6.4 geeft een baliegesprek in de apotheek weer over medicatie bij zwangerschap.

Soms vinden apothekersassistenten het moeilijk dat een vrouw tijdens haar zwangerschap geneesmiddelen gebruikt (zie volgende kaders).

◻ **Tabel 6.4** Voorbeeld van het baliegesprek in de apotheek over medicatie bij zwangerschap

een vrouw in de vruchtbare leeftijd komt in de apotheek

met een recept			met een vraag om een zelfzorgmiddel
de vrouw vertelt dat ze zwanger is	je ziet een melding van zwangerschap in de computer	er is geen melding van zwangerschap	
Je kunt de vrouw feliciteren en vragen of ze het goed vindt dat je het invoert in de computer om te kunnen controleren of medicijnen tijdens de zwangerschap gebruikt mogen worden.	Controleer of de melding juist is. Je kunt zeggen: 'Onze computer geeft aan dat u zwanger bent. Klopt dat? Of zit er een fout in onze gegevens?' Bij onjuiste melding: corrigeer de gegevens.	Je vraagt altijd: 'Is het recept voor uzelf?' Vraag naar zwangerschap, bijvoorbeeld: 'Bestaat de mogelijkheid dat u zwanger bent? Ik vraag ernaar omdat dat van belang is bij medicijngebruik.' Als de vrouw bevestigt dat ze zwanger is, vraag je of ze het goed vindt dat je dat invoert in de computer om te kunnen controleren of medicijnen tijdens de zwangerschap gebruikt mogen worden.	Vraag naar zwangerschap (tenzij dat overduidelijk is), bijvoorbeeld: 'Bent u zwanger? Ik vraag ernaar omdat dat van belang is bij medicijngebruik.' Als de vrouw bevestigt dat ze zwanger is, vertel dan dat het voor de baby het best is om zo weinig mogelijk medicijnen te gebruiken. Je kunt vragen of ze andere oplossingen heeft overwogen. Natuurlijk zeg je dat je zult nagaan welke medicijnen gebruikt kunnen worden. Attendeer eventueel op de zelfzorggids bij zwangerschap.
Ga in het informatiesysteem van het Lareb na of de voorgeschreven medicatie gebruikt mag worden.			
Verstrek het geneesmiddel alleen als het Lareb aangeeft dat het gebruikt mag worden. In alle andere gevallen overleg je met de voorschrijvend arts, vaak met een voorstel voor een alternatief.			Die kan contact opnemen met de apotheker. Die kan contact opnemen met de apotheker.
Geef informatie over het middel en het gebruik zoals gebruikelijk.			Vertel of het middel veilig gebruikt kan worden of adviseer, na overleg met de apotheker of volgens protocol, een ander middel.
Vraag of je vitamine- en calciumgebruik mag bespreken: 'Als u al bij de verloskundige of gynaecoloog bent geweest, heeft die u misschien verteld over het belang van vitaminen. Wilt u daar nog iets over weten of kan ik u daar iets over uitleggen?' – foliumzuur (0,4 of 0,5 milligram (mg)/dag) tot 10 weken zwangerschap verkleint de kans op een open ruggetje; – vitamine D (10 microgram/dag) gedurende de zwangerschap bevordert de groei van de baby en zijn afweer tegen infecties. Afhankelijk van het protocol van samenwerkingsafspraken met verloskundigen en gynaecologen: – calciumsupplement voor vrouwen die minder dan 1 gram calcium via de voeding binnenkrijgen. Dit verkleint het risico op pre-eclampsie.			
Rond het gesprek af.			

6

Wel of geen geneesmiddelen gebruiken tijdens de zwangerschap?

In de koffiepauze van een apotheek brandde een discussie los over geneesmiddelengebruik door zwangeren, vooral over geneesmiddelen waarvan je je soms afvraagt
of ze wel echt nodig zijn. Een collega zei: 'Ik zou dat nooit doen. Ik wil niet dat mijn
baby al die troep binnen kan krijgen.' Maar kun je daarover in gesprek gaan met je
patiënt als die een recept heeft? Er gingen veel ervaringen en meningen over tafel.
Naar aanleiding van deze discussie heeft de apotheek werkafspraken gemaakt. Het
uitgangspunt is dat de zwangere een recept heeft gekregen. Dan mag je ervan uitgaan
dat de voorschrijvend arts en de patiënt hebben besproken of het middel nuttig en
nodig is. Zij hebben een afweging gemaakt en zijn uiteindelijk tot een keuze gekomen.
Niet iedereen maakt dezelfde keuzes en misschien zou jij in deze situatie anders
kiezen. Maar dat wil niet zeggen dat jij aan de balie vragen mag stellen bij de keuze die
de zwangere patiënt in samenspraak met haar huisarts heeft gemaakt. Dat zou angst
of ergernis kunnen oproepen bij de patiënt en dat kan niet de bedoeling zijn. Je eigen
opvattingen horen in deze situatie geen rol te spelen. Heb je toch vragen, overleg dan
met de apotheker.
Bij zelfzorgmiddelen volg je de informatie van het Lareb en bij bijzonderheden overleg
je met de apotheker.
Rikie Elling, apotheker, Enschede

Niet ongerust maken

Soms weet je niet of de arts goed heeft afgewogen wat de voors en tegens van
medicatie zijn tijdens de zwangerschap. Of de medicatie niet erger is dan de kwaal.
Soms is het belangrijk, bijvoorbeeld bij depressie, om door te gaan met medicatie, ook
tijdens de zwangerschap. Maar in elk geval ligt het gevoelig om dat aan te kaarten,
om je twijfel te laten merken. Wil je de medicatie toch ter sprake brengen, probeer het
dan zo te zeggen dat de zwangere niet extra gaat twijfelen. Zeg bijvoorbeeld: 'Ik zie
in de computer een aantekening. U hebt verteld dat u zwanger bent. Het is belangrijk
om ervoor te zorgen dat de medicijnen tijdens de zwangerschap veilig gebruikt
kunnen worden. Daarom ga ik even met de apotheker overleggen, zodat u daar zeker
van kunt zijn.' Geruststellen is minder moeilijk: 'Dit geneesmiddel kan veilig in de
zwangerschap worden gebruikt.'
Marcel Kooij, apotheker, Amsterdam

Zwanger en chronische medicatie

Mevrouw Tekin, 26 jaar, komt aan de balie van de apotheek met haar
zwangerschapskaart en een herhalingsrecept voor levetiracetam (anti-epilepticum).
Ninette neemt ze in ontvangst. Ze noteert de zwangerschap in het systeem en gaat
daarna het herhaalrecept inbrengen. Ze twijfelt of ze de levetiracetam wel mag
meegeven; er komt een waarschuwingssignaal dat anti-epileptica mogelijk schadelijk

zijn bij zwangerschap. Ze vraagt mevrouw of ze de specialist heeft verteld dat ze zwanger is. Mevrouw zegt dat ze dat nog niet gedaan heeft; ze heeft over twee weken een poli-afspraak staan. Maar er is haar altijd verteld dat ze de medicijnen moet blijven slikken. Is dat nu niet goed dan?

Ninette zegt dat veiligheid voor alles gaat en voor de zekerheid met de apotheker wil overleggen. Na het overleg vertelt ze mevrouw: 'Het is belangrijk dat uw specialist weet dat u zwanger bent. Die kan dan beslissen of dit medicijn ook tijdens uw zwangerschap de beste en veiligste keuze is. Of dat een ander middel of andere dosering beter is. Ik raad u aan vandaag al even te bellen met de polikliniek voor overleg en niet twee weken te wachten tot u de poliklinische afspraak heeft. Het kan overigens best zijn dat u dit middel inderdaad door mag gebruiken.'

Carolijn Huizinga, apotheker, Amersfoort

6.5 Samenwerking, wet- en regelgeving

De samenwerking op verloskundig gebied tussen eerste lijn en tweede lijn is geregeld in verloskundige samenwerkingsverbanden. Een verloskundige geeft meestal wel aan de huisarts door dat een patiënt zwanger is, maar vaak niet aan de apotheker. Dat hangt van lokale afspraken af.

Wanneer de apotheker weet dat een vrouw zwanger is, kan hij de medicatie die ze eerder heeft gekregen en misschien nog gebruikt op risico's bij zwangerschap controleren. Ook bij een volgend recept wordt deze controle uitgevoerd.

In enkele regio's worden projecten opgezet om meisjes en vrouwen uit migrantengroepen beter voor te bereiden op zwangerschap en bevalling.

6.6 Informatie

6.6.1 Voor de doelgroep

— KNMP (2015). *Zelfzorggids bij zwangerschap. Wat kan ik doen, Wat mag ik slikken? Zelfzorg tijdens zwangerschap en borstvoeding.* Den Haag: KNMP
— rookvrij zwanger: ▶ https://tinyurl.com/roken-en-zwangerschap
— beeldverhaal hulp bij stoppen met roken:
  ▶ https://tinyurl.com/hulp-stoppen-met-roken
— animatiefilmpje over zwanger worden voor laaggeletterden in diverse talen:
  ▶ http://www.strakszwangerworden.nl/strip
— informatiemateriaal over drugs en alcohol tijdens de zwangerschap (bij elke drug is er een rubriek 'Seks en zwangerschap'):
  ▶ https://www.jellinek.nl/informatie-over-alcohol-drugs/
— alcohol- en drugsgebruik tijdens de zwangerschap:
  ▶ https://tinyurl.com/Risicos-per-middel

- informatie voor vrouwen met een verstandelijke beperking over kinderwens en zwangerschap: ► https://tinyurl.com/info-baby-s-enzo
- beeldverhaal zwangerschap: ► https://tinyurl.com/voorlichting-zwangere-vrouwen
- informatie over zwangerschap, klachten, medicijnen en vitaminen:
  ► https://tinyurl.com/zwangerschap-kinderwens

6.6.2 Voor de praktijk

- SBA-web, *Bijsluiter in beeld*: ► http://www.bijsluiterinbeeld.nl/
- KNMP-pictogrammen geneesmiddelengebruik: ► www.apotheek.nl
- Lareb: ► http://www.lareb.nl

6

Kinderen en jongeren

Samenvatting

Kinderen zijn geen kleine volwassenen. Alleen al daarom vormen ze een specifieke doelgroep voor assisterenden. Veel leefstijlfactoren zijn van invloed op de gezondheid van kinderen en jongeren. Kinderen van ouders met een migratieachtergrond scoren gemiddeld slechter voor mondgezondheid dan autochtone kinderen. Tijdens de controle en behandeling van een kind zorgt de assistent voor duidelijkheid en veiligheid. Praktijkassistenten wegen bij triage de ongerustheid van ouders mee. In de apotheek vraagt medicatie voor kinderen extra aandacht (dosering, toedieningsvorm). Voor een kind of een volwassene met een autismespectrumstoornis is een vaste procedure bij dokters- en tandartsbezoeken belangrijk. Bij tieners vragen mondzorg en gebruik van medicatie extra aandacht doordat zij soms andere prioriteiten stellen. De Wet op de geneeskundige behandelingsovereenkomst (WGBO) regelt vanaf welke leeftijd een kind mag meebeslissen dan wel zelfstandig mag beslissen over zijn behandeling.

7.1   Inleiding – 69

7.2   Gezondheidsproblemen en leefstijlfactoren – 70
7.2.1   Mondgezondheid bij kinderen en jongeren – 70
7.2.2   Verschijnselen van ASS – 70
7.2.3   Kinderen met ernstige meervoudige gezondheidsproblemen – 72

7.3   In de praktijk – 72
7.3.1   In de tandartspraktijk – 73
7.3.2   In de huisartsenpraktijk – 77
7.3.3   In de apotheek – 79
7.3.4   Zorg voor kinderen met ASS in de tandartspraktijk – 80

© Bohn Stafleu van Loghum is een imprint van Springer Media B.V., onderdeel van Springer Nature 2021
M. van der Burgt en W. Spijkers, *Specifieke doelgroepen voor assisterenden*, Basiswerk AG,
https://doi.org/10.1007/978-90-368-2606-8_7

7.4   Eigen regie – 83
7.4.1   Mondzorg – 83
7.4.2   Tieners – 83

7.5   Samenwerking, wet- en regelgeving – 85
7.5.1   Wilsbekwaamheid – 85
7.5.2   Samenwerking – 86
7.5.3   Jeugdgezondheidszorg en Jeugdzorg – 87
7.5.4   Kindermishandeling en huiselijk geweld – 87
7.5.5   Expertisecentra – 87

7.6   Informatie – 87
7.6.1   Voor de doelgroep – 87
7.6.2   Voor de praktijk – 89

7.1 Inleiding

Kinderen zijn geen kleine volwassenen. Lichamelijk niet, cognitief niet en sociaal-emotioneel niet. Om je communicatie goed op het kind te kunnen afstemmen, heb je kennis nodig van de ontwikkeling van kinderen en van veelvoorkomende gezondheidsproblemen bij kinderen. Behalve met het kind heb je veel te maken met zijn ouders of verzorgers. Dit hoofdstuk gaat dan ook over gezondheidsproblemen bij kinderen, de samenhang met leefstijlfactoren en het omgaan met kind en ouders.

Leerdoelen

Je kunt:

- aan leefstijl gerelateerde gezondheidsproblemen noemen die bij kinderen en jongeren steeds vaker voorkomen;
- veelvoorkomende verschijnselen van ASS noemen die voor de communicatie in de praktijk relevant zijn;
- aandachtspunten noemen voor het omgaan met kinderen en angstige kinderen;
- aandachtspunten noemen voor het voorbereiden van een consult/behandeling van een kind met ASS en voor het consult/de behandeling zelf;
- aangeven hoe je de eigen regie van jongeren kunt ondersteunen;
- de leeftijdscategorieën van kinderen aangeven voor (mede)beslissen over behandeling;
- uitleggen wat een zorgverlener met signalen van kindermishandeling of huiselijk geweld móet doen.

Huppelend de praktijk uit

Meneer El Aouffi belt de huisartsenpost op vrijdagavond om 18.30 uur over zijn 9-jarige zoon Mohammed. Mohammed heeft keelpijn, wil niet eten en voelt warm aan. Meneer El Aouffi is moeilijk te verstaan. Wel is duidelijk dat hij wil dat de huisarts zijn zoon medicijnen geeft.

Sommige vragen om de ernst in te schatten zijn in deze situatie te moeilijk, zeker door de telefoon. Ik heb wel even Mohammed aan de lijn gevraagd. Hij kon zelf vertellen dat hij door de keelpijn niet goed kon slikken en daarom niet wilde eten. Hij voelde zich niet erg ziek.

Na overleg met de triage-arts heb ik de vader verteld dat hij met zijn zoon naar de huisartsenpost mag komen. Ik kon te weinig gegevens verzamelen voor een goed beeld van de situatie. En dan neem je het zekere voor het onzekere. Dat leg ik ook wel uit aan de ouders. Maar ik laat vooral merken dat ik hun ongerustheid begrijp. Ook als de beslissing anders zou uitpakken, dus als ze niet hoeven te komen. Maar dat is telefonisch veel moeilijker uit te leggen.

Het is al moeilijk om uit te leggen dat koorts niet altijd erg is en dat een paar dagen weinig eten ook niet veel kwaad kan zolang het kind maar goed drinkt. In de landen van herkomst zijn koorts en uitdroging vaak een ernstig probleem, waar kinderen aan doodgaan. Mensen ervaren hoge koorts en niet willen eten of drinken daarom

7

> vaak als een ernstig probleem. Als er geen medicijnen worden voorgeschreven, lijkt het alsof je de klachten niet serieus neemt. Je moet dus goed duidelijk maken dat het kind wel ziek is, maar toch geen medicijnen nodig heeft. We leggen uit dat het een keelverkoudheid is en dat die vanzelf overgaat, zonder medicijnen. En dat dat wel een paar dagen kan duren. Altijd langer dan je hoopt, maar dat het echt overgaat. En we leggen dan ook uit wat de ouders wél kunnen doen: koud drinken en ijsjes geven en eventueel een paracetamolzetpil. Want ze willen graag iets doen. Niks kunnen doen is onbevredigend. We proberen zo een alternatief te bieden.
> Het viel erg mee. Mohammed zag wel wat in het advies: ijsjes! Hij verliet bijna huppelend de huisartsenpost.
> *Merel van Rooij, triagist, docent ROC Midden Nederland, Utrecht*

7.2 Gezondheidsproblemen en leefstijlfactoren

Het voedingspatroon heeft invloed op de gezondheid. Veel kinderen en jongeren eten en drinken op allerlei momenten van de dag, vaak zoete dranken en snoep. Deze gewoonten zijn van grote invloed op de mondgezondheid van kinderen, het gewicht en de algemene gezondheid (fitheid, spier- en gewrichtsklachten, diabetes). Overgewicht en spier- en gewrichtsklachten hebben weer gevolgen voor de hoeveelheid beweging. Dikke kinderen bewegen minder. Bovendien zijn ze vaker het doelwit van pesten. Tieners kunnen gaan experimenteren met het gebruik van middelen (alcohol, sigaretten, wiet, partydrugs), gamen en gokken, en dit al dan niet regelmatig gaan doen. Ze doen ervaring op met relaties, seks en gebruik van anticonceptie.

We beperken ons hier tot mondgezondheid en autismespectrumstoornissen (ASS).

7.2.1 Mondgezondheid bij kinderen en jongeren

Cijfers over de mondgezond bij kinderen en jongeren verschillen per regio. In Rotterdam was de situatie in 2016 niet erg gunstig: meer dan 20 % van de 6-jarigen had een of meer gaatjes. Hindoestaans-Surinaamse kinderen hebben twee keer zo vaak drie of meer gaatjes als Nederlandse kinderen. Bij Turkse en Marokkaanse kinderen komt dat nog vaker voor. Van de kinderen en jongeren heeft 3 tot 9 % angst voor tandheelkundige behandelingen. Deze angst komt meer voor bij kinderen en jongeren uit lage dan uit hogere SES-groepen.

7.2.2 Verschijnselen van ASS

Tegenwoordig spreekt men liever van een autismespectrumstoornis (ASS) dan van autisme. Er zijn namelijk veel varianten. Tot ASS behoren: autisme, syndroom van Asperger en PDD-NOS (pervasieve ontwikkelingsstoornis, niet nader omschreven). Bij autismespectrumstoornissen kan worden aangegeven op welk gebied de meeste beperkingen bestaan: beperkingen in de sociale communicatie en interactie en/of herhalen van bepaalde bewegingen en specifieke interesses. ASS is bij de geboorte al aanwezig, maar komt pas later tot uiting. De stoornis komt meer voor bij jongens dan bij meisjes.

ASS heeft invloed op allerlei gebieden: cognitief, emotioneel, sociaal en gedrag. Daarbij kunnen ook de taal- en spraakontwikkeling gestoord zijn. Tussen mensen met ASS zijn er overigens grote verschillen in de verschijnselen. De verschijnselen zijn het gevolg van een gestoorde prikkel- en informatieverwerking in de hersenen. De intelligentie van mensen met ASS varieert van hoogbegaafd tot verstandelijk beperkt.

We bespreken hier alleen de belangrijkste verschijnselen die van invloed zijn op het dagelijks functioneren en op de contacten met anderen. Deze zijn van belang voor de assistent bij het patiëntencontact.

Contact met anderen

Veel mensen met ASS hebben moeite met contact maken, soms ook met aankijken. Kinderen met ASS spelen niet of nauwelijks samen met andere kinderen. Mensen met ASS hebben moeite zich in te leven in de ander.

Verwerking van prikkels

De prikkels die de zintuigen opvangen, worden door de hersenen verwerkt en geïnterpreteerd. Veel mensen met ASS zijn erg gevoelig voor bepaalde prikkels. Die komen als het ware heel sterk binnen. En dan zijn de prikkels gauw te veel. Sommige mensen met ASS hebben vooral moeite met (onverwachte) aanrakingen, anderen met geluid of visuele prikkels.

Gericht op details

Mensen met ASS hebben vaak moeite het geheel te zien. Ze zijn gericht op bepaalde details. Ze hebben specifieke belangstelling voor bepaalde voorwerpen, cijfers, woorden of onderwerpen en tonen weinig aandacht voor andere dingen. Zo richten ze zich bij contact met anderen meer op voorwerpen dan op personen of het gesprek zelf. Bij behandeling in de tandartspraktijk zijn ze meer bezig met een spiegel of lamp dan met de tandarts of de assistent. Ze kunnen lang met een onderwerp of voorwerp bezig blijven.

Taal

Mensen met ASS vatten taal, woorden en uitdrukkingen soms letterlijk op. Als je iemand met ASS vraagt of hij met het verkeerde been uit bed is gestapt, kan hij lang nadenken over de vraag of je een goed been en een verkeerd been hebt. Maar wat is er dan verkeerd aan een been?

Mensen met ASS horen de letterlijke boodschap, maar kunnen niet goed bedenken wat je ermee bedoelt. Als je zegt: 'Het tocht hier', zullen veel mensen de deur of het raam gaan dichtdoen. Mensen met ASS horen wel de letterlijke boodschap, maar niet de boodschap daarachter ('Wil je het raam dichtdoen?').

Herhaling

Sommige mensen met ASS vertonen stereotiepe gedragingen: ze herhalen steeds dezelfde bewegingen en hetzelfde gedrag.

Moeite met veranderingen

Mensen met ASS hebben moeite met veranderingen en onverwachte gebeurtenissen. Wanneer een dag of activiteit niet verloopt volgens een vast patroon, veroorzaakt dat grote stress. Dit kan zich uiten in boosheid, onrust of huilen. Dokters- of tandartsbezoek betekent per definitie dat de dag anders verloopt en roept dus stress en weerstand op.

7.2.3 Kinderen met ernstige meervoudige gezondheidsproblemen

Ernstig meervoudig gehandicapte kinderen hebben naast een verstandelijke beperking (▶ H. 8) ook lichamelijke beperkingen (slechtziendheid, gehoorproblemen, gebitsproblemen, bewegingsstoornissen door neurologische aandoeningen, epilepsie). Bij deze kinderen komen ook veel vaker gezondheidsproblemen voor als reflux, obstipatie, luchtweginfecties, slikproblemen en verslikken.

7.3 In de praktijk

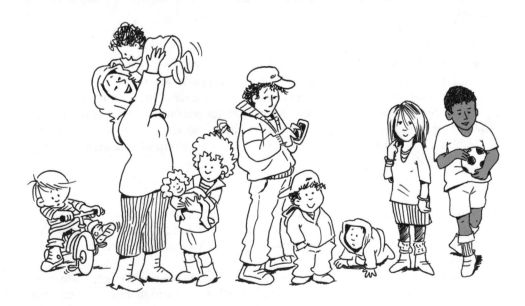

Voor de omgang met kinderen in de praktijk gelden de volgende algemene aandachtspunten:

- Nodig de ouders uit om met hun jonge kind naar de praktijk te komen om te wennen aan de omgeving.
- Richt de praktijk kindvriendelijk in.
- Laat ouder en kind niet te lang wachten.
- Maak contact met het kind en de ouder.
- Spreek het kind op zijn eigen niveau aan.
- Spreek niet-bedreigende taal, maar wees wel eerlijk.
- Begeleid de ouder en zeg wat er gaat gebeuren, zodat die rustig is en zich minder onzeker of angstig voelt.
- Wees duidelijk en straal rust uit.

7.3.1 In de tandartspraktijk

Voorbereiding

Bereid ouders voor op het onderzoek en de behandeling van hun kind. Nodig ze uit om hun jonge kind mee te nemen naar de praktijk, zodat het aan de omgeving kan wennen. Leg uit dat hun kind op schoot kan zitten of op de buik van zijn moeder of vader kan liggen. Bespreek ook hoe de praktijk een kind beloont aan het eind van het tandartsbezoek. Vertel bijvoorbeeld dat het kind een kleine beloning van de tandarts krijgt. Vanaf ongeveer de kleuterleeftijd krijgt het kind de beloning wanneer het naar vermogen meewerkt.

Wanneer een kind frequent moet komen, kan een invulplaat of een blad met tekeningen van tanden effectief zijn. Elke keer kan één hokje gevuld worden met een sticker of er kan een tand worden gekleurd. Soms beloven ouders hun kind zelf een cadeautje. Dat kan tot ongemakkelijke situaties leiden, bijvoorbeeld wanneer de ouders het cadeautje meenemen in de behandelkamer. Krijgt het kind het cadeautje ook als het niet het gewenste gedrag heeft getoond? Sommige tandartspraktijken vragen ouders daarom geen cadeautjes mee te nemen naar de praktijk.

Voor de behandeling van kinderen in de tandartspraktijk zijn er specifieke aandachtspunten (◘ tab. 7.1).

Een kind dat niet wil

Een kind kan op allerlei manieren laten merken dat het niet wil, bijvoorbeeld zeggen dat het niet wil, huilen, schreeuwen, blijven zitten in de wachtruimte of weglopen, niet in de stoel gaan liggen, zijn mond dichthouden of steeds dichtdoen, zijn tong blijven bewegen, wiebelen en bewegen in de stoel, hoesten, uit de stoel weggaan.

Blijf vriendelijk, maar wees duidelijk tegen het kind over wat je van hem wil. Soms kun je het gemakkelijker maken voor het kind om het gewenste gedrag uit te voeren, bijvoorbeeld door het af te leiden, een vraag te stellen en te zeggen dat hij over … tellen het antwoord mag geven. Of je geeft een kind dat alsmaar zijn armen beweegt een knuffeldier om vast te houden.

▣ Tabel 7.1 Aandachtspunten bij de behandeling van kinderen in de tandartspraktijk

basisregels	– maak contact met het kind, liefst al in de wachtruimte – stem je communicatie af op de persoon en wat er in het gesprek gebeurt
naar de behandelkamer	– een ouder mag mee naar de behandelkamer; eventueel ook een broertje of zusje
in de behandelkamer	
informatie	– leg uit wat je gaat doen: tell-show-(feel-)do
keuze bieden	– laat het (jonge) kind kiezen hoe het in de stoel wil: op schoot of op de buik van de ouder die in de behandelstoel ligt of zelf in de behandelstoel liggen – geef het kind, wanneer dat kan, een keuzemogelijkheid: 'Zal ik eerst de bovenkant doen (kijken, polijsten) of de onderkant'?
contact houden	– houd gedurende het hele proces contact met het kind (verbaal en non-verbaal): blijf tegen het kind praten, kijk hem aan, houd eventueel zijn hand vast of aai over zijn hand of hoofd
Taalgebruik	– gebruik niet-bedreigende woorden die aansluiten bij de leefwereld, de ervaringen en het voorstellingsvermogen van het kind: – 'kiezendouche' in plaats van boren – 'slaapdruppels naast de kies' of 'kies in slaap maken' in plaats van verdoving – handen 'aaien' in plaats van vasthouden – 'kan gevoelig zijn' in plaats van pijn – 'niet zo gemakkelijk' in plaats van moeilijk – 'dat kun je merken' in plaats van dat kun je voelen
greep op de situatie	– zorg dat het kind enige controle heeft over wat er gebeurt: spreek een teken af waarmee het de tandarts kan laten stoppen, of laat het kind tot drie tellen voordat je de stoel laat zakken
sociale beloning en materiële beloning	– een beloning meteen na het gewenste gedrag versterkt dat gedrag; geef het kind complimentjes voor wat het goed doet (sociale beloning); doe dat meteen (na het gewenste gedrag) en specifiek; dus niet: 'Je krijgt straks …' maar meteen een compliment – complimenteer liever niet algemeen ('Je doet het heel goed'), maar noem concreet wat het kind goed doet ('Jij doet je mond heel wijd open, knap hoor' of 'Je ligt mooi stil, dat doe je heel goed') – geef ook non-verbale complimenten (je duim omhoogsteken tijdens de behandeling; een high five na de behandeling) en/of laat een kind iets laten doen: op een knop drukken, met het afzuigapparaat water opzuigen uit een bekertje, zichzelf van de stoel naar beneden laten glijden – na afloop van de behandeling kan een kleine materiële beloning volgen (sticker, gum, kleurplaat, tubetje tandpasta); bij een lange reeks behandelingen is het beter met een beloningskaart te werken; bij een bepaald aantal punten volgt een beloning

In andere situaties is het lastiger om het kind te laten meewerken. Een ouder die is meegekomen naar de behandelkamer probeert vaak het kind tot de orde te roepen. In andere gevallen probeert het kind via de ouder onder de behandeling uit te komen. In beide situaties raken tandarts en assistent de regie kwijt. De tandarts kan de ouder uitleggen dat een kind vaak gemakkelijker meewerkt wanneer het alleen is met de tandarts en de assistent. Hij kan de ouder vragen naar de wachtkamer te gaan. Terwijl je met de ouder meeloopt naar de deur kun je hem geruststellen. Je kunt zeggen dat deze situatie zich wel vaker voordoet en dat je het kind zeker niet zult dwingen.

Wanneer een kind schreeuwt, wegloopt, zijn handen voor zijn ogen houdt, zijn hoofd wegdraait, kortom contact onmogelijk maakt, probeer je opnieuw zijn aandacht te vangen: met een duidelijke stem of juist overgaan op fluisteren. Als een kind niet ingaat op je uitnodiging om contact te maken, kun je het ongewenste gedrag en het kind even negeren. Bijvoorbeeld door een gesprek te beginnen met de tandarts over een nietbedreigend onderwerp dat aansluit bij de leefwereld van het kind, zoals dieren, zwemmen, een game, het Jeugdjournaal. Je kunt je soms ook even van het kind afwenden, maar daarbij moet je wel vanuit je ooghoek kunnen zien wat het kind doet en dat het geen gevaar loopt. Kinderen die geen aandacht krijgen, raken uiteindelijk in verwarring. Dan ontstaat er weer een nieuwe situatie. Het kind wordt stil, verveelt zich of wordt nieuwsgierig en dan is contact weer mogelijk. Het behandelteam moet het negeren wel even volhouden. Als je na enkele minuten alsnog boos wordt, 'beloon' je het kind toch nog met aandacht. De wachttijd is geen verloren tijd, want uiteindelijk ontstaat er een nieuwe situatie, met contact. De meeste kinderen lukt het, nu of de volgende keer, om mee te werken aan de controle of behandeling.

Hoe je kunt omgaan met een angstig kind in de tandartspraktijk is te lezen in het volgende kader.

Angstig kind

Als een kind angstig is of overstuur raakt, is het belangrijk consequent te blijven. Blijf bij je besluit of behandelplan, al is er een grens. Forceer niet. Je moet een volgende keer met elkaar verder kunnen.

Wanneer angst gevoed wordt doordat alles nieuw is voor het kind en het kind niet weet wat er gaat gebeuren, kun je het kind stap voor stap voorbereiden. Liefst door een kennismakingsbezoek vooraf, een oefenafspraak waarin er niets gedaan hoeft te worden. Het kind kan de wachtruimte en de behandelkamer zien en verkennen zonder dat er iets bedreigends staat te gebeuren. Soms zijn er meer bezoeken aan de tandartspraktijk nodig voor 'stoelgewenning'.

- Bespreek wat je gaat doen, bijvoorbeeld dat je vandaag 'het gaatje gaat vullen'.
- Blijf consequent pedagogisch handelen. Let erop dat je het ongewenste gedrag niet beloont.

— Wanneer je inschat dat het kind rustiger zal worden als de ouder in de wachtkamer is, bespreek je dat met de ouder. Vraag de ouder dan om naar de wachtkamer te gaan.
— Blijf praten, met stiltes waarin het kind iets kan zeggen.
— Neem tijd; blijf rustig.
— Blijf je aandacht op het kind richten. Houd contact.
— Zet de televisie tijdens de behandeling uit. Je wilt namelijk in gesprek blijven: tegen het kind blijven praten, kletsen over van alles en nog wat. Vraag daarom in het begin van een contact ook naar wat het kind graag doet en of hij een favoriet tv-programma of een huisdier heeft. Daardoor heb je gespreksonderwerpen tijdens de behandeling. Stel ook vragen en zeg: 'Kun je me straks vertellen …, als de tandarts even stopt?'

Naomi Molenaar, tandartsassistent, Utrecht

7

Inhoudelijke aandachtspunten

In een gesprek met het kind en zijn ouders of verzorgers bespreek je het poetsen: de poetstechniek en het proces van poetsen door ouders, via zelf poetsen met napoetsen door de ouders naar zelfstandig poetsen. Daarnaast geef je voorlichting over fluoride, het eventuele gebruik van een zuigfles en het aantal eet- en drinkmomenten. Bij tieners bespreek je ook het gebruik van energiedrankjes. Voor de methodiek van voorlichting, zie *Voorlichting en preventie* (Burgt 2016) en *Voorlichting en advies in de tandartspraktijk* (Schotsman 2011).

De schooltandarts

Veel kinderen uit kwetsbare gezinnen gaan niet naar de tandarts. En veel tandartsen missen expertise om kinderen te behandelen. Bovendien werkt niet elke tandarts graag met kinderen. Schooltandartsen doen dat natuurlijk wel graag. Zij hebben vooral aandacht voor kinderen uit kwetsbare groepen, die ze via scholen tandzorg bieden.

Jeugdtandverzorging

JVT Mondzorg voor Kids is een instelling zonder winstoogmerk. Wij bieden mondzorg vanaf het eerste tandje tot 18 jaar. Onze focus ligt op preventie. Waar nodig behandelen we ook cariës. Het melkgebit is namelijk net zo belangrijk als het blijvend gebit. Niet alle schooltandartsen behandelen. Gericht op de preventie geven we regelmatig poetslessen op basisscholen en is er een poetskoffer als spreekbeurtpakket. Op een aantal consultatiebureaus hebben we ook een 'mondzorgcoach'. Waar gewenst geeft hij jonge ouders informatie en tips over het kindergebit. We hebben een haal- en brengservice met een bus ('de tandartsbus'), maar er zijn ook personenbusjes. Niet alle ouders maken er gebruik van. Een deel van de ouders is bij de controle of behandeling aanwezig. We nodigen ze hiervoor ook altijd uit. Als ouders niet aanwezig willen zijn en de tandarts moet een behandeling doen, dan gebeurt dit altijd op basis van een overeenkomst en worden de ouders bovendien van tevoren gebeld of gemaild voor toestemming. Voordat we een kind behandelen, bepaalt de tandarts of er eerst een bite-wing (foto's) nodig is. Laat een kind het niet toe om foto's te maken, dan hoef je eigenlijk ook niet aan een behandeling te beginnen. Is een kind bang voor de tandarts, dan starten we met een gewenningstraject. We laten het kind een aantal keer terugkomen en doen steeds iets meer, zodat het kind went en behandeling daarna wel mogelijk is. Wij vinden dat een behandeling altijd positief moet eindigen.

Ook bij kinderen met angst geldt: wees altijd eerlijk. Leg van tevoren alles uit in begrijpelijke taal, betrek het kind bij de controle (bijvoorbeeld met een spiegel om mee te kijken als het dit wil) en maak duidelijke afspraken zoals: 'Ik tel steeds tot 5 en dan stop ik even' of 'Steek je hand maar omhoog als ik moet stoppen.' Zo werken we aan vertrouwen. Dit doen we met het hele team. Iedereen heeft een eigen taak en rol. De assistente is net zo belangrijk als de tandarts.

Het belangrijkst voor een assistente die met kinderen wil gaan werken, is dat je kinderen echt leuk vindt en niet als lastig ervaart. Je moet veel geduld hebben en kunnen improviseren, inspelen op de situatie. En natuurlijk rustig en aardig blijven. Tot slot de communicatie met de ouders. Ga naast de ouder staan, niet erboven. Bespreek je eigen ervaringen, hoe het bij jou thuis gaat. Dan merken ouders vaak dat het niet anders gaat dan bij henzelf en voelen ze zich begrepen.

Raoul Trentelman, algemeen directeur JVT Mondzorg voor Kids

7.3.2 In de huisartsenpraktijk

Praktijkassistenten hebben vooral met ouders te maken. Ouders die vaak ongerust zijn over hun zieke kind. Hun ongerustheid weegt mee bij de vraag of je ouder en kind op het spreekuur vraagt of een visite afspreekt. Bij jonge kinderen is het vaak moeilijk de ernst van de klachten te beoordelen zonder het kind te zien en te onderzoeken. De standaarden van de huisartsenorganisatie NHG voor praktijkassistenten en de triageklapper geven aanwijzingen voor het bepalen van de urgentie bij diverse klachten. Praktijkassistenten hebben direct te maken met het kind zelf bij het zelfstandig behandelen van bijvoorbeeld wratten of bij vaccineren. Dan stemmen zij de communicatie uiteraard ook af op het kind (zie kader).

Ontwikkelingsniveau

Ik zorg dat ik eerst contact heb met het kind, in zijn wereld, op zijn niveau. Bijvoorbeeld bij een kind van een jaar of 5 dat op het wrattenspreekuur komt. Daarna leg ik uit wat er gaat gebeuren, bijvoorbeeld bij wratten aanstippen of een prik geven. Dan pas kun je het kind behandelen.

7

Ouders spelen een belangrijke rol. Die geven soms uit bezorgdheid of angst voor de reactie van hun kind onjuiste informatie: 'Wilma zal je geen pijn doen.' Bezorgdheid en angst van ouders voelt een kind feilloos aan. Het kind reageert daarop met angst, huilen of verzet. Als een kind al op de stoep of in de hal begint te huilen, neem ik het kind met zijn ouder(s) apart en probeer het kind te kalmeren. Je moet op een gegeven moment een besluit nemen: doorpakken of stoppen. Lukt het nu om wratten aan te stippen, bloed te prikken of een griepprik te geven? Móet het nu of kan het eventueel een andere keer? Meestal kun je doorpakken.

Ik leg uit wat er gaat gebeuren. Ik geef eerlijke informatie, al gebruik ik het woord 'pijn' niet. Ik zeg bijvoorbeeld: 'Dat voel je even' of 'Dan voel je een prikje.' Ik zeg ook altijd dat het kind best mag huilen, zo hard hij wil. Dat dat mag. Of knijpen. En dat hij erna een beloning krijgt.

Ik ga dan met het kind ergens anders over praten. Ik vraag bijvoorbeeld: 'Wat ga je straks doen?' of 'Wat speel je het liefst met je vriendje of vriendinnetje?' En terwijl het kind vertelt, doe ik wat er moet gebeuren: aanstippen, prikken of spuiten. Heel vaak heeft het kind nauwelijks in de gaten wat ik doe. En is het voorbij voordat hij zijn aandacht daarop richt. En dan prijs ik het kind natuurlijk.

Wilma van Bronkhorst, praktijkassistent, Nijmegen

Jongeren

Bij jongeren verdienen de volgende onderwerpen extra aandacht: zorgen om en zorgen voor de ouders, anticonceptie en soa en eigen regie (waaronder therapietrouw). Eigen regie wordt besproken in ▶ par. 7.4.

Sommige kinderen en jongeren zijn belast met zorgen om en zorgtaken voor hun ouders. Zo zijn kinderen van ouders met psychiatrische problemen (KOPP-kinderen) extra kwetsbaar. Ook kinderen en jongeren die thuis taken overnemen van een (chronisch) zieke ouder (jonge mantelzorgers) zijn kwetsbaar.

In vergelijking met jongeren in andere landen is het gebruik van anticonceptie en condooms onder jongeren in Nederland best hoog, maar het kan beter (zie volgend kader). Het gebruik van anticonceptie is het laagst bij 13- en 14-jarigen, bij Turkse, Marokkaanse en Antilliaanse jongeren en bij streng christelijke jongeren. Het meest gebruikte anticonceptiemiddel bij jongeren is de pil. Tot 21 jaar wordt die via het basispakket van de zorgverzekering vergoed. Boven de 21 jaar niet, behalve als er een medische indicatie is.

Anticonceptie- en condoomgebruik bij jongeren

Meer dan driekwart van de jongeren tussen de 12 en 25 gebruikt een condoom bij de eerste keer dat ze geslachtsgemeenschap hebben. Ongeveer de helft van de jongeren gebruikt de pil als ze de eerste keer seks hebben. Een derde gebruikt pil en condoom.

Praten over seks, anticonceptie en soa

Over anticonceptie en soa praten is niet moeilijk, vinden veel praktijkassistenten. Maar praten over seks vinden veel assistenten lastiger. En dat hoort er echt bij, want hoe kun je anders bespreken waardoor een jongere een soa oploopt of doorgeeft of hoe een meisje zwanger raakt? Hoe vraag je naar seksueel gedrag? Welke woorden gebruik je? Hoe bespreek je opvattingen over verantwoordelijkheden (is de jongen of het meisje verantwoordelijk voor condoomgebruik?) en het aangeven van grenzen? Hoe zorg je dat je patiënt zich op zijn gemak voelt bij zo'n gesprek? In Amsterdam is daarvoor een proef opgezet: de assistent als *love-coach*. Assistenten die anticonceptie- en soa-consulten gaan doen, krijgen daarvoor meestal een training via de NVDA, de GGD, Sense of Soa Aids Nederland.

Waardoor gebruiken jongeren anticonceptie niet of niet correct?
- onvoldoende kennis
- misvattingen over seks en seksuele risico's
- moeite om eigen grenzen aan te geven
- moeite om anticonceptie te plannen en toe te passen in onverwachte situaties
- kosten van anticonceptie
- opvattingen, normen en sociale druk

7.3.3 In de apotheek

Geneesmiddelen die kinderen gebruiken, zijn vooral antibiotica, middelen tegen astma, diabetes en reuma. De dosering wordt aan het kind aangepast, meestal op basis van gewicht. Het kinderlichaam kent een andere verhouding tussen water, spieren, vet dan het lichaam van een volwassene. De afbraak en uitscheiding van geneesmiddelen verlopen bovendien vaak anders: bij sommige middelen sneller, bij andere langzamer. Daarnaast kan een kind soms anders reageren op een geneesmiddel dan een volwassene. Ook moet rekening gehouden worden met de vorm en de toedieningswijze: soms drankjes of druppels in plaats van tabletten en capsules en een voorzetkamer bij inhalatiemedicatie.

Dat krijgt hij niet weg

Mevrouw De Jong kom met haar zoontje Duncan van 9 jaar aan de balie van de apotheek. De recepten zijn vanaf de poli Neurologie verstuurd. Duncan kreeg vanwege ADHD Medikinet-capsules (methylfenidaat). De korreltjes mocht moeder uit de capsule halen en met een lepel vla geven.
Assistente Nadire vraagt mevrouw hoe het gaat met het innemen van de medicijnen. Moeder kijkt Duncan aan en zegt: 'Vertel jij maar eerst.' Duncan zegt: 'Soms ga ik nog kokken (kokhalzen) als ik de korreltjes voel.' Moeder: 'Ja, maar gelukkig is dat maar

heel soms. Je doet het heel goed.' Tegen de assistente: 'Het is altijd een heel gedoe. Hij wil het niet, dus ik moet alles uit de kast halen om het voor elkaar te krijgen. Nu krijgt hij in plaats van de Medikinet Elvanse. Volgens de neuroloog mag ik die ook uit de capsule halen en met vla of limonadesiroop geven. Maar hij krijgt nu ook iets tegen de tics. Hoe groot is dat medicijn eigenlijk? Hoe kan ik het geven?'

Nadire legt uit dat moeder de inhoud van een capsule Elvanse inderdaad met vla of siroop mag geven. Vanwege tics door de ziekte van Gilles de la Tourette is aripiprazol voorgeschreven. Nadire laat het zien: een klein wit tabletje. Moeder mag het fijnmaken of Duncan kan het zelf in kleine stukjes bijten. Dat doen veel kinderen. Ze vraagt of het zo gaat lukken. Moeder kijkt Duncan aan en zegt: 'We gaan het zo doen. En dan vertellen we volgende keer dat het is gelukt. Hè, Dunc?'

Vervolg

Nadire heeft uitgelegd dat aripiprazol als bijwerking slaapproblemen kan veroorzaken. Het innemen lukt Duncan goed. Hij kauwt het tabletje stuk en slikt het dan door. Maar hij ligt nu elke avond tot 23 à 24 uur wakker. Daarom wordt de aripiprazol afgebouwd. Duncan zal in plaats daarvan clonidine krijgen. Moeder denkt er nog maar niet aan hoe ze dat bij hem naar binnen moet zien te krijgen.

Quinte Karis, apothekersassistent Poliklinische Apotheek Erasmus MC, Rotterdam

7.3.4 Zorg voor kinderen met ASS in de tandartspraktijk

Dokters- en tandartsbezoek verlopen het best als een kind of volwassene met ASS zo weinig mogelijk onverwachte situaties meemaakt. Een goede voorbereiding en vaste procedures maken het verloop van het bezoek voorspelbaar. Dat geeft houvast. Je kunt gebruikmaken van de kracht van mensen met ASS om hun aandacht op één ding te richten en van hun behoefte aan een vaste volgorde. ☐ Tabel 7.2 en 7.3 noemen aandachtspunten voor respectievelijk de voorbereiding en de behandeling van kinderen met ASS. De meeste aandachtspunten zijn ook van toepassing op volwassenen met ASS.

◘ Tabel 7.2 Voorbereiding van een kind met ASS in de tandartspraktijk

voorbereiding door het behandelteam

individuele aanpak	– bespreek met de patiënt en zijn ouders/verzorgers of begeleiders welke dingen hem rustig of onrustig maken; zij kennen signalen goed en kunnen adviseren over de juiste benadering
structuur en herkenning	– als er meer voorbereidingsbezoeken nodig zijn, plan de afspraak dan steeds op dezelfde dag en dezelfde tijd – werk steeds in dezelfde ruimte; zorg dat er steeds dezelfde medewerkers zijn
tijd	– zorg dat de patiënt niet lang hoeft te wachten; vroeg in de ochtend is vaak prettig; dan gaan er niet veel uren voorbij waarin mensen met ASS spanning opbouwen – schat de behandelduur realistisch in, maar wel zo kort mogelijk – spreek af wat er gebeurt als het spreekuur/andere afspraken uitlopen: mag het kind met ASS dan als eerste of worden de ouders/verzorgers gebeld als de afspraken uitlopen? Ze kunnen dan zorgen dat ze pas op de praktijk aankomen als ze aan de beurt zijn
vaste procedures	– werk volgens vaste procedures en noteer die procedures zo volledig mogelijk (volgorde van ruimtes, mensen, materialen en gebeurtenissen/handelingen); gebruik dit om de patiënt op de gebeurtenissen voor te bereiden – laat in de beschrijving geen onderdelen weg, ook al lijken ze vanzelfsprekend; dat hoeven ze voor mensen met ASS namelijk niet te zijn
afspraken	– stel regels op en maak afspraken over de behandeling (vertel wat er gaat gebeuren; tandarts stopt telkens na 1 minuut; hand opsteken als de tandarts eerder moet stoppen)

voorbereiding van de patiënt

greep op de situatie	– zorg dat de patiënt weet wat er gaat gebeuren; dat geeft de patiënt houvast en het gevoel controle te hebben over de situatie – vertel stap voor stap wat er gaat gebeuren; dat laat je zien en/of voelen volgens de tell-show-(feel-)do-methode. Dit lukt niet altijd in één voorbereidingsbezoek aan de praktijk; soms zijn er meer bezoeken nodig; besteed tijdens een voorbereidingsbezoek ook aandacht aan geluiden en geuren – betrek de ouders/verzorgers/begeleiders bij de voorbereiding; zij kunnen de patiënt ook vertellen wat ze na het bezoek gaan doen; dan weet hij wat er die dag gaat gebeuren, niet alleen wat er bij de tandarts gebeurt
visueel materiaal	– sommige praktijken stellen een fotoboek samen of maken een filmpje dat de patiënt met zijn ouders/begeleiders kan bekijken; daardoor leert de patiënt de volgorde en beelden kennen; het is belangrijk dat de foto's of het filmpje helemaal kloppen (ruimte, soort stoel, (kleur) handschoenen, mondkapje, lamp, instrumenten, volgorde etc.). Het moet er wel precies zo uitzien als nú in de praktijk

▣ **Tabel 7.3**	Aandachtspunten bij een kind met ASS tijdens het bezoek/de behandeling
basisregels	– maak contact; houd je daarbij aan de afspraken die zijn gemaakt – stem je communicatie af op de persoon en wat er in het gesprek gebeurt
voorspelbaarheid	– werk volgens de vaste procedures en gemaakte afspraken – zorg voor zo weinig mogelijk (extra) prikkels (telefoon, mensen die binnenlopen)
waarom	– leg altijd uit waarom bepaalde dingen moeten gebeuren; soms is een goede reden al genoeg om de situatie te accepteren
geruststelling	– stel de patiënt gerust door te zeggen wat hij kan doen om zich minder gespannen te voelen – let op eventuele spanning en benoem die ('Ik denk dat het spannend voor je is'); zeg dat je dat goed begrijpt en dat de behandeling zo gaat beginnen – blijf rustig en straal vertrouwen uit; dat help de patiënt om zich minder gespannen te voelen en zelf ook vertrouwen te hebben
informatie	
aandacht	– zorg dat je patiënt aandacht voor jou heeft voordat je begint met uitleg of instructies
concrete boodschap	– geef concrete opdrachten ('Doe je mond nu maar open', 'Steek je arm naar mij uit', 'Leg je arm op …') in plaats van vragen te stellen ('Kun je je mond opendoen?'); dat klinkt soms onvriendelijk, maar voor mensen met ASS is het duidelijker
positieve boodschappen	– vermijd negatieve boodschappen, zoals 'Je hoeft niet bang te zijn', 'Stop daarmee' en 'Niet doen' – formuleer positief: geef concreet aan welk gedrag je verwacht: 'Je vindt het spannend. Als je het eng vindt, mag je in mijn hand knijpen'
kort en concreet	– geef je boodschap kort en krachtig, in korte zinnen en vertel niet meer dan nodig is; een patiënt met ASS heeft vaak moeite om de kern uit de boodschap te halen – gebruik concrete woorden en vermijd beeldspraak en spreekwoorden, die leiden gemakkelijk tot onduidelijkheid en verwarring – gebruik als dat kan voorwerpen en plaatjes in plaats van veel woorden
stap voor stap	– vertel alles stap voor stap, maar niet te veel achter elkaar – voeg pauzes in, zodat de patiënt de informatie kan verwerken – herhaal eventueel je boodschap letterlijk, met dezelfde zinnen; als je andere woorden gebruikt, kan de patiënt met ASS denken dat je iets nieuws vertelt

Colin in de stoel

We hadden Colin van 15 in de stoel, een patiënt met ASS en ADHD. Colin was moeilijk te benaderen. Hij schold, hield zijn hoodie op en wilde niet in de stoel plaatsnemen. Zijn moeder stelde zelf voor naar de wachtkamer te gaan. Bij anderen is het juist belangrijk dat er een ouder bij blijft als troost of ankerpunt van de jongere. In alle gevallen is het belangrijk de jongere serieus te nemen. Soms spelen de assistente en ik *good cop, bad cop*. Bij Colin liep de assistente naar hem toe en begon hem speels in zijn zij te porren. Ik begon te grappen dat ze hem met rust moest laten: hij had het al zwaar genoeg. We bleven grapjes tegen elkaar maken, niet tegen Colin. Van onder zijn hoodie klonk er op een gegeven moment gegrinnik. Met veel tegenzin nam hij toch op de stoel plaats. We hebben hem met hoodie op behandeld, terwijl we tegen elkaar grapjes bleven maken. De keer daarop vertelde Colins moeder dat het de verdoving is waar hij zo enorm tegen opziet. Ze ging weer naar de wachtkamer en we hebben op dezelfde wijze (met grapjes) het onderwerp 'verdoving' aangesneden, naar hem geluisterd en samen een oplossing gezocht. Het doel is een team te vormen van ouders, de jongere of het kind, de behandelaar en de assistente. Iedereen heeft een belangrijke rol, zeker de assistente. De tandarts is namelijk zelf vaak druk bezig. Dan is het prettig als de assistente de sociale rol op zich neemt.

Wendy Spijkers, tandarts, Bilthoven

7.4 Eigen regie

7.4.1 Mondzorg

Bij jonge kinderen hebben de ouders uiteraard de verantwoordelijkheid en de regie. Toch is het ook bij jonge kinderen goed om ze op een onderdeel de regie te geven, bijvoorbeeld door het kind de dop van de tube tandpasta te laten halen.

Naarmate een kind ouder wordt, kan het meer de regie nemen bij tandenpoetsen, vitamine- of fluoridetabletten slikken, medicatiegebruik en zelfcontrole. Als het kind de regie neemt bij tandenpoetsen, moet het eraan denken en de discipline opbrengen om het vaste ritueel uit te voeren. Daarbij moet het ook de nodige motorische vaardigheden hebben. De coördinatie van bewegingen is bij jonge kinderen nog niet goed genoeg om alle plekken in de mond goed te reinigen. Daarom is napoetsen door de ouders belangrijk totdat het kind voldoende vaardig is, bijvoorbeeld totdat het kind een jaar of 10 is.

7.4.2 Tieners

Tieners kunnen meer regie aan. De aandacht van jongeren voor hun gebitsverzorging kan in de puberteit verslappen, maar ook toenemen. Wanneer jongeren een beugel dragen, is extra aandacht voor de mondverzorging nodig. Jongeren zullen extra aandacht en tijd aan mondverzorging besteden wanneer ze waarde hechten aan een goed gebit (en een mooie lach) en een frisse adem. Echter, niet alle jongeren kunnen dat opbrengen. Poetsen en flossen schieten er gemakkelijk bij in. Er zijn veel andere dingen die jongeren interessanter en belangrijker vinden.

Wanneer kinderen naar het voortgezet onderwijs gaan, neemt de invloed van ouders op hun gedrag af, ook al blijft hun rol wel belangrijk. Jongeren bepalen steeds meer zelf wat zij eten en drinken en of en hoeveel ze roken en drinken. Ook nemen jongeren meer verantwoordelijkheid voor hun mondzorg en medicijngebruik.

De invloed van de groep waarin een jongere zich beweegt, kan groot zijn. Jongeren willen over het algemeen niet opvallen in hun vriendengroep en doen vaak mee met wat in de groep gewoon is. Gezonde voeding, op de juiste tijdstippen medicijnen innemen en rekening houden met je beperkingen horen daar vaak niet bij. Frisdranken, sportdrankjes en mixdrankjes vergroten het risico van tanderosie. Roken heeft een negatief effect op het gebit en het tandvlees.

De therapietrouw van jongeren is een aandachtspunt voor zorgverleners (zie volgend kader), ook bij jongeren ouder dan 18. Eigen regie nemen over het hele leven (gezondheid, school, baantje, uitgaan) is een heel proces, een overgang (transitie) die niet in één keer plaatsvindt (▶ https://tinyurl.com/wat-behandeling-inhoudt).

Ondersteunen eigen regie van jongeren

Bij de jongeren is extra aandacht nodig voor ondersteuning van de eigen regie. Dat geldt zeker bij jongeren die vanwege een chronische ziekte langdurig medicijnen gebruiken.

Openstaan
Van belang zijn een open contact en oprechte belangstelling voor de leef- en gedachtewereld van de jongere. Een goed contact bevordert de stap *openstaan* van de voorlichtingspijl (zie ▶ par. 2.3) en maakt een gesprek over de ziekte en de behandeling gemakkelijker.
Ga in gesprek met ouders én jongere. Vaak eerst samen, maar daarna liefst apart. Probeer in gesprek te komen met de jongere over hoe hij denkt over zijn ziekte en de behandeling, over wat die van hem vragen en hoe zijn keuzes uitvallen. Zo kun je beter begrijpen waarom hij doet wat hij doet. Zijn overwegingen zijn vaak heel begrijpelijk: niet anders willen zijn, er niet de hele tijd aan willen denken, niet willen opvallen, gewoon meedoen, onafhankelijk zijn, spontaan dingen kunnen doen zonder te moeten denken aan … Dat hun gezondheid daar op termijn onder lijdt, vinden jongeren vaak niet zo belangrijk. Dat zien ze dan wel weer. Bovendien, als je niet aan het probleem denkt, lijkt het alsof het niet bestaat. Wanneer de jongere op korte termijn klachten krijgt als hij zich niet aan de behandeling houdt, kan dat helpen om het effect van zijn keuzes te zien.
Toon begrip voor de jongere en zijn afwegingen en oordeel niet. Erken dat het vervelend is en een hele klus om álles te doen wat 'moet'.

Begrijpen
Wanneer de jongere bepaalde informatie niet heeft gehad of niet heeft begrepen, bespreek die dan (stap *begrijpen*).

Willen
Onbegrip is lang niet altijd de belangrijkste oorzaak dat de jongere zijn behandeling laat versloffen. Vaak volgt een tiener de adviezen niet omdat hij twijfelt aan het nut van (onderdelen van) de behandeling of vanwege praktische knelpunten, groepsdruk of gebrek aan zelfvertrouwen. Ook gebrek aan steun van ouders kan meespelen. Of de tiener vindt de manier waarop zijn ouders steun bieden niet prettig en wijst hun hulp daarom af. Kortom, het gaat om de factoren (ASE, zie ▶ par. 2.5) van de stap *willen* en de barrières en vaardigheden in de stap *kunnen* van de voorlichtingspijl. Vraag de jongere wat hij wél wil doen, wat hij wel kan opbrengen. En bespreek samen hoe hij dat kan aanpakken.

Kunnen, doen en blijven doen
Bespreek wat goed gaat en wat niet lukt. Vraag de jongere hoe hij ervoor gaat zorgen dat het trouw innemen van zijn medicatie, een gezondere voeding of zorg voor zijn gebit in de komende periode wél gaat lukken. En welke hulp hij daar eventueel bij gaat vragen en aan wie. Denk daarbij aan de rol die zijn ouders in dit proces kunnen vervullen. Bij een ingewikkeld medicatieschema kan de apotheker in overleg met de voorschrijvend artsen soms helpen door het schema te vereenvoudigen.
Het begeleiden van jongeren naar meer eigen regie is teamwork. Tegenstrijdige informatie en verschillende begeleiders met ieder hun eigen methode doen de begeleiding geen goed. Zorg daarom dat je weet met welke zorgverleners de jongere te maken heeft en stem hun bijdragen op elkaar af.

7.5 Samenwerking, wet- en regelgeving

7.5.1 Wilsbekwaamheid

In de Wet op de geneeskundige behandelingsovereenkomst (WGBO) is vastgelegd vanaf welke leeftijd kinderen (mee) mogen beslissen over hun behandeling. ◻ Tabel 7.4 laat zien dat jongeren van 12 tot en met 15 jaar een stem hebben bij besluiten over hun

◻ **Tabel 7.4** Leeftijdsgroepen in de WGBO

leeftijdsgroep	wie mag/mogen beslissen over een behandeling?
0 tot en met 11 jaar	ouders
12 tot en met 15 jaar	kind en ouders
vanaf 16 jaar	jongere

behandeling. De arts vraagt zowel de jongere als de ouders om zijn/hun mening. Hij zal proberen om op één lijn te komen. Als dat niet lukt, zal hij afwegen wiens mening hij het zwaarst laat wegen. Vanaf 16 jaar beslissen jongeren zelf over hun behandeling. Voor een behandeling moet de arts de toestemming van de jongere hebben.

Dezelfde leeftijdsgroepen gelden voor het recht op informatie en inzage in het dossier. Je mag ouders van een 16-jarige zonder zijn toestemming dus geen informatie geven over de behandeling van hun kind of inzage in het dossier.

Gezag over het kind

In de praktijk komt het voor dat beide ouders ouderlijk gezag hebben, dat een van de ouders ouderlijk gezag heeft of dat geen van de ouders ouderlijk gezag heeft.

Ouderlijk gezag

Een ouder die gezag heeft over een kind moet dat kind verzorgen en opvoeden. De ouder moet de kosten van de verzorging en opvoeding betalen. Deze verplichtingen gelden totdat het kind 21 jaar is, ook als de ouder intussen is gescheiden of als een geregistreerd partnerschap is gestopt.

De ouder is bevoegd om officiële handelingen ten behoeve van het kind uit te voeren, zoals een handtekening zetten bij de aanvraag van een paspoort of bankrekening.

Voogdij

Voogdij houdt in dat een andere volwassene dan de ouder(s) gezag heeft over een kind. Een voogd wordt aangesteld als er geen ouder(s) met gezag is/zijn. Bijvoorbeeld door overlijden van de ouder(s) of wanneer ze (tijdelijk) geen gezag kunnen uitoefenen.

Vastleggen welke volwassene(n) het gezag heeft/hebben

Als een kind jonger is dan 16 jaar, mag het niet zelfstandig een beslissing nemen over medisch onderzoek en behandeling. Daarom moet in het dossier worden vastgelegd wie het ouderlijk gezag heeft.

Bij twijfel kun je het Centraal Gezagsregister raadplegen. Dat kan door bij de rechtbank een uittreksel aan te vragen. Wanneer maar één ouder het gezag heeft, mag de andere ouder niet meebeslissen over de behandeling en heeft hij ook geen recht op inzage in het dossier.

7.5.2 Samenwerking

Er zijn veel samenwerkingspartners als het gaat om de zorg voor kinderen. Organisaties in de gezondheidszorg, maar ook maatschappelijke organisaties voor onderwijs en sport en instellingen die beleid maken en uitvoeren (gemeenten, provincie en landelijke overheid) hebben daarin een taak. Organisaties en de sociale kaart verschillen per regio.

7.5.3 Jeugdgezondheidszorg en Jeugdzorg

Jeugdgezondheidszorg omvat de GGD en consultatiebureaus en zorgverleners van kinderen en jongeren. Jeugdzorg gaat over jeugdbescherming, reclassering en gesloten jeugdinstellingen, geestelijke gezondheidszorg voor kinderen (jeugd-GGZ) en de zorg voor jongeren met een lichte verstandelijke beperking (jeugd-LVB). Daarbij zijn veel maatschappelijke organisaties betrokken, ook op het gebied van onderwijs, sport, cultuur en maatschappelijke ondersteuning. Gemeenten zijn verantwoordelijk voor deze jeugdzorg.

7.5.4 Kindermishandeling en huiselijk geweld

Het Besluit verplichte Meldcode Huiselijk geweld en kindermishandeling verplicht zorgverleners stappen te ondernemen bij signalen van kindermishandeling of huiselijk geweld (▶ https://tinyurl.com/meldcode-huiselijk-geweld). De beroepsorganisaties van artsen, tandartsen en apothekers (KNMG, KNMT en KNMP) hebben het stappenplan van de meldcode voor hun beroepsbeoefenaren uitgewerkt. Wanneer een zorgverlener denkt aan kindermishandeling of huiselijk geweld, hoeft hij dat niet meteen te melden, maar hij moet wel actie ondernemen: de stappen volgen van de meldcode (◻ fig. 7.1). Onderdeel daarvan kan zijn om contact op te nemen met Veilig Thuis, het advies- en meldpunt voor huiselijk geweld en kindermishandeling. Dat kan ook alleen voor overleg en advies. Als assistent moet je signalen van mishandeling/geweld of je ongerustheid daarover binnen je team bespreken.

7.5.5 Expertisecentra

— Centra voor Bijzondere Tandheelkunde (CBT)
— Veilig Thuis (advies- en meldpunt huiselijk geweld en kindermishandeling):
  ▶ https://veiligthuis.nl
— kinderziekenhuizen
— Nederlands Jeugdinstituut: ▶ www.nji.nl

7.6 Informatie

7.6.1 Voor de doelgroep

Ouders

— adviezen gezonde opvoeding: ▶ http://adviezenvooreengezondeopvoeding.nl/
— WGBO: ▶ www.kindenziekenhuis.nl
— Balans (landelijke vereniging voor ouders van kinderen met een leer- en/of gedragsstoornis, zoals ADHD, dyslexie, Asperger en PDD-NOS); ▶ http://www.balansdigitaal.nl/

7

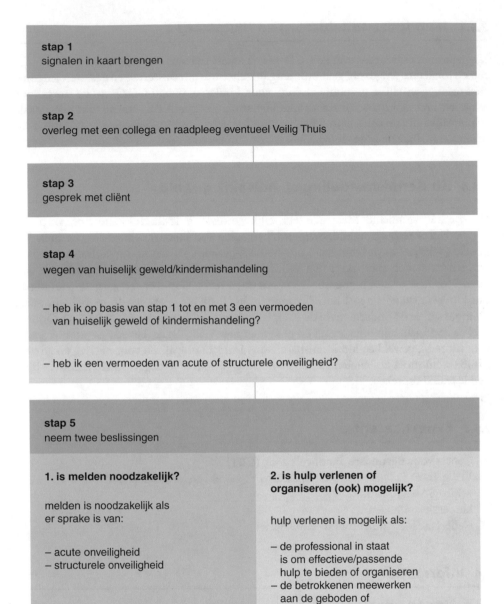

stap 1
signalen in kaart brengen

stap 2
overleg met een collega en raadpleeg eventueel Veilig Thuis

stap 3
gesprek met cliënt

stap 4
wegen van huiselijk geweld/kindermishandeling

– heb ik op basis van stap 1 tot en met 3 een vermoeden
  van huiselijk geweld of kindermishandeling?

– heb ik een vermoeden van acute of structurele onveiligheid?

stap 5
neem twee beslissingen

1. is melden noodzakelijk?

melden is noodzakelijk als
er sprake is van:

– acute onveiligheid
– structurele onveiligheid

2. is hulp verlenen of
organiseren (ook) mogelijk?

hulp verlenen is mogelijk als:

– de professional in staat
  is om effectieve/passende
  hulp te bieden of organiseren
– de betrokkenen meewerken
  aan de geboden of
  georganiseerde hulp
– de hulp leidt tot duurzame
  veiligheid

indien hulp verlenen op basis van een
van deze punten niet mogelijk is, is
melden bij Veilig Thuis noodzakelijk.

◻ **Figuur 7.1**   Stappenplan verbeterde Meldcode Huiselijk geweld en kindermishandeling (2019)
(▶ https://tinyurl.com/meldcode-huiselijk-geweld)

Kinderen/jongeren

- informatie over wie er beslist (WGBO): ▶ http://www.jadokterneedokter.nl
- informatie over de overgang van jongere naar volwassene:
  ▶ https://tinyurl.com/wat-behandeling-inhoudt

7.6.2 Voor de praktijk

- signalenlijsten van kindermishandeling per leeftijdsgroep: ▶ https://tinyurl.com/signaal-kindermishandeling

Mensen met een verstandelijke beperking

Samenvatting

Assistenten krijgen steeds meer te maken met patiënten met een verstandelijke beperking, omdat deze steeds vaker thuis of begeleid wonen. Mensen met een verstandelijke beperking hebben vaak gezondheidsproblemen zoals reflux, gehoor- en visusproblemen, obstipatie, epilepsie en spasticiteit, psychiatrische stoornissen en overgewicht. In de mondzorg komen veel cariës en tandvleesproblemen voor door slik- en kauwproblemen, reflux, minder goede mondverzorging en geneesmiddelengebruik. Mensen met een verstandelijke beperking hebben vaak moeite met ordenen en begrijpen van informatie en zijn vaak beperkt sociaal zelfredzaam. Bij behandeling is het van belang de ouders of verzorgers van de patiënt als partner in de zorg te zien. Voorspelbaarheid en veiligheid in de behandeling geven de patiënt het gevoel van controle (regie). Huisartsen kunnen voor consultatie en advies terecht bij een arts verstandelijk gehandicapten (AVG). Voor onvrijwillige zorg en vrijheidsbeperkende maatregelen bij wilsonbekwame mensen met een verstandelijke beperking geldt sinds 2020 de Wet zorg en dwang.

8.1   Inleiding – 93

8.2   Verstandelijke beperking – 94

8.3   Gezondheid en gezondheidsrisico's – 95
8.3.1   Dubbele diagnose – 95
8.3.2   Gezondheidsrisico's – 95
8.3.3   Mondzorgproblemen – 97

8.4   Een lichte verstandelijke beperking herkennen – 97

8.5   In de praktijk – 98

8.5.1   Voorbereiding – 98

8.5.2   Contact – 99

8.5.3   Na het contact – 101

8.5.4   Angstremming en sedatie bij een (tandheelkundige) ingreep – 101

8.6   Ondersteunen van eigen regie of zorg door ouders/ verzorgers – 101

8.7   Samenwerking – 102

8.8   Behandeling bij wilsonbekwaamheid – 103

8.8.1   Wetten en richtlijnen – 103

8.8.2   Vrijheidsbeperkende maatregelen – 104

8.9   Informatie – 105

8.9.1   Voor de doelgroep – 105

8.9.2   Voor de praktijk – 106

8.1　Inleiding

Verstandelijke beperkingen kunnen variëren van licht tot ernstig. Ook de gevolgen van de beperking voor de gezondheid en het maatschappelijk functioneren lopen uiteen van licht tot ernstig. Steeds minder mensen met een verstandelijke beperking (VB) verblijven langdurig in een zorginstelling. Steeds meer mensen met een VB wonen thuis (zelfstandig of bij hun ouders) of in een beschermde woonvorm. Mensen met een VB krijgen al na het vijftigste jaar last van aandoeningen die anderen meestal pas na het 65ste jaar of nog later krijgen. Vaak krijgen ze zelfs meerdere aandoeningen (multimorbiditeit). Assistenten in de eerstelijnspraktijk krijgen steeds vaker te maken met mensen met een verstandelijke beperking en verschillende andere gezondheidsproblemen. Assistenten die werken bij instellingen voor mensen met een VB en centra voor bijzondere tandheelkunde krijgen voornamelijk te maken met mensen met een matig ernstige, ernstige of zeer ernstige VB.

Mensen die zwakbegaafd zijn of een lichte VB hebben, kunnen vaak niet zo goed lezen en schrijven. Omgaan met laaggeletterden is al in ▶ H. 5 besproken. In dit hoofdstuk leggen we het accent op het omgaan met mensen met een matige tot ernstige verstandelijke beperking.

Leerdoelen

Je kunt:

— het begrip verstandelijke beperking (VB) omschrijven, gradaties (niveaus) noemen en het functioneren per niveau omschrijven;
— veelvoorkomende gezondheidsproblemen bij mensen met VB en oorzaken van een verhoogde kans op mondproblemen noemen;
— signalen van VB noemen;
— aandachtspunten noemen voor een consult/behandeling van een patiënt met VB (in de voorbereiding, in het consult of de behandeling en erna);
— het belang en de methoden voor pijnvrij behandelen van patiënten met een VB in de tandartspraktijk beschrijven;
— aangeven welke disciplines en samenwerkingsverbanden er zijn in de zorg voor mensen met VB;
— aangeven voor wie de Wet zorg en dwang geldt en wat die inhoudt voor de praktijk van de assistent in de gezondheidszorg.

Ik ga even roken

Peter is een cliënt met een verstandelijke beperking bij wie een kies in de onderkaak moet worden gevuld. Daarvoor was een mandibulaire verdoving nodig. Daarbij raakt de helft van de onderkaak en de helft van de tong verdoofd. De tandarts zei: 'We gaan verdoven. Daarna voelen je wang en je tong een beetje gek.' Ze zette de verdoving en zei: 'Spoel nu je mond maar.' Peter zei bij het spoelen bij de wastafel: 'Voelt raar.' Hierop reageerde niemand. Vervolgens zei hij: 'Ik ga even buiten een sigaret roken.' Toen realiseerden wij ons dat dit een paniekreactie was op het gevoel van de verdoving. Als ik de cliënt nu zou laten gaan, zou hij niet meer terug de stoel in komen. Ik ging zitten op een stoel naast de behandelstoel en zei tegen Peter, die nog bij de wastafel stond: 'Dat klopt, dat voelt een beetje raar. Dan werkt het goed. Kom

eens even bij mij zitten.' Peter liep van de wastafel naar mij toe en in plaats van op de behandelstoel ging hij op mijn schoot zitten. Een man van 1,80 meter!
Terwijl ik Peter geruststellend over zijn rug wreef, legde ik uit dat het juist heel goed was wat hij voelde. 'Ik ben blij, want dan slaapt je kies en dan kunnen we hem goed schoonmaken. En vanmiddag, bij de koffie, dan gaat dat gevoel weer weg. Kom maar in de stoel zitten' (terwijl ik nu op de behandelstoel wees). En Peter is opnieuw in de behandelstoel gaan liggen. We hebben gecheckt of hij nog wist wanneer dat rare gevoel weer weg zou gaan. Hij wist het koffiemoment nog te noemen.
Tanja Brouwer, coördinator afdeling tandheelkunde Ipse de Bruggen, locatie Hooge Burch; assisteert een dag per week aan de stoel

8.2 Verstandelijke beperking

Een verstandelijke beperking ontstaat voor, tijdens of in de eerste maanden/jaren na de geboorte. Als iemand later in zijn leven door hersenbeschadiging een cognitieve beperking krijgt, bijvoorbeeld door een trauma of beroerte, spreek je van niet-aangeboren hersenletsel (NAH) met cognitieve (en andere) beperkingen.

Er zijn veel verschillende oorzaken voor een verstandelijke beperking: erfelijke en chromosoomaandoeningen (syndroom van Down, fragiele-X-syndroom, stofwisselings-ziekten), aangeboren aandoeningen, zuurstofgebrek bij de geboorte, infecties voor of kort na de geboorte, veel te vroeg geboren zijn (ernstige prematuriteit) en schade door medicijn-, alcohol- of drugsgebruik (foetaal alcoholsyndroom – FAS).

De ernst van een verstandelijke beperking wordt meestal aangegeven met het IQ. Ook al zegt het IQ lang niet alles over het sociaal functioneren, het is wel een gemak-kelijke maat. Het IQ van iemand met een verstandelijke beperking zegt iets over zijn ontwikkelingsniveau of ontwikkelingsleeftijd. ▣ Tabel 8.1 geeft een indeling van verstan-delijke beperkingen naar de ernst ervan.

▣ Tabel 8.1   Mate van verstandelijke beperking

	IQ	ontwikkelingsleeftijd (in jaren)	functioneren
zwakbegaafdheid	70–85	> 11	'samen naar school'
lichte verstandelijke beperking	50/55–70	7–11	voor een deel speciaal onderwijs nodig
matige verstandelijke beperking	35/40–50/55	4–7	afhankelijk; enige trai-ning mogelijk
ernstige verstandelijke beperking	20/25–35/40	2–4	afhankelijk
zeer ernstige verstan-delijke beperking	< 20/25	< 2	volledige verzorging nodig

8.3 Gezondheid en gezondheidsrisico's

Mensen met een verstandelijke beperking hebben vaak veel gezondheidsproblemen (zie kader). Soms zijn die problemen een onderdeel van een syndroom, in andere gevallen zijn het bijkomende problemen.

Gezondheidsproblemen bij mensen met het syndroom van Down
- hartafwijking
- refluxklachten (gastro-oesofageale reflux)
- darmafsluiting/darmafwijking; coeliakie
- schildklierstoornis
- vergrote kans op leukemie
- lage spiertonus en coördinatiestoornis
- dementie treedt vaak al voor het 60ste levensjaar op

Voor de tandartsassistent van belang
- kleine mondholte
- een aantal tanden en kiezen is niet aangelegd; het vaakst ontbreken de verstandskiezen, tweede premolaren, laterale snijtanden en mandibulaire snijtanden; de ruimte tussen de tanden is daardoor groter
- de melktanden en blijvende tanden komen vertraagd door
- kleine kronen en kleine wortels
- stoornis in het tandglazuur
- meer en op jongere leeftijd gingivitis en parodontitis
- lage spierspanning van lippen en tong
- grotere zenuwholtes; gaatjes bereiken sneller de zenuw

◘ Tabel 8.2 laat bijkomende gezondheidsproblemen zien die vaak bij volwassenen met een verstandelijke beperking voorkomen. In de tabel staan problemen die geen onderdeel zijn van een syndroom.

8.3.1 Dubbele diagnose

Bij mensen met een verstandelijke beperking komen relatief vaak psychiatrische stoornissen voor, zoals autismespectrumstoornissen, psychosen, angststoornis, depressie en dementie. Bij mensen met een lichte verstandelijke beperking komt ook verslaving relatief vaak voor. Het is vaak moeilijk om de psychiatrische stoornis te herkennen, de diagnose te stellen en te behandelen.

8.3.2 Gezondheidsrisico's

Overgewicht komt veel voor bij mensen met een VB. Het aantal mensen met overgewicht neemt in deze groep toe, net als bij de rest van de bevolking trouwens. Soms is overgewicht onderdeel van een syndroom (prader-willisyndroom, gekenmerkt door onverzadigbare eetlust). Overgewicht komt ook veel voor bij mensen met een lichte VB,

◘ Tabel 8.2 Gezondheidsproblemen bij mensen met een verstandelijke beperking. Bron: Schipper (2014)

	bij volwassenen met een VB (in %)	bij de algemene volwassen bevolking (in %)
reflux van zuur uit de maag	48 (bij IQ < 50)	0,7
oorsmeerprop	43	2–4
slechthorendheid/doofheid	30	16–17
obstipatie	28	2
epilepsie	16–25	1,5
slechtziendheid/blindheid	19	2 (> 55 jaar)
urineweginfectie	16	4
osteoporose	8–21	1
spasticiteit	15	1,5
dementie	13 (> 60 jaar)	5
urineretentie	10	0,2–0,7
schildklierstoornis	8–12	1,5

vooral als ze zelfstandig of met beperkte begeleiding wonen. Zij bepalen dan namelijk zelf wat en hoeveel ze eten. Door toename van overgewicht neemt ook diabetes type 2 bij mensen met een VB toe.

Ook cariës en tandvleesproblemen komen veel voor (zie kader).

Oorzaken van verhoogde kans op mondproblemen bij mensen met een verstandelijke beperking
- problemen met kauwen en slikken
- minder natuurlijke reiniging van de mond (door stijve of slappe spieren in en om de mond en mondademhaling)
- reflux of rumineren (zure maaginhoud omhoog halen en 'herkauwen')
- afwijkende stand van de tanden: door aanleg, maar ook door duimen en zuigen en soms door tikken tegen de tanden
- bijwerking van medicijnen:
  - droge mond door remming van speekselvorming: sommige antipsychotica, plasmiddelen, hartritmemiddelen
  - toename speekselvorming, waardoor kwijlen kan ontstaan (sommige pijnstillers, antipsychotica)
  - tandvleeshyperplasie (verdikt tandvlees, door middelen tegen epilepsie)
  - tandverkleuring: chloorhexidine

8.3.3 Mondzorgproblemen

Er zijn veel mondzorgproblemen. In het kader hierna staan de problemen die ouders ervaren als zij de tanden willen poetsen van hun kind met een VB. Ouders van kinderen met een ernstige verstandelijke beperking ervaren de meeste problemen. De meeste ouders denken dat de mondzorg verbeterd kan worden.

Mondzorgproblemen bij mensen met een verstandelijke beperking (van meest naar minst voorkomend)

– Mijn kind heeft last van bloedend tandvlees tijdens het poetsen.

– Mijn kind heeft geen problemen bij poetsen.

– Mijn kind draait zijn hoofd weg als de tanden worden gepoetst.

– Mijn kind bijt steeds op de tandenborstel.

– Mijn kind doet de mond dicht.

– Mijn kind duwt de tandenborstel met zijn tong weg.

– Prikkelgevoeligheid in het mondgebied of poetsen lijkt pijnlijk.

– Mijn kind kokhalst vaak tijdens het tandenpoetsen.

– Mijn kind verzet zich door hard te huilen als de tanden worden gepoetst.

– De tanden of kiezen aan de kant van de tong kunnen niet worden gepoetst.

8.4 Een lichte verstandelijke beperking herkennen

Verschillende signalen kunnen wijzen op een lichte verstandelijke beperking. Een deel van die signalen geldt ook voor laaggeletterdheid (▶ H. 4). Niet elk afzonderlijk signaal wijst direct op een verstandelijke beperking. Wel moet elk signaal je alert maken op de mogelijkheid dat er sprake is van een verstandelijke beperking.

Iemand met een lichte verstandelijke beperking:
- denkt heel concreet en praktisch over wat zich nu afspeelt; abstracte begrippen zijn moeilijk;
- heeft soms speciaal onderwijs gevolgd, kan vaak van school gewisseld zijn of heeft de school niet afgemaakt;
- ontkent soms dat er sprake is van een beperking en doet juist heel stoer;
- praat vaak in korte zinnen of maakt zinnen niet af; overigens zijn er ook mensen met een lichte VB die juist veel praten en een 'vlotte babbel' hebben; daar kun je je dus erg op verkijken;
- valt in herhaling;
- kan zich moeilijk in anderen inleven;
- kan de gevolgen van zijn handelen niet goed overzien; komt daardoor gemakkelijk in problemen (schulden, riskant gedrag, verslaving);
- kan zich sociaal niet goed redden, is gemakkelijk beïnvloedbaar en daardoor vaak een meeloper; anderen kunnen misbruik van hem maken, waardoor hij gemakkelijk in een crimineel circuit terecht kan komen;

- kan niet goed naar zijn eigen gedrag kijken (reflectie);
- heeft moeite om de volgorde van klachten of gebeurtenissen aan te geven en verbanden te leggen;
- heeft moeite met lezen en schrijven en met formulieren invullen (▶ H. 4).

Wanneer je vermoedt dat een patiënt een verstandelijke beperking heeft, kun je meer gegevens verzamelen. Misschien kun je daarbij de volgende tips gebruiken.
- Ga na of het adres van de patiënt onderdeel is van een instelling voor begeleid wonen.
- Vertel dat je graag wilt dat iedereen goed geholpen wordt. Zeg dat veel mensen moeite hebben met de informatie op de site of informatie over gezondheid. Vraag de patiënt: 'Hoe is dat voor u?'
- Vraag je patiënt iets op te schrijven.
- Een patiënt die vertelt dat hij moeite had/heeft met leren of dat hij lang over zijn school heeft gedaan, kun je vragen op welke scholen hij heeft gezeten. Vraag naar de namen van die scholen.

Mensen met een matige of ernstige verstandelijke beperking wonen bijna altijd begeleid of verblijven in een instelling. Vrijwel altijd komt een familielid of een begeleider mee naar de huisarts, tandarts of apotheek.

8

8.5 In de praktijk

8.5.1 Voorbereiding

Zorg dat je weet wie verantwoordelijk is voor de zorg voor patiënten met een (ernstige) verstandelijke beperking en noteer de contactgegevens in het dossier. Patiënten met een lichte verstandelijke beperking kun je vragen of ze het goed vinden dat je hun ouders of begeleiders informeert over de behandeling. Noteer de contactgegevens.

Betrek de ouders, verzorgers of begeleiders bij anamnese, onderzoek en behandeling. Zij kennen het gedrag en de communicatiemogelijkheden van de patiënt en weten wat hij kan begrijpen. Zij kunnen je ook duidelijk maken hoe de patiënt het best kan worden benaderd: hoe hij zo weinig mogelijk onveiligheid en ongemak ervaart. Vraag naar eerdere ervaringen in vergelijkbare situaties. Vraag welk gedrag je kunt verwachten. Aan instellingen is vaak een gedragsdeskundige verbonden, die kan jou adviseren hoe jij de patiënt het best kunt benaderen.

Overleg met de ouders of verzorgers of jij je patiënt uitleg geeft of dat zij dat doen. Spreek in het laatste geval goed af wat je gaat doen, zodat zij dat goed kunnen uitleggen en begeleiden.

Bespreek bij de planning van een bezoek of behandeling hoe de ouders of verzorgers de patiënt daarop kunnen voorbereiden. Bedenk ook wat je zelf ter voorbereiding kunt doen. Attendeer de begeleiders op hulpmiddelen om het bezoek aan de dokter van mensen met een VB voor te bereiden (▶ par. 8.9.1 en ◻ fig. 8.1).

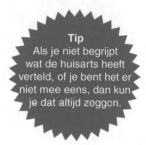

Wat kun je zelf doen?

Het gesprek voorbereiden
Bereid je goed voor op het gesprek met je huisarts.
1. Schrijf thuis de klachten op:
    – Wat zijn je klachten?
    – Heb je pijn?
    – Wanneer heb je er het meeste last van?
    – Wanneer heb je er weinig last van?
    – Wanneer is het begonnen?
    – Waar wordt het erger van?
2. Bespreek dit met je familie of begeleider
3. Als je het prettig vindt, neem je jouw begeleider
   of een familielid mee.
4. Schrijf ook de vragen op die je wilt stellen.
5. Neem je aantekeningen mee naar je huisarts.
6. Vertel je klacht en stel al je vragen.

Tip
Als je niet begrijpt
wat de huisarts heeft
verteld, of je bent het er
niet mee eens, dan kun
je dat altijd zeggen.

▢ **Figuur 8.1**   Voorbereiden van een doktersbezoek (▶ https://tinyurl.com/naar-je-huisarts)

8.5.2 **Contact**

Het is belangrijk dat de patiënt in de praktijkruimte rust en veiligheid ervaart. Zorg dat er geen onverwachte dingen gebeuren. Zo zorg je voor voorspelbaarheid en houdt de patiënt greep (regie) op zijn situatie. ▢ Tabel 8.3 biedt hiervoor aandachtspunten. In het kader staan tips over taalgebruik.

Taalgebruik in de tandartspraktijk
- Vraag niet bij binnenkomst: 'Hoe gaat het?' Die vraag is te breed. Een antwoord kan lang duren en niks opleveren. Zeg liever: 'Leuk dat je er bent.'
- Zeg niet: 'Het doet geen pijn.' Wat dan blijft hangen, is het woord 'pijn'. Dat triggert en versterkt de angst juist. Zeg bijvoorbeeld: 'De prik is niet fijn, die voel je.'
- Zeg niet als de verdoving is gegeven: 'Dat is klaar.' Voor iemand met een VB betekent het woord 'klaar' misschien wel: 'Alles is voorbij, je mag weg.' Zeg liever: 'We hebben verdoofd, nu gaan we…'

- Zeg niet tegen een autist: 'Ga maar zitten', want hij weet dan niet waar hij moet gaan zitten. Zeg liever: 'Ga maar hier zitten', terwijl je de behandelstoel aanwijst.
- Als je een tijdstip wilt aangeven, gebruik dan een aanduiding die de patiënt begrijpt. 'Vanmiddag' of 'over 3 uur' wordt vaak niet begrepen. Wel: 'Bij het eten' of 'Vanmiddag bij de thee.'

▣ Tabel 8.3 Basisregels voor de omgang met mensen met een verstandelijke beperking in de praktijk

rust	– kies een gunstig tijdstip als dat kan, in overleg met de patiënt en ouders of begeleiders – zorg dat de patiënt niet hoeft te wachten; wachten in een onbekende en soms onrustige ruimte verhoogt de spanning – zorg voor een omgeving die past bij de cliënt: voor de een kan dat een rustige en prikkelarme omgeving zijn, maar voor de ander eentje met muziek
veiligheid	– maak contact met je patiënt; richt je pas daarna op de eventuele begeleider(s) – bied duidelijkheid en structuur: vertel de patiënt stap voor stap wat je gaat doen; gebruik daarbij de tell-show-(feel-)do-methode: eerst vertellen en laten zien wat je gaat doen, dan laten voelen op bijvoorbeeld de hand en dan pas echt doen – straal zelf rust uit, praat rustig, handel rustig, adem rustig; patiënten reageren op allerlei signalen van onrust – communiceer eenvoudig en concreet, over het hier-en-nu – laat patiënten met een laag verstandelijk niveau lichamelijk ervaren dat het veilig is door te neuriën, een liedje te zingen of een knuffel of een dekentje te geven – beloon positief gedrag; negeer negatief gedrag
voorspelbaarheid, regie	– behandel zo pijnloos mogelijk – bouw de behandeling langzaam op; begin bijvoorbeeld met vijf tellen behandelen, daarna tien tellen en zo geleidelijk uitbouwen – spreek een signaal af om het onderzoek of de behandeling te stoppen of kort te onderbreken; spreek ook af dat je ook direct zult stoppen en een moment van rust zult bieden als de patiënt zijn hand opsteekt; houd je aan deze afspraken, zodat je vertrouwen wint en behoudt – laat patiënten met een laag verstandelijk niveau lichamelijk ervaren dat het veilig is door je arm om hun schouders te slaan en hun hoofd te ondersteunen als de tandartsstoel achterover gaat; met je andere hand kun je eventueel over de wang aaien of kriebelen; zo bied je contact, comfort en afleiding, wat allemaal bijdraagt aan het gevoel van veiligheid – kondig handelingen aan – stem je tempo af op wat de patiënt aankan – merk signalen van angst op en benoem ze; ga erop in en bedenk oplossingen die angst en spanning verminderen en enige regie aan de patiënt geven; dat biedt veiligheid

8

8.5.3 Na het contact

Bespreek het consult of de behandeling na met de familie of begeleider, als daar toestemming voor is. Is een patiënt met een lichte verstandelijke beperking zelf verantwoordelijk voor een nieuwe afspraak, maak die afspraak dan meteen of neem tussentijds even contact met hem op. Wanneer je de patiënt doorverwijst, vraag je toestemming om daarbij te vermelden dat de patiënt vanwege een verstandelijke beperking mogelijk meer tijd nodig heeft.

8.5.4 Angstremming en sedatie bij een (tandheelkundige) ingreep

In deze paragraaf gaan we nader in op hoe je kunt omgaan met angst bij patiënten met een verstandelijke beperking. Je kunt heel veel doen zonder sederende (rustgevende) medicatie.

Het is belangrijk om pijnvrij te behandelen. Middelen daarvoor zijn (van licht tot zwaar):

- Oraqix-gel (oppervlakteanesthesie; werkt binnen een paar minuten);
- lokale anesthesie (prik, verdoving van een zenuw);
- sederende medicatie (tabletten of neusspray die slaperig maken);
- algehele anesthesie (narcose).

In ◘ tab. 8.4 staan aandachtspunten bij het omgaan met angstige patiënten met een verstandelijke beperking in de tandartspraktijk. Of sedatie nodig is, overleg je van tevoren met de ouders, verzorgers of begeleiders. Sederende medicatie kan vooraf en/of tijdens de ingreep worden toegepast. Procedures en regels daarvoor komen aan bod in ▶ par. 8.8.

8.6 Ondersteunen van eigen regie of zorg door ouders/verzorgers

Het hangt van het ontwikkelingsniveau van de patiënt met een verstandelijke beperking af in hoeverre hij zichzelf kan verzorgen en eigen regie kan hebben. Thuis en in instellingen krijgen deze patiënten de steun van ouders, mantelzorgers en professionals. Zelf zorgen voor lichaamsverzorging, voeding, medicatiegebruik en mondzorg vraagt training en goede observatie. Soms komen hulpmiddelen van pas, bijvoorbeeld een drievlakstandenborstel (*Dr. Barmanns superbrush*) voor een patiënt die wel kan en wil poetsen, maar niet in staat is alle vlakken te reinigen met een gewone tandenborstel. Maak gebruik van de deskundigheid en ervaring van ouders, mantelzorgers en verzorgers/begeleiders als je een zorgplan of ondersteuningsplan opstelt. TNO heeft instructiefilmpjes ontwikkeld (YouTube). Ook zijn er mondzorgkaarten met instructiefoto's.

8

▣ Tabel 8.4 Aandachtspunten bij het omgaan met angstige patiënten met een verstandelijke beperking in de tandartspraktijk	
observeren	– let op de hartslag, ademhaling, gelaatskleur, bewegingen (voeten), spierspanning en verkramping
erkennen en benoemen	– laat merken dat je de signalen ziet, verbaal en non-verbaal; daarmee erken je de angst; je kunt de hand van de patiënt aanraken en zeggen dat je ziet dat het spannend is en dat je dat begrijpt
angst concreet maken	– als een patiënt zegt dat hij het eng vindt, vraag dan wat hij eng vindt of het engste vindt; daarmee maak je de angst voor één ding concreet, bijvoorbeeld voor de verdoving
rust en vertrouwen geven	– ga in op signalen van angst en erken de angst: 'Dat is ook niet fijn, maar jij kunt dat', 'We gaan samen zorgen dat het lukt' of 'Jij vindt het eng, dat snap ik. Maar we hebben de tijd, we doen het rustig aan'
regie geven	– geef de patiënt de regie of enige regie door hem rust en tijd te geven; vervolgens: pijnvrij behandelen – bij spanning tijdens de behandeling: herkennen, erkennen en een oplossing bedenken (bijvoorbeeld: 'Je mag heel hard in mijn hand knijpen' of 'Tijdens het verdoven mag je best heel hard au roepen, dat geeft niets') – je kunt een tijd afspreken (bijvoorbeeld 10 seconden); vertel dat je dan gaat vragen hoe het voelt (pauzemoment) – je kunt ook een teken afspreken: 'Als je je hand omhoog doet, stoppen we even'; je reageert meteen als dat gebeurt, zodat de patiënt vertrouwen krijgt en vertrouwen houdt

8.7 Samenwerking

Aan zorginstellingen voor mensen met een verstandelijke beperking zijn vaak huisartsen en artsen verstandelijk gehandicapten (AVG's) verbonden, evenals gespecialiseerde tandartsen. Wanneer verstandelijk gehandicapten thuis wonen, maken zij gebruik van de eerstelijnszorg in de wijk. Huisartsen kunnen voor advies terecht bij AVG's en er bestaat een *Handreiking samenwerking huisarts en AVG* (▶ https://www.lhv.nl). Soms vindt een gezamenlijk consult plaats: de patiënt heeft dan een afspraak bij de huisarts en de AVG tegelijk. In veel regio's is er geen structurele samenwerking. Dat komt deels doordat de financiering een probleem is.

Het project 'Eerstelijnszorg op maat voor mensen met verstandelijke beperkingen' is opgezet om knelpunten te inventariseren en oplossingen te vinden. Ook wordt gekeken of de standaarden van de huisartsenorganisatie NHG voor mensen met een verstandelijke beperking moeten worden aangepast.

Voor mondzorg zijn er Centra voor Bijzondere Tandheelkunde (CBT). Behandeling in een CBT kan alleen na verwijzing door een tandarts, huisarts of medisch specialist.

8.8   Behandeling bij wilsonbekwaamheid

Er zijn wetten en richtlijnen voor hoe je moet omgaan met mensen met een verstandelijke beperking die zich verzetten tegen een (be)handeling.

8.8.1   Wetten en richtlijnen

WGBO

In principe mag je iemand niet behandelen als hij dat niet wil. Dit geldt voor zowel wilsbekwame als wilsonbekwame mensen. In de Wet op de geneeskundige behandelingsovereenkomst (WGBO) staat dat een behandeling alleen mag plaatsvinden na toestemming van de patiënt. En dat de patiënt vooraf goed geïnformeerd moet zijn.

Dat laatste is niet mogelijk bij een deel van de mensen met een verstandelijke beperking. Zij kunnen wilsonbekwaam zijn of wilsonbekwaam ter zake. Dat laatste betekent dat iemand voor een bepaalde situatie of een bepaalde beslissing onbekwaam is. Zo kan iemand met een verstandelijke beperking bijvoorbeeld wel in staat zijn om te beslissen over zijn dagindeling, maaltijden en kleding, maar niet over een tandheelkundige behandeling. Iemand anders vertegenwoordigt hem dan en neemt de beslissingsbevoegdheid over bij belangrijke beslissingen. Dat kan ook gelden voor mensen met dementie, een ernstige psychiatrische stoornis of verslaving.

Beslissingsbevoegdheid

Belangrijke beslissingen

Belangrijke beslissingen betreffen financiële zaken: het besteden van geld en dus ook het afsluiten van een huurcontract, een telefoonabonnement of de koop van een huis of fiets. Ze kunnen ook persoonlijke zaken betreffen: wonen, begeleiding, verzorging, verpleging en behandeling en beslissingen over regelingen na overlijden.

Wie neemt de beslissingsbevoegdheid over?

Als een volwassene (nog) wilsbekwaam is, kan hij een ander machtigen. Vaak is dit een familielid, maar dat hoeft niet. In de volmacht (machtiging) die ze beiden ondertekenen, staat waar de volmacht voor geldt, bijvoorbeeld alleen voor persoonlijke zaken. Er kan ook in staan waar de volmacht niet voor geldt: bijvoorbeeld wel voor financiële zaken, maar niet voor de verkoop van het eigen huis.

Als een volwassene niet wilsbekwaam is, kan een curator, een bewindvoerder of een mentor worden benoemd door de rechter. Dat zijn drie verschillende functies met verschillende bevoegdheden. Zij nemen samen met de cliënt of voor de cliënt een beslissing over belangrijke zaken.

De *curator* beslist over belangrijke financiële én persoonlijke zaken. De cliënt mag dat niet meer doen. Hij is wettelijk gezien handelingsonbekwaam. In het openbare curatele- en bewindregister kun je vinden of een patiënt onder curatele staat.

De *bewindvoerder* beslist samen met de cliënt alleen over financiële zaken. In het openbare curatele- en bewindregister kun je vinden of een patiënt onder bewindvoering staat.

> De *mentor* beslist samen met de cliënt alleen over persoonlijke zaken, zoals zorg en begeleiding.
>
> Bron: ▶ https://tinyurl.com/maatregelen-curatele

Wet zorg en dwang (Wzd)

De Wet zorg en dwang (Wzd) geldt sinds 1 januari 2020 voor mensen met een verstandelijke beperking en dementerenden. Het uitgangspunt van deze wet is 'Nee, tenzij'. Dit betekent dat vrijheidsbeperking of onvrijwillige zorg in principe niet mag worden toegepast, tenzij er sprake is van ernstig nadeel voor de cliënt of zijn omgeving. De Wzd is bedoeld om vrijheidsbeperking tegen te gaan. Als het niet lukt om een vrijwillig alternatief te vinden voor de onvrijwillige zorg, worden er mensen met steeds meer deskundigheid ingeschakeld om mee te denken. Aan de hand van het stappenplan Wzd komen alle mogelijkheden voor vrijwillige zorg in beeld (▶ https://vilans.nl).

8.8.2 Vrijheidsbeperkende maatregelen

Wanneer iemand met een verstandelijke beperking zich verzet tegen een (be)handeling, is het belangrijk om goed te kijken:

— waartegen de patiënt zich verzet;
— of de (be)handeling echt nodig is;
— of dwang (vrijheidsbeperking) nodig en gerechtvaardigd is.

Dat geldt voor bijvoorbeeld medische of tandheelkundige behandeling, maar ook voor dagelijkse zorgsituaties waartegen de patiënt zich verzet, zoals bij eten, verplaatsen en het uitvoeren van mondzorg.

Vrijheidsbeperkende maatregelen en middelen

Er zijn verschillende graden van vrijheidsbeperking, van stimulering tot drang en dwang. Bij dwang kun je denken aan de armen en benen fixeren, het hoofd vasthouden tijdens een tandheelkundige behandeling of een rolstoelblad plaatsen, maar ook aan sederende medicatie toedienen.

Volgens de Wet zorg en dwang mogen vrijheidsbeperkende maatregelen alleen worden toegepast in een noodsituatie, als er gevaar voor de patiënt zelf of anderen ontstaat en als dat gevaar niet op een andere manier kan worden afgewend.

Elke vrijheidsbeperkende maatregel moet aan de volgende eisen voldoen:

— De reden voor de maatregel moet in het zorgplan worden opgenomen.
— De toepassing moet in redelijke verhouding staat tot het doel: bij een 'klein', dagelijks doel past geen zware maatregel. Dit heet het proportionaliteitsprincipe.
— De minst ingrijpende maatregel (het minst belastende middel) moet worden toegepast. Dit heet het subsidiariteitsprincipe.
— De maatregel moet geschikt zijn om het doel te bereiken en mag niet langer worden toegepast dan strikt noodzakelijk is. Elke vorm van vrijheidsbeperking die je toepast, moet je in het zorgdossier vermelden.

Visiedocument

Voorbeelden van vrijheidsbeperkende middelen en maatregelen bij mondzorg zijn: fixatiebanden, handen vasthouden, een matras die de beweegmogelijkheden van de cliënt beperkt, een mondspreider en sedatie (medicatie vooraf, sedatie tijdens de behandeling of algehele anesthesie). In het visiedocument *Verzet en vrijheidsbeperking bij tandheelkundige behandeling van mensen met een verstandelijke beperking* van de Vereniging tot Bevordering van Tandheelkundige Gezondheidszorg voor Gehandicapten (VBTGG) staan de volgende uitgangspunten voor de toepassing van vrijheidsbeperking:

- Vrijheidsbeperking is een uiterste middel.
- Behandelaars en begeleiders zoeken voortdurend naar alternatieven.
- De vrijheidsbeperking wordt gemonitord.

Bovendien pleit het visiedocument voor preventief beleid. De nadruk moet liggen op zorg op maat door bekwame zorgverleners, vanuit een visie op autonomie en vrijheidsbeperking.

8.9 Informatie

8.9.1 Voor de doelgroep

- nieuwe wetten voor zorg en ondersteuning bij wonen en werk: ▸ https://tinyurl.com/info-zorg-vanaf2015
- producten uit het project 'Naar de huisarts. Eerstelijnszorg op maat voor mensen met een verstandelijke beperking' (▸ https://www.sterkeropeigenbenen.nl/kennisproducten-huisarts):
  - brochure *Naar de huisarts. Optimale huisartsenzorg voor mensen met een beperking* met tips voor cliënten zelf, hun begeleiders en medewerkers van de huisartsenpraktijk
  - informatie-animatie 'Mensen met verstandelijke beperkingen bij de huisarts. Een gezamenlijke zorg'
  - communicatieformulier ter voorbereiding op het contact met de huisarts en voor het teruggeven van informatie door de huisarts
  - huisartsenboekje *Help ik ben ziek*
  - tips voor mensen met een verstandelijke beperking en voor huisartsen (Onderling Sterk Arnhem e.o., Zorgbelang Gelderland, Huisartsenvereniging Arnhem, Fonds Verstandelijk gehandicapten) ▸ https://www.sterkeropeigenbenen.nl/kennisproducten-huisarts
  - website Naar je huisarts: ▸ https://www.naarjehuisarts.nl/nl/
- op de computer leren hoe je huisarts werkt: ▸ https://tinyurl.com/naar-je-huisarts
- kennisplein gehandicaptensector: ▸ www.kennispleingehandicaptensector.nl
- site voor mensen met een verstandelijke beperking met makkelijk te lezen informatie over onder meer bezoek aan de huisarts en filmpjes: ▸ www.sterkeropeigenbenen.nl
- folder en filmpje over horen en uitpraten: ▸ https://www.sterkeropeigenbenen.nl/kennisproducten-hoor-mij

- ondersteuning bij diabetes voor cliënten, mantelzorgers en begeleiders:
  ▶ http://www.diabeteszelfindehand.nl/
- toolkit 'Kinderwens en ouderschap bij mensen met een LVB':
  ▶ https://tinyurl.com/kinderwens-en-ouderschap
- informatie over gamen: ▶ https://detweetfabriek.nl/tips-en-tools-pagina
- folders over vriendschap, liefde, kinderwens en ouderschap:
  ▶ https://tinyurl.com/kinderwens-ouderschap
- ondersteuningsorganisatie voor mensen met een beperking: ▶ www.mee.nl
- diabetes zelf in de hand: ▶ http://www.diabeteszelfindehand.nl/

8.9.2 Voor de praktijk

- multidisciplinaire richtlijn Signaleren van lichamelijke problemen bij volwassenen met een verstandelijke beperking (V&VN 2015):
  ▶ https://tinyurl.com/signaleren-pijn-gehandicapten
- materiaal over slecht horen en communiceren:
  ▶ https://www.sterkeropeigenbenen.nl/kennisproducten-hoor-mij
- adreslijst AVG's: ▶ www.nvavg.nl
- top 70 van belangrijkste aandoeningen in relatie met probleemgedrag bij mensen met een verstandelijke beperking: ▶ https://tinyurl.com/70-somatische-aandoeningen
  multidisciplinaire richtlijn *Signaleren van lichamelijke problemen bij volwassenen met een verstandelijke beperking* (V&VN 2015):
  ▶ https://tinyurl.com/signaleren-pijn-gehandicapten

8

Ouderen, chronisch zieken en mensen met lichamelijke beperkingen

Samenvatting

Assistenten zien een steeds grotere patiëntengroep ouderen en chronisch zieken met hun specifieke behoeften. Bij 11 % van de deze groep zijn er meerdere ziekten. Ziekten kunnen leiden tot beperkingen in het functioneren. Zorgverleners zijn alert op kwetsbaarheid van ouderen en op geriatrische syndromen. Kwetsbaarheid is een proces waarbij lichamelijke, psychische en sociale tekorten in het functioneren zich opstapelen. Geriatrische syndromen worden door meerdere factoren veroorzaakt: mobiliteitsproblemen en vallen, continentieproblemen, geheugenproblemen, delier en somberheid. Bij ouderen komt veel polyfarmacie voor, met een grote kans op bijwerkingen en interacties. De mondgezondheid neemt af bij een toenemende kwetsbaarheid en leeftijd, zeker in verpleeghuizen. Chronische ziekten hebben invloed op de mondgezondheid door de ziekte of behandeling en door minder goede mondzorg. Ongunstige leefstijlfactoren zijn alcoholgebruik, overgewicht en een ongunstig voedingspatroon. De eigen regie vraagt bij het ouder worden extra ondersteuning.

9.1   Inleiding – 109

9.2   Wie? – 110
9.2.1   Ouderen – 110
9.2.2   Chronisch zieken – 110
9.2.3   Lichamelijke beperkingen en handicaps – 110

9.3   Gezondheidsproblemen – 111
9.3.1   Veelvoorkomende gezondheidsproblemen – 111

© Bohn Stafleu van Loghum is een imprint van Springer Media B.V., onderdeel van Springer Nature 2021
M. van der Burgt en W. Spijkers, *Specifieke doelgroepen voor assisterenden*, Basiswerk AG,
https://doi.org/10.1007/978-90-368-2606-8_9

9.3.2   Meer dan één ziekte – 111
9.3.3   Kwetsbaarheid, geriatrische patiënten en geriatrische
           syndromen – 112
9.3.4   Polyfarmacie – 114
9.3.5   Mondgezondheid – 116
9.3.6   Psychische gezondheid en sociale problematiek – 117
9.3.7   Leefstijl – 118
9.3.8   Mantelzorg – 118

9.4   Mogelijkheden en beperkingen eigen regie – 119

9.5   In de praktijk – 121
9.5.1   Aandachtspunten in het contact – 122
9.5.2   Inhoudelijke aandachtspunten – 124
9.5.3   Ondersteuning eigen regie – 125

9.6   Samenwerking, wet- en regelgeving – 125
9.6.1   Seniorproof maken van de praktijk – 125
9.6.2   Samenwerking – 126
9.6.3   Polyfarmacie bij ouderen – 126
9.6.4   Eerstelijnszorg voor mensen in een verpleeghuis of andere
           zorginstelling – 129
9.6.5   Innovatieve projecten – 130
9.6.6   Regelingen en wetgeving – 130

9.7   Informatie – 131
9.7.1   Voor de doelgroep – 131
9.7.2   Voor de praktijk – 131

9.1 Inleiding

De groepen ouderen, chronisch zieken en mensen met lichamelijke beperkingen over-
lappen elkaar. Ouderen hebben vaker een chronische ziekte en beperkingen dan jongere
volwassenen: 95 % van de 75-plussers heeft een chronische ziekte tegenover 40 % van
de mensen van 0–40 jaar. Om veel herhaling in dit boek te voorkomen, bespreken we
deze groepen daarom in één hoofdstuk. We gaan daarbij uit van de groep ouderen. Er
zijn natuurlijk ook jongvolwassenen met een chronische ziekte of lichamelijke beperkingen. Voor deze groep geldt een groot deel van de informatie in dit hoofdstuk. Specifieke
aspecten van de andere groepen noemen we apart als dat zinvol is.

Leerdoelen

Je kunt:

– de relatie tussen leeftijd en chronische ziekte en de relatie tussen SES en chronische
  ziekte beschrijven en veelvoorkomende gezondheidsproblemen bij ouderen noemen;
– de begrippen comorbiditeit, multipathologie en multimorbiditeit, kwetsbaarheid,
  geriatrische patiënt, geriatrisch syndroom en polyfarmacie beschrijven, toepassen en
  een voorbeeld geven;
– uitleggen waarom bij polyfarmacie bij ouderen de nierfunctie bekend moet zijn en het
  belang en de stappen van medicatiebeoordeling aangeven;
– veelvoorkomende mondgezondheidsproblemen, sociale en psychische problemen en
  ongezonde leefstijlelementen noemen;
– de diversiteit onder ouderen beschrijven wat betreft hun eigen regie;
– aandachtspunten noemen bij je contact met ouderen in verschillende fasen van het
  zorgproces;
– beschrijven op welke manier de zorg voor kwetsbare ouderen is georganiseerd;
– aangeven hoe de huisartsenzorg, de mondzorg en de farmaceutische zorg voor
  bewoners van verzorgingshuizen zijn geregeld.

Een verzorgende belt

'Ik krijg aan het eind van de ochtend een telefoontje van een verzorgende uit
verzorgingshuis A. Ze vraagt of de huisarts mevrouw Heimerink wil bezoeken. Bij zo'n
vraag heb ik altijd drie aandachtspunten.

Ik vraag de klacht uit, net als anders, om te bepalen of een visite nodig is. Nogal eens
kent de verzorgende de relevante gegevens niet: wanneer is de klacht begonnen,
heeft de patiënt koorts? En als het van toepassing is: gegevens over pijn, bloeddruk,
pols, urine en defecatiepatroon. Dat komt omdat er vaak weinig continuïteit in de
personele bezetting is en de relevante gegevens niet altijd in het dossier staan. Soms
is de situatie best complex. Verzorgenden hebben dan niet alle kennis om te bepalen
welke gegevens essentieel zijn. Ik noem dan welke gegevens ik wil hebben en vraag of
de verzorgende die alsnog wil verzamelen en dan wil terugbellen.

Ten tweede vraag ik altijd de patiënt zelf aan de telefoon. Die wil ik spreken als het
enigszins kan. Je hoort dan de stem van de patiënt, zijn ademhaling, of hij pijn heeft,
hoe hij zijn klachten onder woorden brengt, wat de patiënt zelf vindt en of hij twijfelt
of heel stellig is.

> Tot slot vraag ik, voordat ik het telefoontje afrond, de verzorgende weer aan de telefoon. Ik vraag haar om bij haar collega's of leidinggevende na te gaan of er voor meer patiënten een visite wordt aangevraagd. Dat weten verzorgenden namelijk vaak niet van elkaar. En de huisarts wordt niet blij als hij net een visite heeft afgelegd en daarna terug moet voor nog een bezoek.'
> *Merel van Rooij, triagist, docent, Utrecht*

9.2 Wie?

9.2.1 Ouderen

Ouderen vormen een grote groep, die nogal divers is. Of iemand tot de groep ouderen wordt gerekend, hangt af van de leeftijdsgrens die wordt gebruikt: soms ligt de grens bij 55 jaar, soms bij 65 jaar. Nederland telt 3,3 miljoen 65-plussers, van wie 0,4 miljoen 80-plussers. Doordat mensen steeds ouder worden, zullen die aantallen stijgen. Het aandeel oudere niet-westerse migranten neemt snel toe.

9.2.2 Chronisch zieken

Voor chronische ziekten en chronisch zieken bestaan verschillende definities. Maar altijd gaat het om een aandoening die niet overgaat (onomkeerbaar is), die lang duurt en waarbij vaak langdurig zorg nodig is.

Door de verschillende definities wordt het aantal chronisch zieken verschillend ingeschat: van 4,5 miljoen tot 5,3 miljoen (bijna een derde van de bevolking). Het maakt namelijk veel uit of je gehoorstoornissen, problemen met zien, verstandelijke beperkingen en migraine meetelt als chronische ziekten.

Vrouwen hebben vaker een chronische ziekte dan mannen. Mensen met een laag opleidingsniveau en een lage sociaal-economische status (lage SES), onder wie mensen met een migratieachtergrond, hebben twee keer zo vaak een chronische ziekte als mensen met een hogere SES.

Chronische ziekten kunnen leiden tot lichamelijke beperkingen en handicaps.

9.2.3 Lichamelijke beperkingen en handicaps

Een stoornis in een orgaan kan leiden tot een beperking. Dit betekent dat mensen bepaalde handelingen en activiteiten niet of minder goed kunnen uitvoeren. Zo leveren de hoge spierspanning en de tremoren bij mensen met de ziekte van Parkinson beperkingen op. Zij kunnen moeilijk schrijven en andere fijne handbewegingen uitvoeren. Dergelijke beperkingen kunnen leiden tot een handicap. Van een handicap spreek je als de patiënt minder of niet kan deelnemen aan de maatschappij, als zijn sociale rollen als bijvoorbeeld werknemer, ouder of lid van een sportclub in het gedrang komen. Moeite met schrijven en moeite met de fijne handmotoriek kunnen een handicap zijn wanneer je docent bent of een instrument bespeelt.

9.3 Gezondheidsproblemen

9.3.1 Veelvoorkomende gezondheidsproblemen

Het RIVM registreert chronische gezondheidsproblemen (zie kader).

Chronische aandoeningen
- artrose
- reumatoïde artritis
- chronische nek- en rugklachten
- osteoporose
- COPD en astma
- diabetes mellitus
- aangeboren hartafwijkingen
- hartklepafwijkingen
- hartfalen
- coronaire hartziekten
- ritmestoornissen
- beroerte
- ziekte van Parkinson
- epilepsie
- migraine
- kanker
- hiv-infectie en aids
- ziekten in verband met alcohol
- dementie
- stemmings- en angststoornissen
- persoonlijkheidsstoornissen
- verstandelijke beperking

9.3.2 Meer dan één ziekte

Ongeveer 31 % van de Nederlandse bevolking (5,4 miljoen) heeft meer dan één chronische ziekte. Vooral bij vrouwen en bij ouderen komt dat voor.

Veelvoorkomende combinaties zijn: diabetes en coronaire ziekten, diabetes en problemen met zien, coronaire hartziekten en COPD. Deze ziekten hangen met elkaar samen. Dat heet comorbiditeit. Wanneer de ziekten niet met elkaar samenhangen, spreken we van multipathologie of multimorbiditeit. Een voorbeeld daarvan is dat iemand met COPD ook de ziekte van Parkinson en een gehoorstoornis heeft. De begrippen comorbiditeit en multimorbiditeit worden overigens vaak door elkaar gebruikt.

Het percentage mensen met multimorbiditeit varieert van 12 % onder chronisch zieke jongeren tot meer dan 54 % onder chronisch zieke ouderen. Dat laatste percentage zal toenemen, omdat steeds meer mensen een hoge leeftijd bereiken. Dit betekent dat de zorg voor mensen met een chronische ziekte steeds complexer wordt.

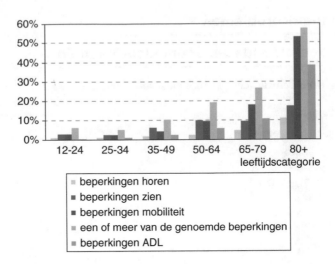

■ Figuur 9.1   Beperkingen per leeftijdscategorie (CBS 2011)

Beperkingen

Niet alle ziekten leiden tot beperkingen in het functioneren. Maar met het oplopen van de leeftijd nemen de beperkingen toe wat zien, horen en bewegen betreft (zie ■ fig. 9.1). Met name bij vrouwen komen op hoge leeftijd veel beperkingen voor. De meeste beperkingen komen voor bij alleenstaanden, weduwen en weduwnaars, laagopgeleiden en mensen die wonen in verzorgings- en verpleeghuizen.

9.3.3 Kwetsbaarheid, geriatrische patiënten en geriatrische syndromen

Kwetsbaarheid bij ouderen is een proces waarbij lichamelijke, psychische en sociale tekorten in het functioneren zich opstapelen. De kans op (meer) gezondheidsproblemen wordt daardoor steeds groter. Een extra probleem of aandoening kan dan het wankele evenwicht verstoren. De patiënt heeft weinig 'reserve', kan weinig erbij hebben. Een kleine verstoring, bijvoorbeeld een blaasontsteking, kan grote gevolgen hebben: uitdroging, verwardheid, slecht eten, minder actief worden, spierverzwakking enzovoort (■ fig. 9.2).

In 2018 was 49,5 % van de ouderen boven de 65 kwetsbaar: een kwart van de thuiswonende ouderen en driekwart van de bewoners van verzorgingshuizen. Patiënten in verpleeghuizen zijn bijna allemaal kwetsbaar. In 2030 zullen dat er ongeveer een miljoen zijn.

Geriatrische patiënten

Niet elke oudere patiënt is een geriatrische patiënt. Een vitale 75-jarige die van zijn fiets valt en zijn heup breekt, is nog geen geriatrische patiënt. Je spreekt van een geriatrische patiënt als er sprake is van:

— hogere leeftijd; meestal ouder dan 70 jaar;
— meerdere aandoeningen die elkaar nadelig beïnvloeden;

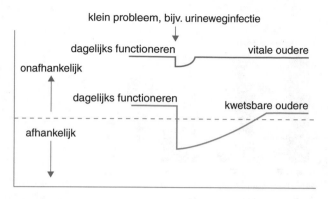

■ **Figuur 9.2** Kwetsbaarheid

— lichamelijke, psychische en sociale problemen;
— kwetsbaarheid of een wankel evenwicht.

Geriatrische syndromen

Meestal wordt onder een syndroom een combinatie van verschijnselen verstaan die allemaal dezelfde oorzaak hebben. Bij de geriatrische patiënt is dat anders. Kenmerkend voor geriatrische syndromen is dat ze door verschillende factoren worden veroorzaakt (zie kader).

Geriatrische syndromen
— mobiliteitsproblemen en vallen
— continentieproblemen
— geheugenproblemen
— delier of acute verwardheid
— somberheid, eenzaamheid en levensfaseproblematiek
— onverklaarde achteruitgang in het dagelijks functioneren
— duizeligheid
— ondervoeding
— 'wegraken'
— osteoporose
— verlies van spiermassa
— depressie
— decubitus
— zelfverwaarlozing
— dementie

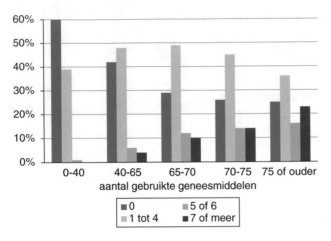

■ **Figuur 9.3**   Apotheekbezoekers naar aantal gebruikte geneesmiddelen

9.3.4 Polyfarmacie

Met polyfarmacie wordt bedoeld dat een patiënt vijf of meer geneesmiddelen gebruikt. Dat komt vooral voor bij ouderen en chronisch zieken. Oudere patiënten zonder chronische aandoeningen gebruiken gemiddeld drie verschillende geneesmiddelen per jaar. Patiënten met meer dan twee chronische aandoeningen gebruiken jaarlijks maar liefst elf verschillende medicijnen! Zo'n 45 % van de ouderen behoort tot de polyfarmaciegroep. En bijna een kwart van de 75-plussers gebruikt zeven of meer geneesmiddelen (■ fig. 9.3). Van alle bezoekers in wijkapotheken is 11 % een polyfarmaciepatiënt. Voor medicatiebeoordeling bij ouderen wordt polyfarmacie gedefinieerd als gebruik van tien of meer geneesmiddelen (herziene richtlijn Polyfarmacie bij ouderen 2019).

Big six

Meer dan de helft van de geneesmiddelen die aan 65-plussers worden voorgeschreven, zijn middelen voor de *big six*-aandoeningen. De big six zijn de zes belangrijkste chronische aandoeningen, waarvoor de meeste zorg wordt verleend: diabetes, cardiovasculaire aandoeningen (inclusief risicomanagement), astma/COPD, psychosociale aandoeningen (met name depressiviteit en dementie), reumatische aandoeningen en kanker. In de top 10 van meest voorgeschreven middelen komen geneesmiddelen voor deze aandoeningen dan ook veel voor (■ tab. 9.1).

Bij polyfarmacie is de kans op bijwerkingen en interacties groot, waardoor de kwetsbare gezondheid nog verder kan verslechteren. Dat gevaar is des te groter bij een slechte nierfunctie (zie kader). Tenminste, voor geneesmiddelen die door de nieren worden uitgescheiden en een kleine therapeutische breedte hebben.

◫ **Tabel 9.1**   Top 10 meest voorgeschreven geneesmiddelen aan 65–74-jarigen in het basispakket in 2019 (Nivel Zorgregistraties eerste lijn 2019)

	geneesmiddelgroep	percentage van de 65–74-jarigen dat een middel uit deze groep gebruikt
1	cholesterolverlagers	36,5 %
2	middelen bij een maagzweer of reflux-klachten	34,8 %
3	middelen tegen trombose	28,1 %
4	bètablokkers	23,2 %
5	ACE-remmers (bloeddrukverlager)	17,4 %
6	niet-steroïde ontstekingsemmers en anti-reumamiddelen	15,8 %
7	laxeermiddelen	15,3 %
8	calciumantagonisten (bloeddrukverlager)	14,5 %
9	corticosteroïden	13,9 %
10	penicillinesoorten	12,2 %

Nierfunctie bepalen

Veel geneesmiddelen worden via de nieren uitgescheiden, net als sommige afvalstoffen. Een afvalstof die door de nieren wordt uitgescheiden, is creatinine, een afvalproduct van (spier)eiwit. Bij een slechte nierfunctie kan er een hoge, soms gevaarlijke concentratie ontstaan van geneesmiddelen of afvalstoffen in het bloed. Als het geneesmiddel toch noodzakelijk is, moet de dosering worden aangepast.

Bij het ouder worden neemt de nierfunctie af. Bij geneesmiddelen met een kleine therapeutische breedte (digoxine, lithiumcarbonaat) kan daardoor snel een toxische concentratie ontstaan. Dan is het belangrijk om te weten hoe de nierfunctie is. Dat is ook van belang als er geneesmiddelen worden gebruikt die de nierfunctie kunnen aantasten, zoals NSAID's, ACE-remmers en intraveneuze contrastvloeistof (gebruikt bij onderzoeken in het ziekenhuis). In al deze gevallen is het belangrijk om de glomerulaire filtratiesnelheid (*glomerular filtration rate* – GFR) te bepalen. Een normale filtratiesnelheid voor een volwassene is 80–120 ml/min.

De filtratiesnelheid van de nieren wordt met een formule berekend. De uitkomst (het getal) is een *schatting* van de filtratiesnelheid van de nier: eGFR (*estimated* GFR). Voor het gemak gebruiken we in dit boek de afkorting GFR, ook als het om een schatting gaat. Daarvoor wordt de MDRD-berekening het meest gebruikt (▶ http://www.labuitslag.nl). Hiervoor zijn de volgende gegevens nodig:
- geslacht
- leeftijd
- creatinineconcentratie in het bloed.

De MDRD-formule is oorspronkelijk opgesteld voor blanke mensen. Bij negroïde mensen moet de uitslag met 1,21 vermenigvuldigd worden. Een andere formule, de CKD-EPI, is iets betrouwbaarder. Deze gaat uit van dezelfde gegevens. Bij negroïde mensen moet de uitslag met 1,159 vermenigvuldigd worden.

Voorzichtig met het interpreteren van de uitslag
De berekende GFR is altijd een schatting. Bovendien is de MDRD niet bruikbaar bij kinderen, acuut nierfalen en afwijkende spiermassa (extreem ondergewicht, amputaties, langdurige bedlegerigheid, bodybuilders). Ook geneesmiddelen als cimetidine, trimetroprim en cotrimoxazol remmen de creatinine-uitscheiding door de nieren. De uitslag van de MDRD is dan onterecht te laag: je denkt dan dat de nieren slecht werken, terwijl dat in werkelijk niet zo is of niet zo erg is.

Praktijk
In de huisartsenpraktijk ligt de gemiddelde GFR van een 70-plusser rond de 60 ml/min. Bij kwetsbare oudere patiënten met multimorbiditeit en polyfarmacie ligt de gemiddelde GFR lager, rond de 40 ml/min. Dat heeft consequenties voor de praktijk:
- Bij sommige patiënten moet je de GFR berekenen. Daarvoor moet je bloed afnemen.
- Bepaalde geneesmiddelen mogen niet worden voorgeschreven bij een GFR lager dan 30 ml/min: bifosfonaten, antidiabetica uit de groep van sulfonylureum-derivaten (alleen tolbutamide mag wel worden voorgeschreven), nitrofurantoïne en metformine. De apothekersassistent controleert daarom of de nierfunc-tiewaarde bekend is.
- De (start)dosering van bepaalde geneesmiddelen moet worden verlaagd: de meeste ACE-remmers, antibiotica, amoxicilline/clavulaanzuur, quinolonen, sulfonamiden en tetracyclines, veel anti-epileptica en laagmoleculaire heparines.

De apothekersorganisatie KNMP heeft voor de meeste geneesmiddelen adviezen voor aangepaste dosering bij verminderde nierfunctie.
De creatinineconcentratie kan tegenwoordig ook uit capillair bloed worden bepaald (via een vingerprik).

9.3.5 Mondgezondheid

Mondgezondheid bij ouderen

In 2009 had 53 % van de 75-plussers een volledige gebitsprothese. In 2030 zal dat waarschijnlijk nog maar 8 % zijn. Er is dus meer mondzorg nodig.

Toch gaat van de 80-plussers minder dan 51 % voor controle naar de tandarts. Bij de 65- tot 75-jarigen is dat minder dan 67,5 %. Ze vinden het niet nodig of denken er niet aan, ze hebben problemen met vervoer regelen of ze vinden het te duur, zeker als behandeling nodig blijkt.

Van de ouderen die in een verpleeghuis worden opgenomen, heeft 80 % een matige tot slechte mondgezondheid (zie ▢ tab. 9.2). Die groep is natuurlijk geen doorsnee van

▣ Tabel 9.2   Veelvoorkomende mondproblemen bij verpleeghuisbewoners

aandoening	hoe vaak
wortelcariës	40–60 %
gingivitis	20–30 %
parodontitis	45–75 %
prothesestomatitis	60 % van ouderen met een prothese
mondhoekontsteking	16 % van ouderen met een volledige prothese

de ouderen. Maar dit cijfer laat wel zien dat de mondgezondheid bij een kwetsbare groep ouderen met multimorbiditeit vaak onderdeel is van de gezondheidsproblemen.

Daarnaast zijn er vaak kauw- en slikproblemen, vooral bij mensen met spierzwakte (door een beroerte of spierziekte) en bij een loszittende prothese of pijn door een schimmelinfectie, aften of kaakgewrichtsproblemen. Een droge mond komt mede door geneesmiddelengebruik veel voor.

Mondgezondheid bij chronisch zieken

Chronische ziekten hebben invloed op de mondgezondheid: direct, bijvoorbeeld bij diabetes; en indirect, wanneer de chronische ziekte het moeilijk maakt om zelf de mondzorg goed uit te voeren (beroerte, spierzwakte of ziekte van Parkinson). Ook kunnen problemen indirect ontstaan door geneesmiddelen die bijvoorbeeld een droge mond veroorzaken of de weerstand verlagen (chemotherapiemiddelen verlagen de algehele weerstand; corticosteroïden in inhalatiemiddelen veroorzaken verminderde weerstand in de mond).

Een gezonde mond draagt bij aan een goede algemene gezondheid en kwaliteit van leven. Anders gezegd: mondproblemen hebben invloed op de algemene gezondheid, verlagen de kwaliteit van leven en zijn van invloed op zelfvertrouwen en sociale contacten.

Er ontstaat een vicieuze cirkel. Wanneer mensen door bewegingsproblemen (beroerte, spierziekte, ziekte van Parkinson) hun mondzorg minder goed kunnen uitvoeren, kunnen er mondproblemen ontstaan, die weer invloed hebben op hun algemene gezondheid:

— problemen met kauwen en slikken;
— pijn;
— slecht eten, ondervoeding;
— parodontitis, een risicofactor voor endocarditis en andere hart- en vaatziekten.

9.3.6 Psychische gezondheid en sociale problematiek

De meest voorkomende psychische stoornis bij ouderen is een angststoornis. Daarnaast komen stemmingsstoornissen veel voor, vooral depressies. Een depressie komt voor bij 2% (zwaar) tot 25% (licht) van de 55-plussers en bij 15–25 % van de bewoners van een verpleeghuis. Een depressie komt ook vaak voor bij mensen met COPD, diabetes, ziekte van Parkinson en een beroerte.

Dementie komt vooral bij ouderen voor (zie ► H. 10). Het syndroom van Korsakov (door vitaminetekort, vaak als gevolg van overmatig alcoholgebruik) komt vanaf een leeftijd van ongeveer 45 jaar voor.

Een delier, acute verwardheid door een lichamelijke oorzaak, komt vooral bij (kwetsbare) ouderen voor. Een delier treedt vaak op tijdens een ziekenhuisopname, al dan niet na een operatie. Voorbeelden van uitlokkende factoren zijn: operaties (anesthesie, beademing), ondervoeding, dehydratie en infectie, zoals blaasontsteking. Een delier geeft op zich al aan dat de patiënt kwetsbaar is.

Sociale problematiek

Veelvoorkomende sociale problemen bij ouderen zijn eenzaamheid, verwaarlozing, mishandeling en afhankelijkheid van mantelzorg (▶ https://www.ouderenfonds.nl). Het Nederlands Kenniscentrum Ouderenpsychiatrie ▶ http://www.nkop.nl/ biedt informatie, waaronder ook korte filmpjes over diverse psychische en sociale problemen bij ouderen.

9.3.7 Leefstijl

Ouderen

Het alcoholgebruik onder 60-plussers is gemiddeld hoger dan onder jongere volwassenen. Het percentage rokers onder ouderen is lager dan dat onder jongere volwassenen. De groep ouderen telt relatief veel ex-rokers. In 2017 voldeed 37 % van de 65-plussers aan de Beweegrichtlijn. Die houdt in dat ouderen per week minimaal tweeënhalf uur matig intensief bewegen (bijvoorbeeld wandelen of fietsen) en twee keer per week spier- en botversterkende activiteiten doen, gecombineerd met balansoefeningen. Obesitas (BMI 30 of hoger) komt bij 65-plussers meer voor dan bij jongere volwassenen. Daarnaast komt ondervoeding voor. Ouderen die thuiszorg ontvangen en ouderen die opgenomen zijn in verpleeg- en verzorgingshuizen en ziekenhuizen zijn kwetsbaar voor het risico op ondervoeding.

Wat voeding betreft voldoet meer dan de helft van de zelfstandig wonende 70-plussers niet aan de richtlijn voor groente-, fruit-, vocht- en vitamine D-inname. Kortom, de meeste ouderen hebben niet zo'n gunstig leefstijlpatroon (Drijvers 2014).

Chronisch zieken

Van de chronisch zieken heeft 50 % overgewicht en 20 % ernstig overgewicht. ◘ Figuur 9.4 laat het (over)gewicht zien in vergelijking met dat van mensen die niet chronisch ziek zijn. Mensen met een beperking, met name een motorische, bewegen gemiddeld minder dan mensen zonder beperking.

9.3.8 Mantelzorg

Bij de zorg voor ouderen en chronisch zieken heb je als assistent ook vaak te maken met hun mantelzorgers. Ouderen en chronisch zieken ontvangen naast professionele zorg meestal ook mantelzorg. Andersom geven steeds meer ouderen mantelzorg aan hun zieke partner en/of hoogbejaarde vader of moeder. Dat kan een grote belasting vormen, waardoor ze zelf gezondheidsklachten krijgen. Vooral de zorg voor een dementerende partner of ouder is zwaar (zie ▶ H. 10). Overbelasting kan leiden tot ontspoorde zorg, zoals conflicten, uitbuiting, verwaarlozing, de partner vastbinden of opsluiten en mishandeling.

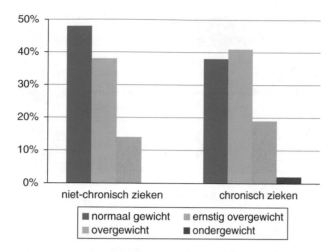

■ **Figuur 9.4**   Gewicht bij chronisch zieken en niet-chronisch zieken

Hulpvraag

Nogal eens komt de hulpvraag via de mantelzorg bij de praktijk of apotheek terecht. Dat gebeurt bijvoorbeeld wanneer het vermogen om zelf de regie te voeren afneemt of wanneer de mantelzorger de situatie anders inschat dan de oudere zelf en de oudere geen hulp zoekt.

Meer en minder hulpvragen

Praktijkassistenten krijgen steeds vaker vragen om zaken te regelen (hulpmiddelen, thuiszorg, begeleiding vanuit de Wmo, extra huisbezoek). Die vraag kan van de oudere zelf komen, maar ook van familie die zich zorgen maakt over de verslechterende gezondheid en zelfzorg van de oudere. Ook eenzaamheid, een klein sociaal netwerk en gebrek aan mantelzorg maken dat ouderen vaker bij de huisartsenpraktijk hulp vragen.

Een deel van de ouderen ziet af van hulp, (vervolg)onderzoeken of behandelingen vanwege het eigen risico van de zorgverzekering. Huisartsenhulp valt overigens niet onder het eigen risico, maar bezoek aan een specialist bijvoorbeeld wel.

9.4 Mogelijkheden en beperkingen eigen regie

Een deel van de ouderen, chronisch zieken en mensen met lichamelijke beperkingen is uitstekend in staat om de regie over hun leven en zorg in eigen handen te houden. Dat wordt moeilijker naarmate de leeftijd hoger wordt en er meer ziekten of beperkingen zijn. Wie problemen heeft met zien en fijne motoriek kan bijvoorbeeld moeilijker zelf medicatie uit de verpakking halen en tandenpoetsen.

Ouderen die veel verschillende geneesmiddelen slikken, weten vaak niet waar die voor dienen. Hoe hoger de leeftijd van de oudere en hoe meer geneesmiddelen, des te minder de oudere weet waarvoor hij elk middel gebruikt. Maar 15 % van de ouderen weet van elk middel dat hij gebruikt waar het voor dient. Hoe meer medicatie is voorgeschreven (soorten en innamemomenten), des te lager ook het juiste gebruik is. De therapietrouw neemt dan af.

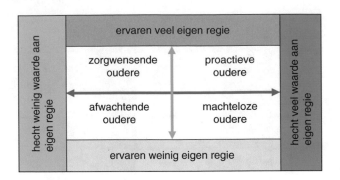

▪ Figuur 9.5   Typen ouderen ingedeeld naar eigen regie

Ouderen vinden tandartsbezoek vaak minder noodzakelijk dan toen ze jonger waren. Als het lastiger wordt een afspraak te maken of als vervoer en kosten een probleem vormen, zullen ze er vaak vanaf zien.

Naarmate de gezondheidsproblemen talrijker of ernstiger worden, is het voor ouderen moeilijker om de eigen gezondheid in de gaten te houden en signalen goed te interpreteren. Ook de regie voeren over het eigen leven en zorg kan moeilijker worden, zeker wanneer het sociale netwerk kleiner wordt. Overigens zullen niet alle ouderen dat zo ervaren. En als ze dit wel zo ervaren en graag ondersteuning willen, is die niet altijd meteen te regelen. Het overheidsbeleid is gericht op langer thuis wonen, zelfstandig of met hulp.

In het rapport *Ouderen van de toekomst* (Doekhie 2014) wordt gesproken over vier typen ouderen (▪ fig. 9.5). Die indeling is gemaakt op grond van twee criteria:
— Hoe belangrijk vinden de ouderen eigen regie?
— Vinden ouderen dat ze eigen regie hebben?

De vragen en wensen van de vier verschillende typen ouderen zullen in de praktijk verschillen. Dat maakt, net als bij andere doelgroepen, afstemming en maatwerk noodzakelijk.

Uiteraard zullen de bewoners van zorginstellingen minder goed de regie over hun eigen leven kunnen voeren.

Gaat het goed?

Meneer Blom, 73 jaar, bezoekt de apotheek regelmatig. Stagiaire Anouk helpt hem vandaag aan de balie. Hij komt zijn medicijnen halen voor hoge bloeddruk en diabetes. Anouk zegt: 'Ik ga even kijken. Als je even wacht, ga ik ze in orde maken.' Anouk ziet in het systeem dat meneer Blom zes weken te vroeg is voor zijn herhalingsmedicatie. Ze vraagt: 'Hoe gaat het met het innemen van je medicijnen? Zoals altijd controleer ik wanneer je voor het laatst medicijnen hebt opgehaald. Dat is deze keer nog niet zo lang geleden. Dan zou je nog medicijnen moeten hebben. Zou dat kunnen?' Volgens meneer Blom zijn zijn medicijnen echt op: 'Het zal wel een computerfout zijn want het gaat goed.' Anouk maakt de medicatie klaar en zegt: 'Hier zijn ze. Als je nog vragen hebt, kom dan gerust langs of bel even. We helpen je graag.'

Anouk overlegt met haar werkbegeleider, omdat ze toch twijfelt aan het medicatiegebruik van meneer Blom. Ze stelt voor om een aantekening te maken om dit goed te volgen. De werkbegeleider zal de apotheker vragen om meneer Blom in te brengen bij de medicatiereview van kwetsbare ouderen, samen met de huisarts.
De begeleider attendeert Anouk erop dat ze meneer Blom met je en jij aansprak. Ook al is de patiënt bekend en de sfeer gemoedelijk, tutoyeren is niet wenselijk, zeker niet bij ouderen. Verder had Anouk meneer beter kunnen vragen haar te vertellen hoe hij zijn geneesmiddelen precies gebruikt. Misschien gebruikt hij wel een dubbele dosis? Door alleen te vragen of het goed gaat, maak je het namelijk wel heel gemakkelijk voor de patiënt om te zeggen: 'Goed' en weet je het nog niet zeker.
Carolijn Huizinga, apotheker, Amersfoort

9.5 In de praktijk

In de zorg voor ouderen en chronisch zieken gelden de algemene principes uit ► H. 2 en 3. Daarnaast zijn er specifieke aandachtspunten en inhoudelijke aandachtspunten.

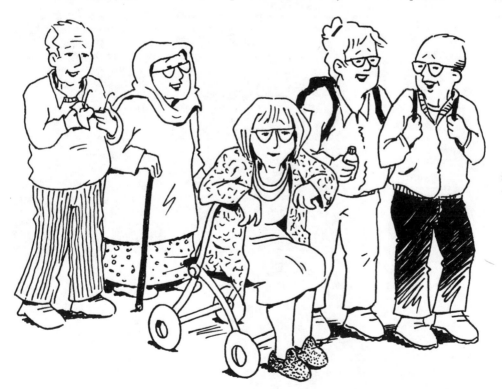

9.5.1   Aandachtspunten in het contact

Afhankelijk van de aandoening en de leeftijd kunnen het denken en begrijpen van de patiënt trager of minder goed verlopen. Ouderen kunnen moeite hebben om twee dingen tegelijk te doen, bijvoorbeeld de jas uittrekken en tegelijk praten of luisteren. Ook bewegen, horen en zien kunnen beperkt zijn. Je bent daarom extra alert op eventuele problemen met informatie verwerken (▶ H. 4), slecht horen en slecht zien (▶ H. 11 en 12).

Daarnaast let je erop of je patiënt hinder ervaart wanneer hij gaat zitten of liggen, kleding uitdoet en zijn mond opendoet (◘ tab. 9.3). Kijk of je ondersteuning en geruststelling kunt bieden of op een andere manier kunt zorgen voor comfort.

◘ Tabel 9.3   Aandachtspunten in je contact met ouderen, chronisch zieken en mensen met lichamelijke beperkingen

basisregels	– maak contact – stem je communicatie af op de persoon en wat er in het gesprek gebeurt
afspraken, oproepen	– plan afspraken op een tijdstip dat voor de patiënt haalbaar is – toon begrip wanneer de patiënt door vervoersproblemen te laat is; overleg met de arts of de patiënt toch geholpen kan worden – neem bij een no-show bij voorkeur contact op met de patiënt; herinner hem aan de afspraak en vraag waarom hij niet is verschenen; maak eventueel een aantekening in het dossier – stuur na een (volgende) oproep eventueel een extra reminder; overleg met de patiënt of mantelzorger over de manier waarop – roep in de tandartspraktijk ook patiënten zonder eigen gebitselementen op voor een controle en bel na als zij geen afspraak maken
ontvangst	– let erop of de patiënt zelfstandig kan lopen en gaan zitten; ga naar een rolstoelpatiënt toe als de balie hoog is; begeleid de patiënt eventueel naar een plaats in de wachtruimte en wacht met vragen stellen totdat de patiënt zit – praat duidelijk, bij ouderen voldoende luid en niet te snel; in de behandelkamer van de tandartspraktijk: doe de radio uit – houd in de gaten of de patiënt het hoort als je hem oproept – houd in de gaten of je (weer) kunt helpen met opstaan en eventueel kunt begeleiden bij het lopen
in de spreekkamer, behandelruimte, aan de balie van de apotheek	
positieverandering	– help de patiënt om in de tandartsstoel plaats te nemen; gebruik eventueel een tillift – kondig (in de tandartspraktijk) verandering van de positie van de stoel aan – geef een patiënt na positieverandering, met name na rechtop komen uit een liggende houding, tijd om duizeligheid te voorkomen

(vervolg)

◻ **Tabel 9.3** (vervolg)

ziektespecifieke aandachtspunten	
astma/COPD	– mondzorg bij gebruik inhalatiecorticosteroïden in verband met de kans op schimmelinfectie
COPD	– een jas aan- en uitdoen, een shirt of hemd over het hoofd aan- en uittrekken, gaan zitten en opstaan kunnen inspannend zijn en benauwdheid verergeren – benauwdheid kan optreden bij platliggen of wanneer het hoofd achterover wordt gekanteld
coronair lijden	– bij inspanning of stress: soms zijn tandheelkundig onderzoek en behandeling wenselijk voorafgaand aan een geplande hartoperatie – vraag naar het gebruik van antistolling als de patiënt een tandheelkundige ingreep zal ondergaan; als de patiënt daarmee volgens de richtlijnen moet stoppen, zeg dan hoeveel dagen van tevoren hij moet stoppen; vraag vóór de ingreep of de patiënt is gestopt met de antistolling (ACTA 2013)
CVA en ander niet-aangeboren hersenletsel (NAH)	– veranderingen in bewegen, soms ook cognitieve veranderingen, afasie, emotionele ontremming, verandering van persoonlijkheid – vraag naar het gebruik van antistolling als de patiënt een tandheelkundige ingreep zal ondergaan; als de patiënt daarmee volgens de richtlijnen moet stoppen, zeg dan hoeveel dagen tevoren hij moet stoppen; vraag vóór de ingreep of de patiënt is gestopt met de antistolling (ACTA 2012)
hartfalen	– jas aan- en uitdoen, gaan zitten en opstaan kunnen inspannend zijn – benauwdheid kan optreden bij platliggen of wanneer het hoofd achterover wordt gekanteld
kankerbehandeling met chemotherapie en/of radiotherapie	– vermoeidheid, verminderde afweer, verminderde stolling, kwetsbaar of kapot slijmvlies/tandvlees – wees alert op infectierisico en infecties: herpes simplex en herpes zoster treden nogal eens op – soms is tandheelkundige behandeling wenselijk voordat wordt begonnen met chemotherapie of met bestraling in het hoofdhalsgebied; soms is overleg nodig over uitstel van een tandheelkundige behandeling
beweegproblemen door reumatische of neurologische aandoeningen	– denk aan: reumatische aandoeningen (artrose, reumatoïde artritis) en andere aandoeningen die moeite met bewegingen veroorzaken, zoals beroerte, ziekte van Parkinson, ziekten met onwillekeurige bewegingen – let op moeite met lopen, gaan staan of zitten, een deur openen, kleding aan- en uittrekken, een beker pakken en drinken, moeite met openen van medicijnstrips – let bij tandheelkundige behandeling op: moeite of pijn bij openen mond (door reuma in kaakgewrichten), moeite om het hoofd op de hoofdsteun te leggen of om het hoofd stil te houden; zorg eventueel voor een kussentje; stel de patiënt die moeite heeft zijn hoofd stil te houden gerust: de tandarts zal hem daarbij helpen – let op pijn of moeite bij het spreiden van de benen voor het maken van een uitstrijkje (bij reuma in heupgewrichten)
moeite met horen en zien	zie ▶ H. 11 en 12

Twee zussen

De twee zussen Gerson komen de praktijk binnen. Ze zijn hun leven lang al heel hecht. De oudste, Sietske, heeft sinds enkele jaren de ziekte van Parkinson. Zij zit inmiddels in een rolstoel. Zij kon niet meer bij haar oude tandarts terecht vanwege de traptreden voor de praktijkingang.

We zien dat mevrouw behoorlijke tremoren heeft. Ze kan nauwelijks praten. Haar zus Tine vertelt dat Sietske het verschrikkelijk vindt niet stil te kunnen zitten tijdens de behandeling.

We nemen rustig de tijd. Met instemming van Sietske leg ik Tine uit hoe ze het beste kan poetsen bij Sietske. Ik vertel Sietske dat ze de tremoren niet hoeft te onderdrukken. Dat ik er wel omheen werk. Daarna begin ik de behandeling. Telkens als de tremoren heviger worden, zeg ik: 'Het geeft niet. U mag gewoon trillen'. Na verloop van tijd merken we allemaal dat de tremoren veel minder worden. Tine vertelde later dat haar zus thuis aangaf dat ze tijdens de behandeling meer kon ontspannen omdat ze geen druk ervaarde om haar lichaam stil te houden.

Wendy Spijkers, tandarts, Bilthoven en Zwammerdam

9.5.2 Inhoudelijke aandachtspunten

Naast de praktische aandachtspunten zijn er inhoudelijke aandachtspunten.

Klacht uitvragen

Je hebt vaak jarenlang regelmatig contact met een oudere of een patiënt met een chronische ziekte of beperking. Je kent hem, zijn geschiedenis, zijn gezondheidsproblemen en zijn manier van doen. Dat heeft voordelen, maar ook nadelen. Als je een patiënt al lang kent, bestaat het gevaar dat je al zijn klachten ziet als onderdeel van de ziekte, als onderdeel van een patroon. De kunst is om alert en objectief te blijven. Vraag de klachten net zo uit als bij elke andere patiënt. Let erop dat je niet te snel interpreteert.

Multipathologie

Je bent je ervan bewust dat ouderen en chronisch zieken vaak meer aandoeningen hebben of ontwikkelen. Hoge leeftijd en ziekten kunnen sociale en emotionele problemen veroorzaken (eenzaamheid, depressie). Na een beroerte, bij diabetes en COPD is de kans op een depressie groot.

Daarnaast ben je er alert op dat de nierfunctie in de loop van de jaren verslechterd kan zijn (▶ http://www.denieuwepraktijk.nl) en dat geneesmiddelen door een hogere bloedspiegel meer bijwerkingen kunnen veroorzaken.

Belasting

Je hebt oog voor wat het (zelfstandig) thuis wonen van de oudere of chronisch zieke vraagt, zeker wanneer het sociale netwerk kleiner wordt. Daarnaast heb je aandacht voor de mantelzorger. Het is mogelijk om in het HIS te noteren wie mantelzorg geeft of ontvangt (ICPC-code Z14). Toon interesse. Vraag de mantelzorger op een passend moment naar zijn ervaringen en zijn inschatting van de situatie. Vraag ook hoe het met hem gaat.

Vertel dat hij met vragen en zorgen bij de praktijk terecht kan. Attendeer hem eventueel op lokale ondersteuningsmogelijkheden (▶ https://mantelzorg.nl/ via wijkteams, Wmo-loket). Wees alert op eventuele overbelasting en ontspoorde zorg (▶ par. 9.3.8).

Kinderen en jongeren die mantelzorg bieden aan een chronisch zieke ouder verdienen extra aandacht. Voor hen zijn er speciale ondersteuningssites (▶ par. 9.6.1).

Mondzorg

In de mondzorg worden drie categorieën ouderen onderscheiden: vitale ouderen (zelfstandig wonende ouderen met lichte gezondheidsproblemen), kwetsbare ouderen (zelfstandig wonende ouderen met enige kwetsbaarheid) en geriatrische ouderen (meestal in zorginstellingen met multimorbiditeit, polyfarmacie). Met het toenemen van de kwetsbaarheid ligt het accent in de behandeling steeds meer op het goed functioneren van de mond en het behoud van de conditie van mondweefsels. Er wordt ook wel gesproken van 'levensloopbestendige mondgezondheid'. Aandacht voor goede mondzorg door de oudere, de mantelzorger of de verzorgende in een instelling en regelmatig bezoek aan de tandarts zijn bij alle groepen van belang. Uiteindelijk gaat het erom dat de gezondheid van de mond bijdraagt aan de kwaliteit van leven van kwetsbare patiënten. Dit betekent dat de tandarts er soms voor kiest niet te behandelen, geen prothese te plaatsen of te *rebasen* in plaats van een nieuwe prothese te maken.

9.5.3 Ondersteuning eigen regie

Voor ondersteuning van de eigen regie gelden de algemene principes uit ▶ H. 3 en 4. Voor ouderen en chronisch zieken is het belangrijk om positieve factoren te versterken (zelfvertrouwen, activiteiten ondernemen, initiatieven nemen, een sociaal netwerk hebben).

Zorg dat je op de hoogte bent van de (digitale en fysieke) voorzieningen voor ouderen, chronisch zieken en mensen met beperkingen (regelhulp, boodschappendienst, klussendienst, maaltijdvoorziening, buurtmaaltijd, vervoersregeling, maatjesprojecten) en de lokale sociale kaart.

9.6 Samenwerking, wet- en regelgeving

Zorg voor ouderen en chronisch zieken vraagt bijna altijd om samenwerking. Er zijn immers bijna altijd verschillende disciplines voor langere tijd bij de zorg betrokken. Zorgstandaarden en richtlijnen bieden de professionals een handvat, maar het is aan de zorgverleners in elke wijk, gemeente en regio om de samenwerkingsverbanden op te zetten en afspraken te maken.

9.6.1 Seniorproof maken van de praktijk

Bekijk of je praktijk of apotheek seniorproof is wat betreft bereikbaarheid, inrichting en organisatie. De tandartsenorganisatie KNMT heeft een checklist opgesteld voor tandartspraktijken (▶ par. 9.7.2). Deze lijst is grotendeels ook bruikbaar voor andere eerstelijnszorgorganisaties. Bespreek in je team welke verbeteringen mogelijk zijn.

9.6.2 Samenwerking

Zorgprogramma's en ketenzorg

Er bestaan zorggroepen in de eerste lijn die de volledige zorg voor een patiëntencategorie aanbieden en coördineren. Zij bieden bijvoorbeeld zorg voor mensen met diabetes type 2, (risico op) hart- en vaatziekten, COPD, depressie en angststoornissen. Er zijn afspraken gemaakt over welke discipline welke zorg biedt. Ook over de verwijzingscriteria naar een ziekenhuis zijn lokale of regionale afspraken gemaakt.

Moeilijker is het wanneer een patiënt verschillende (chronische) ziekten heeft en/of risicofactoren voor verschillende gezondheidsproblemen. Van deze kwetsbaarheid zal de komende jaren sprake zijn bij ongeveer een kwart van de ouderen.

Kwetsbare ouderen

Kwetsbare ouderen wonen in heel verschillende woonsettings: thuis, in een verzorgings- of verpleeghuis, in een zorginstelling voor eerstelijnsverblijf of in een instelling voor geriatrische revalidatie (▶ http://www.denieuwepraktijk.nl). De zorg voor deze kwetsbare ouderen vraagt extra aandacht van alle betrokkenen en onderlinge afstemming. Enkele regio's hebben daarvoor een zorgprogramma kwetsbare ouderen. Praktijkondersteuners ouderen/geriatrie spelen daarin een belangrijke rol. Om te beginnen stellen zij vast welke patiënten in de praktijk tot de groep kwetsbare ouderen behoren. Vervolgens gaan zij na wat de behoeften van die ouderen zijn en organiseren en coördineren zij de zorg. Goede zorg is niet mogelijk zonder een goed netwerk. Dat moet opgebouwd of versterkt worden (Vilans 2014). Overigens stellen niet alle ouderen het op prijs om ongevraagd een uitnodiging te krijgen voor een bezoek aan de huisarts of praktijkondersteuner. Goede uitleg en aansluiten op de behoeften kunnen het gevoel van betutteling verminderen.

Samenwerking met specialist ouderengeneeskunde

De grootste knelpunten voor huisartsen bij de langdurige zorg zijn tijdgebrek en onvoldoende beschikbaarheid van een specialist ouderengeneeskunde om een goede samenwerking op poten te zetten. Sinds januari 2020 valt behandeling door de specialist ouderengeneeskunde onder de basisverzekering.

Samenwerking in de mondzorg voor kwetsbare ouderen

Landelijk worden projecten uitgevoerd om de mondzorg door en bij ouderen te ondersteunen, zowel bij thuiswonende ouderen als bij ouderen in zorginstellingen (▶ http://www.demondnietvergeten.nl). Voor verzorgend personeel in verzorgings- en verpleeghuizen zijn poetsinstructiekaarten ontwikkeld. Sommige tandartspraktijken bieden scholingen aan. Wanneer behandeling in de eerstelijnspraktijk niet mogelijk is, kan de patiënt worden verwezen naar een centrum voor bijzondere tandheelkunde. In een enkele regio kan de tandarts patiënten thuis behandelen.

9.6.3 Polyfarmacie bij ouderen

Nadelige gevolgen van polyfarmacie bij ouderen moeten zo veel mogelijk worden voorkomen. Daarom is afgesproken om bij mensen van 65 jaar en ouder met polyfarmacie te kijken of zij extra risico lopen op ongewenste gevolgen (multidisciplinaire richtlijn

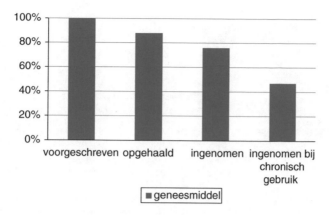

Figuur 9.6 Voorgeschreven, opgehaalde en ingenomen medicatie (Palmen 2015)

Polyfarmacie bij ouderen, NHG herziening 2019; ► https://www.nhg.org). Bij één extra risicofactor (zie het kader hierna) is het wenselijk elk jaar de medicatie te beoordelen. Daarbij is er aandacht voor het werkelijke gebruik van geneesmiddelen (◘ fig. 9.6), de noodzaak van elk middel en bijwerkingen.

Deze medicatiebeoordeling houdt in: een beoordeling van de farmacotherapie door patiënt, (verpleeg)huisarts en (huis)apotheker, op basis van een stappenplan. Daarvoor bestaan verschillende methoden: de STRIP (*Systematic Tool to Reduce Inappropriate Prescribing*), een combinatie van stappenplannen waaronder de POM (*Prescribing Optimization Method*). In het volgende kader staan de criteria voor de medicatiebeoordeling.

Criteria voor jaarlijkse medicatiebeoordeling bij ouderen met polyfarmacie
De beoordeling is van toepassing op:
- patiënten die 70 jaar of ouder zijn en tien of meer geneesmiddelen chronisch gebruiken, én
- minimaal een van de volgende risicofactoren hebben:
  - verminderde nierfunctie (GFR < 50 ml/min);
  - verminderde cognitie (dementie) of aanwijzingen voor geheugenstoornissen en andere cognitieve stoornissen;
  - verhoogd valrisico (een of meer malen gevallen in de voorgaande twaalf maanden);
  - signalen van verminderde therapietrouw;
  - niet zelfstandig wonend (verzorgings- of verpleeghuis);
  - niet-geplande ziekenhuisopname.

Welk stappenplan (◘ tab. 9.4) ook wordt gebruikt voor medicatiebeoordeling, het bevat altijd een aantal essentiële elementen.

▣ Tabel 9.4 Stappenplan medicatiebeoordeling

	stap	toelichting
1.	bekijk en controleer de medicatielijst	– bij patiënten met polyfarmacie klopt het medicatieoverzicht vaker niet dan wel; patiënten hebben zelf vaak geen actuele lijst, slikken niet alle medicatie van de lijst en gebruiken bovendien daarnaast vaak vrij verkrijgbare geneesmiddelen
2.	vraag welke medicijnen echt worden gebruikt, ook zelfzorgmedicijnen	– ga na wat de patiënt daadwerkelijk gebruikt, welke medicatie van de lijst en welke andere; vraag de patiënt om alle medicatie die hij gebruikt (ook zelfzorgmiddelen, kruiden- of homeopathische middelen en vitaminen) mee te nemen naar het gesprek; stel een actuele en complete lijst van het geneesmiddelengebruik op – besteed aandacht aan mogelijke interacties, ook tussen voorgeschreven medicijnen en zelfzorgmiddelen
3.	vraag naar bijwerkingen en beoordeel de nierfunctie	– veel patiënten weten niet welke bijwerkingen kunnen optreden; ze brengen klachten zoals sufheid, slaapstoornissen, duizeligheid, vallen en obstipatie lang niet altijd in verband met de medicatie; het is dus belangrijk daar gericht naar te vragen – oudere gebruikers hebben veel vaker bijwerkingen dan jongere gebruikers van hetzelfde geneesmiddel; naarmate de nierfunctie slechter is, is de kans op bijwerkingen van geneesmiddelen (die via de nier worden uitgescheiden) groter – bijwerkingen hebben veel invloed op de patiënt en zijn een belangrijke reden om het geneesmiddel minder vaak te gebruiken dan voorgeschreven of helemaal te laten staan
4.	beoordeel of er medicijnen geschrapt of toegevoegd kunnen worden of dat de frequentie of dosering moet worden aangepast	– vaak gebruikt een patiënt (nog) medicatie die niet meer nodig is of die bij ouderen gecontra-indiceerd is; de STOPP-criterialijst (Screening Tool of Older Person's Prescriptions) geeft aan welke middelen beter gestopt kunnen worden; dat betekent niet dat de arts ze niet mag voorschrijven, maar hij zal goed moeten kijken of er geen alternatief is; als dat er niet is, is het verstandig om met een lage dosis te beginnen en regelmatig te controleren of er bijwerkingen zijn
		– andersom komt ook voor: een middel dat is geïndiceerd, is per abuis niet voorgeschreven (laxeermiddel bij opioïde, antistolling na hartinfarct, maagbeschermer bij NSAID) – hoe vaker op een dag een geneesmiddel moet worden ingenomen, hoe lager de therapietrouw is: bij inname 1 × per dag is de therapietrouw ongeveer 80 %, bij inname 4 × per dag ongeveer 50 %; ook een ingewikkeld innameschema maakt goed gebruik moeilijk; dat kan een reden zijn om de doseerfrequentie aan te passen door bijvoorbeeld een tablet met vertraagde afgifte voor te schrijven of een combinatiepreparaat; halve tabletten zijn minder praktisch

(vervolg)

◻ Tabel 9.4   (vervolg)

	stap	toelichting
5.	maak nieuwe afspraken over medicijngebruik; pas het medicatieoverzicht aan	– maak in overleg met de patiënt nieuwe afspraken; houd daarbij rekening met de bezwaren, mogelijkheden en voorkeuren van de patiënt – leg de afspraken (medicatie, frequentie, dosering, vorm) vast in een nieuw medicatieoverzicht
6.	maak afspraken over het monitoren van het medicijngebruik	– leg vast wie, wanneer en hoe in de nabije toekomst in de gaten houdt hoe het gaat met het medicijngebruik

9.6.4 Eerstelijnszorg voor mensen in een verpleeghuis of andere zorginstelling

Huisartsenzorg in verzorgingshuizen en kleinschalige woonvormen

Veel bewoners kunnen niet gemakkelijk naar de praktijk komen. Daarom regelen huisartspraktijken vaak een afspraakspreekuur op locatie. Dat voorkomt al te veel visites. Om zo'n afspraakspreekuur goed te laten verlopen, zijn goede afspraken nodig over:

— wie een spreekuurconsult/visite kan afspreken (de patiënt, de verzorgende, de coördinator/het afdelingshoofd) en welke gegevens dan beschikbaar moeten zijn;
— bij wie het verzoek om de afspraak binnenkomt: de praktijkassistent of de praktijkondersteuner;
— wie er tijdens het spreekuur aanwezig is ter ondersteuning: de (contact)verzorgende van de patiënt of de verpleegkundige van de zorginstelling, de praktijkassistent of de praktijkondersteuner van de huisarts.

Praktijkassistenten vragen bij het verzoek om een visite de klacht net zo uit als bij een thuiswonende patiënt. Ze doen er goed aan om de patiënt zelf aan de telefoon te vragen, ook als de verzorgende belt. En ze vragen of er nog meer visites worden aangevraagd, zodat die te combineren zijn.

Farmaceutische zorg in verzorgingshuizen en kleinschalige woonvormen

Het werkt het beste, met de minste kans op communicatieproblemen en fouten, als de farmaceutische zorg in handen van één apotheker is. Daarover moeten dan wel afspraken gemaakt worden met de zorgverzekeraar en de coördinator van de familiezorg, want dat kan niet zomaar opgelegd worden.

Mondzorg in verzorgings- en verpleeghuizen en kleinschalige woonvormen

De laatste jaren is er meer aandacht voor (ondersteuning van) de mondzorg in verzorgings- en verpleeghuizen en kleinschalige woonvormen. Hiervoor zijn materialen ontwikkeld, zoals poetsinstructiekaarten, en scholingsprojecten opgezet. Niet alle verpleeghuizen leveren zorg door tandartsen en mondhygiënisten aan hun bewoners en lang niet alle mondzorgpraktijkruimtes in verpleeghuizen bieden voldoende faciliteiten voor goede zorg.

9.6.5 Innovatieve projecten

We geven enkele voorbeelden van innovaties in de praktijk (zie ook ▶ par. 9.6.2).

Wijkverpleegkundige

Er zijn projecten waarin een wijkverpleegkundige een patiënt al bezoekt voordat hij uit het ziekenhuis wordt ontslagen. Na thuiskomst houdt zij contact met de patiënt. Daardoor wordt de kans op medicatieproblemen en medicatiefouten thuis kleiner. Dat verlaagt het aantal heropnames en zelfs sterfgevallen na ontslag uit het ziekenhuis.

Eerstelijnsverblijf

Wanneer een patiënt na een ziekenhuisverblijf nog niet naar huis kan omdat verzorging of 24-uurstoezicht ontbreekt, kan hij voor eerstelijnsverblijf worden opgenomen in een verpleeghuis, huisartsenhospitaal (een ziekenhuisafdeling met huisartsenzorg), zorghotel of herstelhotel. Dat kan ook als een thuiswonende patiënt tijdelijk 24-uurstoezicht of -zorg nodig heeft zonder dat ziekenhuisopname nodig is. De huisarts is daar verantwoordelijk voor de gewone huisartsenzorg, tenzij hij de zorg overdraagt aan een specialist ouderengeneeskunde. Dit wordt vergoed vanuit het basispakket van de zorgverzekering.

In verschillende regio's zijn er bureaus die opname in een eerstelijnsverblijf regelen, bijvoorbeeld een transferafdeling van een ziekenhuis en een bureau van eerstelijnszorgorganisaties en zorgverzekeraars.

Ogen en oren

Apothekers hebben verschillende projecten ontwikkeld om informatie te verzamelen en te delen met andere professionals. Assistenten in de apotheek kunnen opmerken dat een patiënt moeite heeft om de medicatie-instructie te begrijpen of dat hij angstig of eenzaam is. Zij kunnen deze informatie doorgeven aan het wijkteam. Daarvoor moeten ze uiteraard wel toestemming van de patiënt hebben (project 'Samenwerking apotheek en wijkteam': ▶ https://www.sbaweb.nl).

9.6.6 Regelingen en wetgeving

Ouderen en chronisch zieken kunnen met veel verschillende regelingen en wetten te maken hebben. Verpleging thuis zit in het basispakket, maar huishoudelijke ondersteuning valt onder de Wmo. Een aanvraag daarvoor moet de patiënt bij de gemeente indienen, net als aanvragen voor vervoer, hulpmiddelen en aanpassingen. De meeste gemeenten hebben hiervoor wijkteams opgezet en een Wmo-loket geopend.

9.7 Informatie

9.7.1 Voor de doelgroep

Voorlichtingsmateriaal, sites

— algemeen: ► https://tinyurl.com/kennisplein-chronische-zorg, ► https://iederin.nl/ en ► https://mantelzorg.nl/.
— mantelzorgmakelaar neemt een aantal regeltaken over, waardoor de mantelzorger wordt ontlast: ► www.mantelzorgmakelaar.nl
— poetsinstructiekaarten: ► www.demondnietvergeten.nl en ► https://www.knmt.nl
— *Poetsboek*: ► http://www.demondnietvergeten.nl/poetsboek/
— hulpmiddelenwijzer om handige hulpmiddelen te vinden: ► www.hulpmiddelenwijzer.nl

Zelfmanagementcursussen

— ondersteuningsgroepen en cursussen voor zelfmanagementondersteuning, bijvoorbeeld voor mensen met reuma ('Reuma uitgedaagd', live en online voor jongeren van 16–25 jaar en voor mensen vanaf 26 jaar): ► https://www.reuma-uitgedaagd.nl/

Mantelzorg

— mantelzorgorganisatie (ook voor jonge mantelzorgers): ► https://mantelzorg.nl/
— voor kinderen van ouders met psychiatrische problemen: ► https://www.kopp-kind.nl/

9.7.2 Voor de praktijk

— handreiking kwetsbare ouderen voor professionals en multidisciplinaire teams in de eerste lijn (Vilans 2014): ► http://www.vilans.nl
— werken aan screenen en assessment van kwetsbare ouderen: ► https://www.zorgvoorbeter.nl
— signaalkaart ouderenmishandeling: ► http://www.huiselijkgeweld.nl
— toolkit 'Mantelzorg in de huisartsenpraktijk' (Expertisecentrum Mantelzorg 2014): ► https://tinyurl.com/toolkit-mantelzorg
— infographic 'De juiste hulp op het juiste moment': ► http://www.vilans.nl
— infographic 'Stap voor stap op weg naar goede transmurale zorg voor kwetsbare ouderen': ► http://www.beteroud.nl
— hulpmiddelen voor de tandartspraktijk voor mondzorg ouderen:
  — draaiboek *Eerstelijnsbijeenkomst mondzorg ouderen*: ► www.knmt.nl/ouderen
  — poetsinstructiekaarten voor verzorgend en verplegend personeel:
    ► www.demondnietvergeten.nl en ► http://www.zorgvoorbeter.nl
  — project 'Houd de oudere mond gezond':
    – checklist 'Is uw praktijk al seniorproof?' (KNMT 2015) ► http://www.knmt.nl
    – praktijkkaarten 'Is uw praktijk al seniorproof?', tips, adviezen en aanbevelingen uit de praktijkwijzer (KNMT 2015): ► http://www.knmt.nl
    – praktijkwijzer 'Zorg aan ouderen in de algemene mondzorgpraktijk' (KNMT 2015): ► http://www.knmt.nl.
  — ouderen in beeld, oproep en nabelbeleid:
    ► https://tinyurl.com/ouderen-oproep-en-nabelbeleid

Dementerenden

Samenvatting

Dementerenden vormen een van de specifieke doelgroepen voor assisterenden. Hun aantal neemt toe, ook onder mensen met een migratieachtergrond en mensen met een verstandelijke beperking. De ziekte van Alzheimer is de meest voorkomende oorzaak van dementie. Kenmerkend voor dementie is de combinatie van een geheugenstoornis met andere cognitieve stoornissen die het functioneren in het dagelijks leven en het sociaal functioneren steeds meer belemmert. Dementerenden zijn kwetsbaar doordat zij hun klachten minder goed kunnen beoordelen en verwoorden. Naarmate de dementie vordert, nemen de mogelijkheden voor eigen regie af. Ook ontstaan er meer problemen met de mondzorg. De beginfase van dementie herkennen is niet gemakkelijk. Bij mensen met een migratieachtergrond en bij mensen met een verstandelijke beperking is dat nog moeilijker. Symptomen van dementie worden vaak aan veroudering of stress toegeschreven. Voor dementerenden zijn rust en veiligheid tijdens de behandeling extra belangrijk.

10.1   Inleiding – 135

10.2   Wie? – 135
10.2.1   Soorten dementie – 136

10.3   Gezondheidsproblemen – 136
10.3.1   Fasen van alzheimerdementie – 137
10.3.2   Mondzorgproblemen – 138

10.4   Mogelijkheden en beperkingen eigen regie, therapietrouw – 138

10.5   Herkennen – 138
10.5.1   Mensen met een migratieachtergrond – 138
10.5.2   Mensen met een verstandelijke beperking – 139

© Bohn Stafleu van Loghum is een imprint van Springer Media B.V., onderdeel van Springer Nature 2021
M. van der Burgt en W. Spijkers, *Specifieke doelgroepen voor assisterenden*, Basiswerk AG,
https://doi.org/10.1007/978-90-368-2606-8_10

10.6   In de praktijk – 139

10.6.1   In de tandartspraktijk – 139

10.6.2   In de huisartsenpraktijk – 142

10.6.3   In de apotheek – 144

10.7   Samenwerking, wet- en regelgeving – 145

10.7.1   Wetgeving – 145

10.7.2   Samenwerking, wijkteams, transmurale zorg – 145

10.8   Informatie – 145

10.8.1   Voor de doelgroep en mantelzorgers – 145

10.8.2   Voor de praktijk – 146

10.1 Inleiding

In ▶ H. 9 zijn ouderen besproken. Dementie leidt tot specifieke symptomen en gedrags-veranderingen waarmee de assistent in haar werk rekening moet houden. Daarover gaat dit hoofdstuk.

Leerdoelen

Je kunt:
- criteria voor dementie, voorbeelden van cognitieve functies die achteruitgaan, soorten dementie en fasen van het dementeringsproces bij alzheimerdementie noemen;
- uitleggen waardoor dementie bij migranten en mensen met een verstandelijke beperking vaak pas laat wordt vastgesteld;
- aandachtspunten noemen bij (de voorbereiding van) een tandartsbezoek van een dementerende;
- aandachtspunten noemen bij een bezoek van een dementerende aan de tandartspraktijk, huisartsenpraktijk en apotheek;
- nadelen noemen van het gebruik van antipsychotica bij dementerenden;
- uitleggen wat de Wet zorg en dwang inhoudt voor (de zorg voor) dementerenden.

Een rondje lopen

Meneer Hendriks is dementerend. De dementie veroorzaakt bij hem een sterke loopdrang. Hij kan soms na vijf minuten in de tandartsstoel zeggen: 'Zo, ik stap maar weer eens op.' Dan kun je niet lang behandelen. Als meneer Hendriks binnenkomt, neem ik hem daarom bij de arm en ga dan eerst een rondje met hem lopen. Intussen kan de tandarts even met de begeleider praten. Als meneer Hendriks in de stoel onrustig wordt, benoemen we dat en gaan we erop in: 'Bijna klaar, dan kunt u zo weer gaan lopen.' Als je ervoor zorgt dat je niet over de grenzen van een patiënt heen gaat, kun je een heleboel doen. Als een patiënt vraagt: 'Ga je mijn moeder bellen?' dan bevestig ik dat: 'Ja, dat zal ik doen, als we klaar zijn. We gaan eerst nog …' Ik ga mee met wat de patiënt zegt, ik ga er niet tegenin. Zo houd ik op een positieve manier contact.

Voor mezelf heb ik als stelregel dat er niets zou moeten tijdens de behandelingen. Dat kan ik niet helemaal waarmaken, want soms moet er echt iets. Maar die stelregel dwingt me om continu heel goed te blijven nadenken of het echt zo moet of dat ik andere oplossingen kan bedenken om tot hetzelfde resultaat te komen.

Yolanda Kok, tandartsassistent en Wendy Spijkers, tandarts, Bilthoven

---

10.2 Wie?

Er zijn in Nederland een kwart miljoen mensen met dementie. Een gemiddelde huisart-senpraktijk telt per fulltime werkende huisarts veertig dementerenden en stelt per jaar bij twee tot vijf patiënten dementie vast. Het aantal dementerenden neemt toe doordat er steeds meer ouderen komen. Van de mensen boven de 65 jaar is 10 % dementerend, boven de 80 jaar 20 %. In 2019 heeft ruim 10 % van het totale aantal dementerenden een migratieachtergrond. Mensen met een verstandelijke beperking beginnen gemiddeld op een wat jongere leeftijd te dementeren. Ook onder hen neemt het aantal dementerenden toe. De meeste dementerenden wonen thuis. Pas in een laat stadium komen ze in aanmerking voor opname in een verpleeghuis.

Dementie is een syndroom, een combinatie van klachten. Problemen van het (kortetermijn)geheugen, gedrags- en karakterveranderingen zijn veelvoorkomende symptomen. Maar ook andere cognitieve functies nemen af (zie kader hierna), zoals planningsvaardigheid, oriëntatievermogen, herkenning van voorwerpen en gezichten, taal, een gesprek volgen, oplossend vermogen, uitvoering van alledaagse handelingen en schakelen tussen taken. Deze veranderingen hebben een grote invloed op het functioneren in het dagelijks leven en in sociale contacten.

Criteria voor dementie
- stoornis in het (kortetermijn)geheugen, *en*
- een andere cognitieve stoornis (bijv. oriëntatiestoornis, afasie), *en*
- de negatieve invloed daarvan op het dagelijks functioneren en de sociale contacten, *en*
- er is geen sprake van een delier (acute verwardheid door een lichamelijke oorzaak).

10.2.1 Soorten dementie

Dementie kan door verschillende ziekten worden veroorzaakt. De ziekte van Alzheimer is de meest voorkomende oorzaak. Andere oorzaken zijn de ziekte van Pick (frontotemporale dementie), vasculaire dementie en 'Lewy body'-dementie. Deze laatste vorm komt vaak voor bij mensen met de ziekte van Parkinson. Minder voorkomende oorzaken bespreken we hier niet.

Dementie komt vooral voor na het 65ste jaar, maar de ziekte van Pick ontstaat vaak al eerder. Dan spreek je van jongdementerenden. Ook mensen met het syndroom van Down of een andere verstandelijke beperking beginnen vaak al voor het 65ste jaar te dementeren. ◻ Tabel 10.1 laat verschillen tussen de meest voorkomende soorten van dementie zien.

10.3 Gezondheidsproblemen

Dementerenden (psychogeriatrische patiënten) hebben naast hun dementie dezelfde gezondheidsproblemen als andere ouderen. Maar ze zijn kwetsbaarder doordat ze op den duur hun gezondheid minder goed kunnen beoordelen en hun klachten minder goed onder woorden kunnen brengen. 'Gaten' in hun geheugen vullen ze op met informatie die ze het meest logisch vinden (confabuleren). In het begin merken ze zelf dat ze iets niet meer weten en zetten alles op alles om te blijven functioneren. Het zelfstandig functioneren verloopt steeds moeizamer, al zal de dementerende dat niet zo zien.

■ Tabel 10.1	Kenmerken van soorten dementie			
	alzheimer-dementie	vasculaire dementie	frontotemporale dementie	'lewy body'-dementie (parkinsondementie)
percentage van het totaal	40–60 %	15 %	< 5 %	10 %
ernstige geheugen-stoornissen	+	+		laat in het ziekteproces
gedragsver-anderingen	+		+	
karakterver-anderingen	+		+	
wisselend beeld		+		+
hallucinaties				+
depressie		+		+
traagheid		+		+
spierstijfheid				+

+ = komt veel voor, staat op de voorgrond.

Dementerenden kunnen bijvoorbeeld gaan 'dwalen', het gas aan laten staan, eenzijdige voeding gebruiken en hun gebit niet goed verzorgen. Mantelzorgers kunnen dat in goede banen leiden, maar dit vraagt tact en energie. Wanneer het dag- en nachtritme van de dementerende omkeert, nemen de belasting van de mantelzorger en de kans op mishandeling (ontspoorde zorg) toe.

10.3.1 Fasen van alzheimerdementie

In de *vroege fase* van de ziekte van Alzheimer treden kleine veranderingen op in het kortetermijngeheugen en het gedrag. Eerst denken de patiënt en de familie nog dat dit hoort bij het ouder worden. Pas later realiseren ze zich dat het de eerste tekenen van dementie waren. De dementerende vergeet dingen die recent zijn gezegd of gebeurd, raakt de draad in een verhaal kwijt en herhaalt zichzelf. Hij verliest zijn interesse en heeft moeite om beslissingen te nemen. Hij kan angstig, onrustig of onzeker zijn.

In de *middenfase* wordt het geheugen slechter en nemen de karakter- en gedragsveranderingen toe. Het vermogen om voor zichzelf te zorgen, neemt af. De verwardheid neemt toe en het wordt moeilijker om mensen te herkennen. De dementerende wordt gemakkelijk boos of achterdochtig, doordat hij niet meer overziet wat er allemaal gebeurt. Het slaap-waakritme kan verstoord raken. Er kan bewegingsdrang optreden.

In de *late fase* gaat de patiënt ook lichamelijke achteruit. Hij loopt met kleine, schuifelende stapjes, krijgt moeite met kauwen en slikken en valt af, ondanks een goede eetlust. Hij kan incontinent worden voor urine en ontlasting. Het vermogen om te praten neemt steeds verder af. Soms is de dementerende onrustig, zoekend, verdrietig of agressief, vooral als hij niet begrijpt wat er gebeurt. Apathie, rusteloosheid en bewegingsonrust, vloeken, verbale agressie en andere gedragsproblemen komen veel voor. Ook depressie komt veel voor. De dementerende herkent weinig meer, ook al zijn er goede momenten. Meestal reageert de patiënt nog wel op een rustige stem, muziek, geuren en aanraking. Gemiddeld leven mensen met de ziekte van Alzheimer nog tien jaar nadat de verschijnselen zijn begonnen.

10.3.2 Mondzorgproblemen

Naarmate de dementie verder is gevorderd, zijn er meer problemen met de mondzorg. Zelf poetsen gebeurt minder goed en minder vaak (minder aandacht, routines worden minder, motoriek raakt gestoord). Mantelzorgers en zorgpersoneel geven vaak niet voldoende mondzorg. Het ontbreekt ze aan deskundigheid, tijd en vaardigheid om met afweergedrag van dementerenden om te gaan. Door onvoldoende tandenpoetsen treden bij matig tot ernstig dementerenden vaak problemen op, zoals ernstige cariës en blootliggende tandhalzen.

10

10.4 Mogelijkheden en beperkingen eigen regie, therapietrouw

Naarmate de dementie erger wordt, neemt de eigen regie af. Zelfstandig wonen wordt moeilijker en op den duur onveilig (deur open laten staan, overvolle koelkast met bedorven eten, medicijnen niet correct of niet innemen). De dementerende beseft dat vaak niet. Een mantelzorger helpt de dementerende met dagelijkse activiteiten en neemt uiteindelijk steeds meer taken over.

10.5 Herkennen

Dementie vroeg herkennen is niet gemakkelijk doordat de verschijnselen in het begin zo 'gewoon' zijn. Daarbij zegt de patiënt zelf meestal dat alles prima gaat. Naasten hebben vaak het eerste in de gaten dat er iets aan de hand is.

Ook voor zorgverleners is dementie herkennen in de beginfase moeilijk. Soms herkennen huisartsen de beginnende dementie niet. Maar andersom komt ook voor: ze vermoeden dementie bij een patiënt, terwijl daarvan geen sprake blijkt te zijn.

10.5.1 Mensen met een migratieachtergrond

Bij ouderen uit Marokko en Turkije en Surinaamse ouderen met een Hindoestaanse achtergrond komt dementie drie tot vier keer zo veel voor als bij Nederlandse leeftijdgenoten. Sociaal-economische status en genetische aanleg voor diabetes spelen daarbij een rol. Familie herkent de verschijnselen van dementie niet altijd als symptoom van een ziekte. Soms schaamt de familie zich voor de gedragsverandering. Daardoor wordt de ziekte vaak pas laat vastgesteld. Diagnostiek wordt ook bemoeilijkt door taalproblemen bij de oudere generatie. Er is sinds 2015 een aangepaste screeningstest, maar daarmee wordt nog lang niet overal gewerkt.

Voor ouderen met een Marokkaanse of Turkse achtergrond bestaan er online tests (*SignaLeren*) in het Nederlands, Turks, Berbers en Arabisch. Aan de hand van korte filmpjes over een symptoom leren familieleden dementie bij hun oudere familielid herkennen (▶ http://signaleren.alzheimer-nederland.nl/).

10.5.2 Mensen met een verstandelijke beperking

Door de bestaande verstandelijke beperking wordt de dementie vaak laat vastgesteld. Begeleiders en familie denken bij achteruitgang van de cliënt meestal niet aan dementie. Zij wijten de achteruitgang aan ouder worden, onrust of overbelasting. Signalen van dementie zijn: afname van interesse, prikkelbaarheid, slaapproblemen en agressieve buien. De patiënten zijn minder actief, gaan cognitief achteruit, verliezen vaardigheden die ze eerder wel beheersten en hun motorische vaardigheden worden minder. Overigens kunnen deze verschijnselen ook andere oorzaken hebben. Dat vraagt dus goede observatie, multidisciplinaire bespreking en nader onderzoek.

10.6 In de praktijk

Er zijn veel tips voor het omgaan met dementie, zowel voor mantelzorgers als professionals. Samendementievriendelijk noemt als basisregels voor GOED omgaan met dementie: 'Geruststellen, Oogcontact maken en Even meedenken. Dank je wel' (▶ https://tinyurl.com/tips-omgaan-met-dementie).

10.6.1 In de tandartspraktijk

Soms 'verdwijnt' een dementerende uit de praktijk, zonder dat de tandarts dat signaleert. De patiënt komt ineens niet meer. Juist als een patiënt minder goed voor zichzelf kan zorgen, is het belangrijk dat hij de tandarts blijft bezoeken.

Bij een dementerende patiënt die wél komt, verlopen het contact en de tandheelkundige behandeling elke keer anders, ook al ken je de patiënt goed. Je moet dus goed kijken naar de situatie en het gedrag van dat moment en je eigen gedrag daarop afstemmen. Het helpt als je van de familie of begeleiding hoort hoe het de laatste tijd was. Bereid het bezoek van een dementerende patiënt goed voor (◘ tab. 10.2). Aandachtspunten voor assisteren aan de stoel staan in ◘ tab. 10.3.

■ Tabel 10.2	Voorbereiding tandartsbezoek van een dementerende patiënt
contact houden	– maak met de praktijk een plan voor het onderhouden van contact met kwetsbare ouderen: extra herinneringsoproep, sms of app, telefoon? – vraag of je een telefoonnummer mag noteren van iemand uit de omgeving, voor het geval de patiënt zijn afspraken niet meer goed kan regelen – realiseer je dat *no-show* bij ouderen een teken kan zijn van achteruitgang; bel bij een no-show altijd even om de reden te achterhalen en een nieuwe afspraak te maken; als dan blijkt dat iemand niet meer kan komen, kun je meteen een andere oplossing zoeken; zo verlies je de patiënt niet uit het oog
afspraak plannen	– plan de afspraak eventueel aan het eind van de dag; zorg voor rust in de praktijk
verzamelde informatie	– verzamel alle informatie voordat de patiënt komt – ga na of de patiënt slikproblemen heeft – vraag voordat de behandeling begint aan familie/begeleiding hoe het de laatste tijd met de patiënt gaat (ziek geweest, niet goed in zijn vel, gedragsproblemen) – vraag of het is gelukt om medicatie te stoppen voor de behandeling (antistolling) of juist voor de behandeling te gebruiken (antibiotica, eventuele premedicatie); informeer eventueel bij de (huis)arts voor je begint
alles gereed	– leg alles van tevoren klaar

10

Psychogeriatrische patiënten in een verpleeghuis

Ik plan voor matig tot ernstig dementerenden elke drie maanden een afspraak. Deze hoge frequentie is wenselijk vanwege de vaak beperkte mondhygiëne. Als de patiënten niet met een mantelzorger of begeleider naar de tandartspraktijk kunnen komen, plan ik elke drie maanden een screenings- en controlemiddag in de instelling, het liefst natuurlijk voor een groep patiënten.
Nodig de mantelzorger/begeleider uit om mee te gaan naar de behandelkamer. Dan kan de tandarts overleggen over de behandeling en kan de mantelzorger/begeleider een beslissing nemen.
De tandarts maakt een verslag, print het uit en geeft het mee voor het zorgdossier. Als de familie daarom heeft gevraagd, bellen we of mailen we naar de familie.
Yolanda Kok, tandartsassistent en Wendy Spijkers, tandarts, Bilthoven

Informatie aan naasten

Bespreek met de mantelzorger het belang van goede mondzorg en tandartsbezoek, ook in de toekomst. Vraag hoe hij het vindt om te helpen bij de mondzorg of deze zorg over te nemen, hoe hij dat aanpakt en of hij knelpunten ervaart. Geef instructie over hoe mondzorg bij een ander het best uitgevoerd kan worden. Verwijs naar ondersteunend materiaal (zie ▶ par. 10.8.1).

■ Tabel 10.3	Assisteren aan de stoel
basisregels	– maak contact – stem je communicatie af op de persoon en wat er in het gesprek gebeurt
algemeen	– overleg met de patiënt of begeleider op welke manier je hem aan de tandartsafspraak kunt helpen herinneren: post, e-mail, sms of app, telefoon (een dag van tevoren en/of de ochtend van de afspraak) aan de patiënt of begeleider
aan de stoel	
rust	– neem de tijd voordat de behandeling begint; aandacht voor de patiënt creëert rust – zet de radio uit; zet alleen muziek aan wanneer de patiënt of begeleider heeft aangegeven dat hij (die) muziek prettig vindt
contact	– communiceer op ooghoogte en maak oogcontact – praat rustig, langzaam en duidelijk, en met een lage stem; het kan helpen om je mondkapje omlaag te doen als je tegen je dementerende patiënt praat; hij kan dan je gezichtsuitdrukking zien en je beter verstaan – als je patiënt niet meteen reageert op je vraag, geef hem even tijd in plaats van de vraag meteen te herhalen of op een andere manier te stellen – kijk hoe je patiënt reageert op lichamelijk contact (over handen aaien) – zorg dat je de aandacht van de dementerende patiënt vasthoudt – zorg dat je patiënt je kan blijven zien; benader je patiënt niet van achteren; soms is het voor de dementerende niet prettig als je schuin achter hem staat of zit om mondzorg uit te voeren
richt je op de patiënt	– richt je aandacht volledig op de patiënt, zodat je snel en effectief kunt werken
grenzen	– ga mee in de leefwereld van de dementerende; denk met hem mee, ga niet tegen hem in; bedenk creatieve oplossingen; respecteer de patiënt en zijn grenzen – neem als uitgangspunt dat niks moet; schat in of het helpt als je je patiënt meer tijd geeft of dat dit een moment is waarop je beter kunt 'doorpakken', uiteraard zonder te forceren
stoppen	– wees als assistent alert op het stopsignaal of tekenen van onrust bij de patiënt; de tandarts moet zich op de mond kunnen concentreren; – geef aan wanneer de tandarts moet stoppen; soms is het handig daarvoor een codewoord te gebruiken om de patiënt niet ongerust te maken
tijd	– neem de tijd; haast werkt averechts. – bewaak hoe lang (minuten, seconden) de tandarts nog kan werken; meld dat aan de tandarts, zodat hij kan bepalen of hij wel of niet nog een behandeling kan uitvoeren – laat de patiënt weten dat de behandeling (even) stopt en dat hij kan slikken, iets zeggen, bewegen

Informatie aan verzorgenden

Mondzorg vinden de meeste verzorgenden niet het fijnste onderdeel van de zorg voor hun psychogeriatrische patiënten. Ze hebben hiervoor vaak te weinig tijd en ook te weinig kennis over mondzorg en omgaan met afweergedrag van dementerenden. Afweergedrag is gedrag dat het geven van goede mondzorg moeilijk maakt of verhindert. Voor omgaan met afweergedrag zijn een stappenplan, een lijst met tips en scholingen beschikbaar (zie ▶ par. 10.8.2). Veel instellingen maken gebruik van de poetsinstructiekaarten (zie ▶ par. 9.6.2).

10.6.2 In de huisartsenpraktijk

In het begin is niet duidelijk of een patiënt dementerend is, maar er kunnen je dingen opvallen. Bijvoorbeeld dat een patiënt een paar keer in korte tijd belt met dezelfde vraag (herhaalrecept; medicatie vergeten, wat nu?) of dat een patiënt meer dan eens zijn afspraak vergeet. Andere signalen kunnen zijn dat de patiënt meldt dat hij zijn medicatie is vergeten in te nemen. Deze signalen zijn belangrijk om te noteren voor je collega's en voor de huisarts. In de fase van diagnose en de eerste tijd daarna zijn mensen vaak verdrietig op de momenten dat ze zich realiseren wat er aan de hand is. Dan bied je een luisterend oor.

Bij verder gevorderde dementie heeft de patiënt de medicatie soms wel ingenomen, maar weet hij dat niet meer. Dan moet je risico's afwegen. Vaak raadpleeg je de huisarts of apotheker voor een advies. Uiteraard noteer je de situatie. Het is belangrijk de huisarts of de casemanager een signaal te geven over de onveilige situatie rondom medicijngebruik. ◻ Tabel 10.4 biedt tips om met veelvoorkomende situaties om te gaan.

◻ Tabel 10.4	Aandachtspunten voor contact met dementerenden
basisregels	– maak contact – stem je communicatie af op de persoon en wat er in het gesprek gebeurt
signalen	– wees alert op signalen van vergeetachtigheid en karakter- en gedragsverandering en maak daarvan een aantekening in het dossier
bij spreekuurbezoek	
ontvangst	– als familie of mantelzorger is meegekomen: maak eerst contact met de dementerende; stel je voor en heet hem welkom ('U bent … fijn dat u er bent. En dat … met u is meegekomen. Gaat u even zitten. De dokter zal u zo binnenroepen') – beoordeel tijdens het contact het functioneren van de patiënt: is hij nu verward of heeft hij een helder moment? – zeg daarna eventueel dat je graag ook iets wilt vragen aan degene die is meegekomen; met de informatie die je van de familie/mantelzorger krijgt, vul je je beeld van de situatie aan

Vervolg

▣ Tabel 10.4	Vervolg
de patiënt komt op de verkeerde dag/tijd	– leg de patiënt uit dat hij op een andere dag of andere tijd de afspraak heeft – kijk hoe de patiënt reageert: beseft hij dat hij zich heeft vergist? zegt hij bijvoorbeeld: 'Maar het is vandaag toch donderdag' of wordt hij boos omdat jij een fout hebt gemaakt (dat kan ook het geval zijn); blijf vriendelijk, stel gerust, ga niet in discussie – denk mee; bespreek wat je op dit moment kunt doen, bijvoorbeeld kijken of de patiënt toch bij de huisarts terecht kan – maak een aantekening in het dossier
de patiënt is niet op zijn afspraak gekomen	– bel de patiënt, afhankelijk van de werkafspraken in de praktijk, en vertel hem dat je hem gemist hebt op zijn afspraak; de reactie van de patiënt kan je informatie geven: 'Het is vandaag toch dinsdag' (terwijl het donderdag is) – maak een aantekening in het dossier; soms mist een patiënt wel vaker een afspraak; dat zegt ook iets
patiënt aan de telefoon	
verhaal klopt niet	– de patiënt vertelt een verhaal waar geen lijn in zit, kan de volgorde van gebeurtenissen niet aangeven, vertelt dingen die niet kloppen; stel gerust en confronteer niet, want dat kan de verwardheid en onzekerheid van de patiënt vergroten
onduidelijk verhaal	– vraag door; als de patiënt geen duidelijke antwoorden geeft, vraag hem dan of er iemand bij hem is en of je die persoon ook een paar vragen door de telefoon mag stellen – overleg met familie/mantelzorg kan voor duidelijkheid zorgen; krijg je dan nog geen duidelijk beeld, overleg dan met de arts; soms belt de arts zelf terug om een beter beeld te krijgen van de situatie – in de praktijk ken je vaak de patiënt en weet je ongeveer hoe de situatie is; dat maakt een juiste inschatting makkelijker, maar het kan ook een valkuil zijn: je kunt namelijk een situatie onderschatten – neem het zekere voor het onzekere als je de patiënt niet kent, of als er geen familie/mantelzorger bij is – bij sommige patiënten is afgesproken dat consulten of visites alleen door de wijkzorg kunnen worden aangevraagd
ei kwijt	– een dementerende patiënt kan bellen met een verhaal dat niet over gezondheidsklachten gaat; kennelijk wil hij iets kwijt, maar beseft hij niet dat zijn verhaal niet bij de huisartsenpraktijk thuishoort – blijf rustig en vriendelijk – leg dan uit dat je wel eventjes kunt luisteren, ook als de patiënt niet over gezondheidsklachten belt; meestal kun je na enkele minuten het gesprek afronden door hem goedendag te wensen of, als je een vervolgafspraak hebt gemaakt, door 'tot ziens' of 'tot volgende week' te zeggen
familie/mantelzorger aan de telefoon	
verhaal van familie én patiënt	– bij matig tot ernstig dementerenden belt meestal een familielid; verhelder zijn verhaal en vraag, benoem eventueel de ongerustheid; zeg dat het goed is dat hij belt – vraag ook, als het enigszins kan, de patiënt zelf aan de telefoon

Casemanager

Vaak krijgt de dementerende een casemanager als zorgcoördinator, vraagbaak en ondersteuner. Noteer diens contactgegevens.

Wanneer de dementie verergert, nemen vaak ook andere gezondheidsproblemen toe, zoals onzeker lopen, vallen en vermageren. Voor de mantelzorger wordt de zorg zwaarder. De huisarts zal vaker overleg hebben met de casemanager.

10.6.3 In de apotheek

Als assistent werk je veel met ouderen, ook met ouderen die cognitief achteruitgaan. In de apotheek kun je alert zijn op verschillende signalen daarvan. Je merkt soms dat patiënten je informatie niet goed begrijpen of niet goed onthouden (zie het kader hierna).

Signalen van problemen met medicatiegebruik
- De patiënt kan niet uitleggen hoe hij de medicijnen thuis gebruikt of gaat gebruiken. Dat merk je als je de terugvraagmethode toepast.
- De patiënt zegt dat hij zijn medicatie niet heeft ontvangen.
- De patiënt komt herhaaldelijk om nieuwe medicijnen vragen.
- De patiënt belt een paar keer op een dag over zijn medicijnen.
- De patiënt komt binnen een week meerdere malen om zijn medicijnen op te halen.
- De patiënt komt met de baxterrol (een rol met doorzichtige zakjes met medicijnen per innamemoment) en vraagt waar hij moet beginnen. Een enkele keer is hij midden in een rol begonnen en weet nu niet hoe hij verder moet gaan.
- Het gedrag van de patiënt is veranderd en soms ongepast.

Bespreek met de patiënt hoe je het gebruik van zijn geneesmiddelen gemakkelijker kunt maken (baxterrol, medicijndoos door de apotheek gevuld, een waarschuwingssignaal op de tijdstippen dat medicatie moet worden ingenomen, medicijndispenser met of zonder controle op afstand). Bespreek je observaties met je collega's en de apotheker.

Het is zinvol om de medicatie te laten beoordelen. De apotheker kan met de arts overleggen over een vereenvoudigd medicatieschema, bijvoorbeeld door combinatiepreparaten te gebruiken. Ook kan de huisarts in overleg met de patiënt thuiszorg inschakelen.

Antipsychotica bij dementie

Vooral in instellingen worden bij dementerenden antipsychotica gebruikt, vaak om onrust en nachtelijk dwalen te verminderen of bij een delier (acute verwardheid met een lichamelijke oorzaak). De meeste antipsychotica zijn niet ontwikkeld voor dit doel en deze doelgroep. Ze hebben ook ernstige nadelen, zoals versuffing, verslikken en een grotere kans op vallen. Antipsychotica kunnen de kwaliteit van leven verlagen doordat de gebruikers minder actief worden en minder kunnen meedoen aan activiteiten. Vaak kan het gebruik van deze middelen bij dementerenden worden verminderd (▶ https://tinyurl. com/psychofarmaca-bij-dementie).

10.7 Samenwerking, wet- en regelgeving

10.7.1 Wetgeving

Als iemand nog wilsbekwaam is, kan hij iemand anders machtigen om beslissingen voor hem te nemen. Voor een wilsonbekwame dementerende wordt een wettelijk vertegenwoordiger benoemd: een curator, bewindvoerder of mentor (zie ▶ par. 8.8.1). Maar vaak ontstaan er al problemen voordat er een wettelijk vertegenwoordiger is benoemd. Als het te gevaarlijk wordt om thuis te wonen, is een gedwongen opname nodig. De Wet zorg en dwang regelt sinds 2020 vrijheidsbeperkende maatregelen, waaronder onvrijwillige opname en onvrijwillige zorg, bij dementerenden en mensen met een verstandelijke beperking.

10.7.2 Samenwerking, wijkteams, transmurale zorg

Voor samenwerking, sociale wijkteams en transmurale zorg voor kwetsbare ouderen in het algemeen zie ▶ par. 9.7.2. Een casemanager dementie is voor de patiënt en zijn mantelzorger aanspreekpunt en coördinator.

In veel regio's is een Netwerk Dementie aanwezig. Regionale netwerken kun je vinden via het Dementie Netwerk Nederland (▶ www.dementienetwerknederland.nl/ en ▶ www.dementiezorgvoorelkaar.nl/). In elke regio is het netwerk anders georganiseerd, net als het ondersteuningsaanbod voor dementerenden en mantelzorgers. We kennen onder andere: lotgenotencontact, ontmoetingscentra zoals Alzheimercafés, dagopvang, respijtzorg en cursussen omgaan met dementie.

10.8 Informatie

10.8.1 Voor de doelgroep en mantelzorgers

Algemene voorlichting

- patiënteninformatie van huisartsenorganisatie NHG: ▶ www.thuisarts.nl
- Stichting Alzheimer Nederland: ▶ www.alzheimer-nederland.nl
- praten over gezondheid: ▶ https://tinyurl.com/dementie-ervaringen
- informatie over dementie: ▶ https://tinyurl.com/clips-dementieendan en
  ▶ https://tinyurl.com/dementie-endan-clips

Mensen met een migratieachtergrond en dementie

- factsheet dementie en migranten: ▶ www.pharos.nl/, kennisbank
- filmpjes over herkennen van signalen van dementie:
  ▶ http://signaleren.alzheimer-nederland.nl/
- 'Als je ouder gaat vergeten', documentaire van de Moslimomroep:
  ▶ www.youtube.com/watch?v=fV38Vj3E6rE

Mondzorg

— voorlichting aan naasten over mondzorg: ▸ https://tinyurl.com/gezond-gebit-dementie
— poetsinstructie bij mensen met dementie: ▸ https://tinyurl.com/poetsinstructie-bij-dementie

Antipsychotica bij dementie

— folder: ▸ https://tinyurl.com/antipsychotica-bij-dementie

10.8.2 Voor de praktijk

— kwetsbare ouderen in het algemeen: zie ▸ par. 9.7.2
— informatie over lokale en landelijke projecten, zoals dementievriendelijke wijken en dementievriendelijke supermarkten: ▸ www.dementienetwerknederland.nl/
— informatie over dementie op het werk: ▸ https://tinyurl.com/help-iemand-met-dementie
— e-learning omgaan met dementie in de mondzorgpraktijk:
  ▸ https://tinyurl.com/mondzorgpraktijk
— informatie over dementiezorg en links naar lokale en regionale netwerken:
  ▸ https://tinyurl.com/links-dementiezorg
— Innovatiekring Dementie (Idé), expertisecentrum over dementie:
  ▸ www.innovatiekringdementie.nl/
— stappenplan en tips over omgaan met afweergedrag van dementerenden tijdens mondzorg: ▸ https://tinyurl.com/afweergedrag-mondzorg;
  ▸ https://tinyurl.com/mondzorg-verlenen
— brochure Dementie bij mensen met een verstandelijke handicap (Maaskant 2012):
  ▸ https://tinyurl.com/dementie-bij-gehandicapten

10

Mensen met een gehoorbeperking

Samenvatting

De assisterende heeft steeds meer te maken met patiënten met een gehoorbeperking. Die groep bestaat vooral uit ouderen en mensen met een verstandelijke beperking. Zij hebben met name last van waarnemings- of perceptieslechthorendheid. Het grootste probleem van slechthorenden is dat ze moeite hebben om anderen te verstaan. Een gesprek voeren wanneer er ook andere geluiden zijn, lukt dan vaak niet. Slechthorenden zijn sterk afhankelijk van visuele informatie, zoals lichaamstaal, maar die kan gemakkelijk verkeerd worden begrepen. Slechthorendheid kan invloed hebben op het sociaal en psychisch functioneren. Lang niet alle beperkingen zijn met hoorhulpmiddelen op te lossen. Sociaal functioneren vraagt daardoor veel energie. Voor assistenten is het van belang om bij ouderen en mensen met een verstandelijke beperking extra alert te zijn op slechthorendheid. In gesprek met iemand met een gehoorbeperking is het belangrijk hem aan te kijken, goed en zichtbaar te articuleren en het gesprek te structureren.

11.1   Inleiding – 149

11.2   Wie? – 149
11.2.1 Oorzaken en soorten slechthorendheid – 149
11.2.2 Wat horen slechthorenden? – 150
11.2.3 Spraak verstaan – 150
11.2.4 Leven met slechthorendheid – 150

11.3   Gezondheid – 151

11.4   Mogelijkheden en beperkingen eigen regie – 151

11.5   Herkennen – 151

© Bohn Stafleu van Loghum is een imprint van Springer Media B.V., onderdeel van Springer Nature 2021
M. van der Burgt en W. Spijkers, *Specifieke doelgroepen voor assisterenden*, Basiswerk AG,
https://doi.org/10.1007/978-90-368-2606-8_11

11.6   In de praktijk – 151

11.7   Samenwerking, wet- en regelgeving – 151
11.7.1   Expertisecentra – 151
11.7.2   Voorzieningen – 152

11.8   Informatie – 153
11.8.1   Voor de doelgroep – 153

11.1 Inleiding

Naarmate het aantal oudere Nederlanders groeit, neemt ook het aantal mensen met een gehoorbeperking toe. Maar ook bij andere doelgroepen komen gehoorbeperkingen voor. Bij mensen met een verstandelijke of meervoudige beperking zelfs vaak. Alle assistenten krijgen daardoor in de praktijk met slechthorenden te maken.

Leerdoelen

Je kunt:

- beschrijven bij welke groepen mensen gehoorbeperkingen veel voorkomen en om welk type slechthorendheid het gaat;
- uitleggen waardoor het bij een gehoorbeperking moeilijk is om spraak te verstaan en welke sociale gevolgen dit heeft;
- aandachtspunten noemen in de communicatie met slechthorenden.

Een doof kind in de stoel

Tandarts Tichelaar (Mantgum) communiceert op een heel creatieve en leuke manier met een van zijn dove cliëntjes: 'In mijn praktijk behandel ik een doof kind. Ik heb een aantal magnetische tekenbordjes aangeschaft. Daarop schrijf of teken ik als ik tijdens de behandeling iets ga doen. Na afloop mag ze het tekenbord mee naar huis nemen en dan zijn we beiden gelukkig.'
Bron: ▶ www.doof.nl

11.2 Wie?

1,6 miljoen Nederlanders zijn slechthorend. Dat is bijna 10 % van de bevolking. De grootste groep bestaat uit ouderen. Van alle 85-plussers in een verzorgingshuis is bovendien een op de dertien zowel slechthorend als slechtziend, in verpleeghuizen zelfs een op de vijf. Door de toenemende vergrijzing zal het aantal slechthorenden toenemen. Slechthorendheid komt ook vaak voor bij mensen met een verstandelijke beperking en bij ernstig meervoudig gehandicapten: bijna een op de drie mensen met een verstandelijke beperking is slechthorend. Bij mensen met het syndroom van Down is dat zelfs meer dan de helft. Het gehoorverlies is bij mensen met een verstandelijke beperking meestal vrij ernstig.

11.2.1 Oorzaken en soorten slechthorendheid

Om goed te kunnen horen, moet het hele traject van gehoorgang, trommelvlies, middenoor, slakkenhuis en gehoorzenuw tot en met de hersenschors goed functioneren. In het eerste deel, tot en met het middenoor met de gehoorbeentjes, worden geluidstrillingen overgebracht. Een gehoorstoornis in dit deel van het traject heet een geleidingsslechthorendheid. Geluid wordt dan vooral zachter waargenomen. In het tweede deel worden elektrische prikkels overgebracht. Een gehoorstoornis in dit deel heet een waarnemingsstoornis (perceptiestoornis). Geluid wordt hierbij zachter of juist luider, vervormd en soms met bijgeluiden waargenomen. Het is dan moeilijker om details in het geluid te onderscheiden. Mensen kunnen daardoor minder goed spraak verstaan als er ook andere geluiden in de omgeving zijn.

Bij het ouder worden gaat het gehoor geleidelijk achteruit. Het gaat bij deze ouderdomsslechthorendheid (presbyacusis) meestal om waarnemings- of perceptieslechthorendheid. Mensen met het syndroom van Down hebben vaak op jonge leeftijd geleidingsslechthorendheid; vanaf hun 35ste jaar komt daar nog ouderdomsslechthorendheid bij.

11.2.2 Wat horen slechthorenden?

Dat is voor elke slechthorende verschillend. Voorbeelden zijn te horen op ▶ https://tinyurl.com/gehoorschade-hoe-klinkt-het.

11.2.3 Spraak verstaan

Het grootste probleem voor slechthorenden is dat ze meer moeite hebben om te verstaan wat anderen zeggen (spraak verstaan). Ten eerste is de gehoordrempel verhoogd: wat een ander zegt, klinkt vaak te zacht om goed te kunnen verstaan. Dat is vooral het geval bij geleidingsslechthorendheid.

Bij waarnemings- of perceptieslechthorendheid komt daarbij dat de patiënt tegelijk overgevoelig is voor harde geluiden. Dat heet *recruitment*. Daardoor is het moeilijker om details uit het geheel aan geluid waar te nemen. Een gesprek verstaan wanneer er ook andere geluiden zijn (groot gezelschap, radio, gezoem van een airco) lukt dan vaak niet. Bovendien wordt het geluid vervormd. Soms kan de slechthorende gesproken woorden wel horen, maar niet verstaan.

11.2.4 Leven met slechthorendheid

Slechthorenden en doven zijn afhankelijk van visuele informatie. Slechthorenden letten op lichaamstaal, maar interpreteren die soms verkeerd. Zij horen het bijvoorbeeld niet wanneer hun naam wordt omgeroepen in de wachtruimte. Zij horen je niet aankomen en kunnen niet horen tegen wie je praat. Wanneer mensen om hen heen plezier hebben, kan een slechthorende gemakkelijk denken dat ze om hém lachen. Hij mist veel informatie die een horende terloops opvangt, bijvoorbeeld in de bus, in de pauze of tijdens een vergadering of feestje (zie filmpjes op ▶ www.zie-zo.nl). De slechthorende moet de ander vaak vragen iets te herhalen of hem aan te kijken als hij praat. Het luisteren kost veel energie.

Gebarentaal is de eerste taal die een doof kind leert. Gesproken en geschreven taal is voor dove kinderen een tweede taal, zoals Engels voor horenden een tweede taal is. Die beheersen ze vaak minder goed; het is moeilijker om hierin nuances aan te geven.

11.3 Gezondheid

Behalve bij enkele erfelijke syndromen en verstandelijke beperkingen is er over het algemeen geen verband tussen slechthorendheid en (andere) gezondheidsproblemen. Slechthorendheid kan wel invloed hebben op het sociaal en psychisch functioneren. Zo kunnen ouderen die slecht horen zich door de vermoeidheid waartoe dat leidt soms minder goed concentreren en dingen minder goed onthouden. Slechthorendheid kan daardoor geheugenproblemen versterken. Ook pikken slechthorenden minder informatie terloops op. Dat kan hun deelname aan sociale activiteiten en werk bemoeilijken. Eenzaamheid en depressie kunnen daarvan het gevolg zijn.

Communicatie met een slechthorende vraagt ook extra inspanning van de horende. Soms heeft die daar geen zin in en vermijdt hij een gesprek met een slechthorende. Dat vergroot de kans op eenzaamheid, achterdocht en depressie bij de slechthorende.

11.4 Mogelijkheden en beperkingen eigen regie

Wanneer de slechthorendheid toeneemt, vraagt dat veel aanpassing. Lang niet alle beperkingen zijn namelijk met hoorhulpmiddelen op te lossen.

Over het algemeen zijn slechthorenden prima in staat de eigen regie te voeren. Moeite met de eigen regie kan samenhangen met andere beperkingen, een hoge leeftijd of moeite om met de slechthorendheid om te gaan.

11.5 Herkennen

Bij ouderen en mensen met een verstandelijke beperking is het goed om extra alert te zijn op slechthorendheid. Signalen zijn niet moeilijk te bedenken: de patiënt begrijpt je vraag of uitleg niet of geeft een niet-passend antwoord, kijkt vragend of vraagt wat je zegt.

11.6 In de praktijk

◻ Tabel 11.1 geeft aandachtspunten voor communicatie met slechthorenden.

Slechthorenden en doven kunnen gebruikmaken van speciale communicatiemiddelen (zie ◻ tab. 11.2).

11.7 Samenwerking, wet- en regelgeving

11.7.1 Expertisecentra

– Koninklijke Kentalis, expertisecentrum op het gebied van diagnostiek, onderwijs en zorg voor mensen met een beperking in horen en communiceren: www.kentalis.nl/
– gespecialiseerde GGZ-teams voor slechthorenden en doven: ▶ www.ggzds.nl/contact
– audiologische centra: ▶ www.fenac.nl/

◘ Tabel 11.1	Aandachtspunten voor communicatie met slechthorenden
basisregels	– maak contact – stem je communicatie af op de persoon en wat er in het gesprek gebeurt
vooraf	– vraag een slechthorende patiënt naar zijn wensen op het gebied van communicatie; noteer deze informatie in het dossier – kies een plaats met weinig omgevingslawaai; zet de radio uit (in de tandartspraktijk)
gesprek beginnen	– als je een slechthorende wilt aanspreken, probeer dan in zijn blikveld te staan; als dat niet lukt, kun je hem even aanraken; doe dat voorzichtig, want als een slechthorende je niet ziet aankomen, kan hij schrikken; bovendien is het niet prettig om onverwacht aangeraakt te worden – kijk de slechthorende aan als je met hem wilt praten – praat duidelijk, articuleer goed, praat niet te snel; luid praten is goed, maar schreeuwen niet
mond zichtbaar	– zorg dat je mond goed zichtbaar is; houd je hand of bijvoorbeeld een drinkbeker niet voor je mond; zorg ook voor voldoende licht – doe één ding tegelijk, bijvoorbeeld praten óf iets laten zien; een slechthorende kan niet naar een hulpmiddel of tekening kijken en tegelijk naar jouw mond om spraak af te lezen – als je in de tandartspraktijk een mondkapje draagt, kan een slechthorende je mond niet zien en daardoor slechter verstaan wat je zegt; zet je mondkapje af als je iets wilt zeggen of draag een doorzichtig mondkapje
begrijpen	– geef het gespreksonderwerp aan; doe dat bij elk nieuw onderwerp – controleer of de patiënt je begrijpt; vraag hem je informatie in eigen woorden te vertellen; herhaal eventueel je boodschap of vertel je verhaal in andere woorden
te luid	– een slechthorende praat vaak luid of juist zacht; omdat hij zichzelf niet kan horen, kan hij zijn stemvolume niet aanpassen; wanneer zijn luide stem tot ongemakkelijke situaties leidt, vraag hem dan wat zachter te praten
specifieke aandachtspunten bij spraakafzien	
kort, samenhang	– houd je verhaal kort; zorg ervoor dat je verhaal een lijn heeft; vertel niet een heel verhaal eromheen
schrijven	– schrijf namen, adressen en getallen op: die zijn moeilijk af te lezen; daarnaast kun je woorden opschrijven die het verhaal ondersteunen – schrijf ook de datum en tijd van een nieuwe afspraak op
rust	– las af en toe een pauze in: communicatie kost slechthorenden en doven veel energie

11

11.7.2 Voorzieningen

Doven kunnen gebruikmaken van doventolken. Er zijn regels voor het aantal uur en de vergoeding hiervan. Zo krijgt een dove dertig uur per jaar vergoed voor een doventolk bij privésituaties, zoals bezoeken aan de huisarts, ouderavonden of een begrafenis. Het is mogelijk om een gebarentolk op afstand in te zetten (via smartphone, tablet of computer). Er zijn ook schrijftolken voor mensen die plotseling doof zijn geworden; de

◨ **Tabel 11.2**   Communicatiemiddelen voor slechthorenden en doven

hulpmiddel	voorbeelden en toepassing
gebarentaal	Doven en slechthorenden kunnen onderling gebruikmaken van de Nederlandse Gebarentaal. Horende familieleden en vrienden van doven of slechthorenden gebruiken terwijl ze met hen praten ook vaak gebaren om hun verhaal te ondersteunen.
lettergebaren	Er bestaan ook gebaren voor de letters van het alfabet; die zijn handig om namen en vreemde woorden te spellen.
telefoon en computer	E-mail, sms, app en chat zijn snelle en handige middelen om te communiceren met doven en slechthorenden.
teksttelefoon	Deze telefoon ontvangt en verzendt getypte berichten naar een andere teksttelefoon.
telefoontolk	Bij communicatie tussen een dove en een horende via een gewone telefoon typt de telefoontolk (snel en letterlijk) wat er wordt gezegd. De tekst is te lezen op het beeldscherm van de teksttelefoon. De dove zelf kan eventueel gewoon terugpraten.

schrijftolk typt alles wat er wordt gezegd op spreeksnelheid. Zo kan de slechthorende volgen wat er wordt gezegd. Hij hoeft dan geen gebarentaal te beheersen (▶ www.tolkcontact.nl/).

11.8 Informatie

11.8.1 Voor de doelgroep

– informatie over psychische aandoeningen voor doven en slechthorenden (tekst en gebarentaal): ▶ www.ggzds.nl/
– er zijn verschillende organisaties voor doven, doofblinden, ouders van dove kinderen en kinderen van dove ouders; voor slechthorenden onder andere de stichting Hoormij: ▶ www.stichtinghoormij.nl/
– informatie voor Marokkaanse en Turkse ouders van een slechthorend kind of een kind met een andere beperking: ▶ www.zie-zo.nl

Mensen met een visuele beperking

Samenvatting

Mensen met visuele beperkingen vormen een specifieke doelgroep die extra aandacht van de assisterende vraagt. Het betreft vooral ouderen en mensen met een verstandelijke beperking. De beperkingen variëren van onscherp zien tot een beperkt gezichtsveld en blindheid. Slechtziendheid maakt lezen, televisiekijken en het gebruik van een computer moeilijker. Ook mondelinge communicatie kan moeilijker zijn, zeker wanneer er meer dan twee mensen aanwezig zijn. Dagelijkse activiteiten kosten mensen die slecht horen én slecht zien veel energie. De assistent is alert op slechtziendheid en stemt haar communicatie af op de slechtziende. Zij begroet de patiënt met zijn naam en vertelt wie zij is. Ook zorgt zij voor een veilige ruimte waarin slechtzienden geen gevaar lopen of onnodig ongemak ervaren. Tijdens een behandeling vertelt de assistent telkens vooraf welke handeling zij gaat uitvoeren. Zij geeft daarbij duidelijk aan op welke plaatsen voorwerpen staan.

12.1   Inleiding – 157

12.2   Wie? – 157
12.2.1   Bij wie? – 157
12.2.2   Wat zien slechtzienden eigenlijk? – 158
12.2.3   Gezondheidsproblemen en leefstijl – 158

12.3   Mogelijkheden en beperkingen eigen regie – 158
12.3.1   Communiceren – 158
12.3.2   Combinatie van slechthorendheid en slechtziendheid – 159
12.3.3   Regie – 159

12.4   Herkennen – 159

© Bohn Stafleu van Loghum is een imprint van Springer Media B.V., onderdeel van Springer Nature 2021
M. van der Burgt en W. Spijkers, *Specifieke doelgroepen voor assisterenden*, Basiswerk AG,
https://doi.org/10.1007/978-90-368-2606-8_12

12.5   In de praktijk – 159

12.6   Samenwerking, wet- en regelgeving – 159
12.6.1   Toegankelijkheid – 159
12.6.2   Expertisecentra – 160
12.6.3   Wmo – 161

12.7   Informatie – 161
12.7.1   Voor de praktijk – 161

12.1 Inleiding

Het aantal ouderen met een visuele beperking neemt toe. Ook bij mensen met een verstandelijke of meervoudige beperking komen visuele beperkingen vaak voor. Alle assistenten krijgen in de praktijk met slechtzienden te maken. Zowel in de communicatie als in de zorg houden ze rekening met de slechtziendheid.

Leerdoelen

Je kunt:
- beschrijven bij welke groepen mensen visuele beperkingen veel voorkomen en oorzaken noemen van slechtziendheid;
- aangeven welke communicatieproblemen kunnen optreden met slechtzienden;
- aandachtspunten noemen voor het contact met slechtzienden in de praktijk;
- medische hulpmiddelen noemen voor slechtzienden.

12.2 Wie?

In 2010 telde Nederland ruim 300.000 mensen met een visuele beperking in beide ogen. Ook met een bril is hun gezichtsscherpte minder dan 30 % (van het beste oog) of hun gezichtsveld kleiner dan 30°. Dat aantal neemt toe, vooral ten gevolge van diabetes. Ongeveer een kwart van deze patiënten is blind: de gezichtsscherpte is minder dan 5 % (van het beste oog) of het gezichtsveld is kleiner dan 10°. Sommige patiënten zijn al vanaf hun geboorte blind. Bij anderen is het gezichtsvermogen in de loop van het leven steeds slechter geworden. Driekwart van de mensen met een visuele beperking is slechtziend (gezichtsscherpte tussen 30 en 5 %; soms is ook hun gezichtsveld beperkt).

12.2.1 Bij wie?

Ongeveer 85 % van de visuele beperkingen komt voor bij ouderen; meer bij vrouwen dan bij mannen. Bijna de helft van de bewoners van verzorgings- en verpleeghuizen is slechtziend of blind. Ook ongeveer 20 % van de mensen met een verstandelijke beperking is slechtziend of blind. Een visuele beperking komt verder veel voor bij mensen met een meervoudige beperking. Een bijzondere groep wordt gevormd door de patiënten met een combinatie van slechtziendheid en slechthorendheid. Een op de dertien 85-plussers in een verzorgingshuis heeft deze dubbele beperking, in verpleeghuizen zelfs een op de vijf. De combinatie van slechtziendheid en slechthorendheid veroorzaakt veel beperkingen in het sociale leven.

De belangrijkste oorzaken van visuele beperkingen in Nederland staan in ◘ tab. 12.1. Meer dan de helft van slechtziendheid en blindheid in Nederland is te voorkomen of te behandelen.

◼ **Tabel 12.1**   Oorzaken van slechtziendheid

oorzaken van slechtziendheid	aantal mensen
staar (cataract)	80.000
verziendheid en bijziendheid	70.000
leeftijdsgebonden maculadegeneratie	70.000
netvliesafwijkingen door diabetes (diabetische retinopathie)	20.000
hoge oogboldruk (glaucoom)	13.000

12.2.2 Wat zien slechtzienden eigenlijk?

Veel slechtzienden zien onscherp. Soms is alles onscherp, soms zijn bepaalde stukken vaag (vlekken). Anderen zien weinig kleur, voor hen ziet alles er grijzig uit. Weer anderen hebben last van glinsteringen en flitsen en nog weer anderen zien slecht in (fel) licht. Soms zien slechtzienden maar een klein deel van de ruimte voor zich; alsof ze door een koker kijken. Na een beroerte zien mensen soms de hele linkerhelft of rechterhelft van de ruimte niet (beperking van het gezichtsveld). Kortom, je kunt niet iets algemeens zeggen over wat slechtzienden zien. Met de volgende app kun je een indruk krijgen van wat slechtzienden zien: ▶ https://tinyurl.com/zien-app-12.

12.2.3 Gezondheidsproblemen en leefstijl

De oorzaak van de slechtziendheid kan soms ook andere gezondheidsproblemen veroorzaken (denk aan diabetes). Daarnaast kan slechtziendheid de gezondheid beïnvloeden, bijvoorbeeld omdat het door de visuele beperking moeilijk is om te sporten of voldoende te bewegen. Er kan dan overgewicht ontstaan. Ook ongevallen (vallen, ergens tegenaan lopen) kunnen het gevolg zijn.

12.3 Mogelijkheden en beperkingen eigen regie

12.3.1 Communiceren

Slechtziendheid maakt lezen, televisiekijken en een computer gebruiken moeilijker. Daar zijn wel hulpmiddelen voor, maar vaak duurt het een tijd voordat mensen advies vragen en een passend hulpmiddel leren gebruiken. Ook de mondelinge communicatie kan soms moeilijker verlopen. Dat geldt zeker wanneer er meer dan twee mensen aanwezig zijn. Iemand die slecht ziet, kan niet zien tegen wie je praat. Bovendien ziet hij niet wat jij doet of gaat doen.

12.3.2 Combinatie van slechthorendheid en slechtziendheid

Mensen die slecht horen én slecht zien, moeten veel energie steken in hun dagelijkse activiteiten. Dat geldt op het werk maar ook thuis bij het huishouden, het boodschappen doen, bezoek en sporten. Ze zijn daardoor vaak moe. Doof-blindheid vereist speciale communicatietechnieken en begeleiding (▶ www.doofblind.nl/).

12.3.3 Regie

Heel veel slechtzienden en blinden voeren zelf de regie over hun leven. Wanneer mensen slechtziend worden, vraagt dat heel veel aanpassing. Lang niet alle beperkingen zijn met hulpmiddelen (zie kader) op te lossen.

Medische hulpmiddelen voor slechtzienden/blinden
- speciale insulinepennen voor slechtzienden
- elektronische bloedglucosemeter met Nederlandstalige spraakfunctie
- koortsthermometer met Engelstalige spraakfunctie
- medicatiedozen met alarmfunctie
- medicatiedozen met braille-inscriptie

12.4 Herkennen

Bij ouderen, kinderen en mensen met een verstandelijke beperking is het goed om extra alert te zijn op slechtziendheid. Die is vaak niet meteen duidelijk.

12.5 In de praktijk

◻ Tabel 12.2 toont aandachtspunten in het contact met slechtzienden. Veel tips zijn ook bruikbaar in de zorg voor slechtzienden met een verstandelijke beperking.

12.6 Samenwerking, wet- en regelgeving

12.6.1 Toegankelijkheid

Ga na of de praktijk of apotheek toegankelijk is voor mensen met een visuele beperking (gebouw en site), bijvoorbeeld met behulp van een checklist (zie de bijlage achter in dit boek). Ga ook na of de site van de praktijk of apotheek toegankelijk is voor slechtzienden (grote letter, spreekfunctie). Bespreek in je team welke verbeteringen mogelijk zijn.

◘ Tabel 12.2   Aandachtspunten in het contact met slechtzienden

basisregels	– maak contact – stem je communicatie af op de persoon en wat er in het gesprek gebeurt
algemeen en ontvangst	
contact maken	– noem je naam als je een slechtziende patiënt begroet – vraag of en hoe je kunt helpen; dring niet aan als je hulp niet nodig is – reageer met woorden en vertel wat je doet: een slechtziende ziet jouw gebaar of glimlach niet; raak de slechtziende patiënt niet zomaar aan – wanneer je begint te praten tegen een slechtziende, noem dan eerst zijn naam, zodat hij weet dat je het tegen hem hebt
ruimte	– realiseer je dat slechtzienden een streep voor de balie niet kunnen zien; zij kunnen dus niet zien waar ze moeten wachten totdat ze aan de beurt zijn – geef informatie over de ruimte: vertel de slechtziende waar hij kan gaan zitten (in de wachtruimte) of waar de behandelstoel staat; vertel welke mensen in de behandelkamer aanwezig zijn
veiligheid	– zorg dat er geen meubels of voorwerpen zijn waar slechtzienden tegenaan kunnen botsen of waarover ze kunnen struikelen, zoals een tas, een niet aangeschoven stoel of speelgoed; laat geen deuren openstaan – als een slechtziende een trap op of af moet, kondig dan aan dat er een trap komt die omhoog of omlaag gaat; vertel waar de leuning zit of vraag of je zijn hand op de leuning kunt leggen; kondig ook aan wanneer de trap eindigt – vraag of het prettig is dat je meeloopt naar de behandelkamer of spreekkamer; zo ja, vraag dan of hij je schouder of elleboog wil vasthouden om je te volgen; loop daarbij iets vóór de slechtziende
in de spreekkamer, de behandelkamer of aan de balie	
wie	– vertel wie er in de spreekkamer/behandelkamer aanwezig zijn
wat	– laat de slechtziende weten wat er gaat gebeuren, zodat hij niet schrikt; bij mondzorg raak je de plaats aan waar je gaat behandelen; je raakt bijvoorbeeld de rechterwang aan de bovenkant aan om te laten weten dat je het rechter bovenkwadrant gaat controleren, poetsen of behandelen – ben je bewust van de beperkingen door de slechtziendheid voor de eigen regie; overleg met de patiënt wat haalbaar is en bespreek mogelijke oplossingen
taal	– vermijd woorden als 'hier' en 'daar'; geef aanwijzingen als: 'Het bekertje water om uw mond te spoelen staat schuin links voor u (of: staat op tien uur)'; als je daarbij even tegen het glas tikt, kan de slechtziende horen waar het glas staat – woorden als 'zien' en 'kijken' kun je gerust gebruiken; dat is gewone spreektaal
als je weggaat	– laat weten dat je weggaat, zodat de slechtziende niet 'in het niets' praat

12.6.2 Expertisecentra

— Bartiméus: ► www.bartimeus.nl/
— Bartiméus voor doofblinden: ► https://tinyurl.com/zien-app-12
— Koninklijke Visio: ► www.visio.org

12.6.3 Wmo

Wanneer ondersteuning vanuit de Wmo nodig is, is het belangrijk om bij de gemeente het probleem en de hulpvraag goed duidelijk te maken. Medewerkers van de Oogvereniging kunnen helpen de vraag aan de gemeente voor te bereiden (▸ https://tinyurl.com/ooglijn-voor-oogaandoening).

12.7 Informatie

12.7.1 Voor de praktijk

— checklist voor toegankelijkheid van de praktijk of apotheek: zie de bijlage achter in dit boek

Mensen met geestelijke gezondheidsproblemen

Samenvatting

Een specifieke doelgroep voor assisterenden bestaat uit mensen met geestelijke gezondheidsproblemen. Er bestaan allerlei psychische stoornissen, elk met verschillende symptomen en gevolgen voor het functioneren. Angst- en stemmingsstoornissen zoals een depressie komen veel voor. Ernstige psychiatrische aandoeningen kunnen het leven van de patiënt ernstig ontwrichten. Mensen met geestelijke gezondheidsproblemen hebben vaak ook andere gezondheidsproblemen, hebben beperkte gezondheidsvaardigheden en leven korter. Patiënten met een borderlinepersoonlijkheidsstoornis hebben weinig controle over hun emoties en ervaren daardoor veel crisissituaties. Ze zoeken vaak hulp van zorgverleners en kunnen dan claimend gedrag vertonen. Problematisch middelengebruik heeft invloed op het sociaal functioneren en op de gezondheid. Verslaving gaat vaak samen met andere psychiatrische ziektebeelden. De psychische aandoening en de ernst ervan bepalen in welke mate patiënten eigen regie kunnen voeren. De GGZ kent drie niveaus: huisartsenzorg, generalistische basis-GGZ en gespecialiseerde GGZ. De Wet verplichte ggz beschrijft regels voor vrijheidsbeperkende maatregelen bij mensen met psychiatrische problematiek.

13.1   Inleiding – 165

13.2   Diversiteit in stoornissen – 166
13.2.1 Geestelijke gezondheidsproblemen bij mensen met een migratieachtergrond – 166

13.3   Geestelijke gezondheidsproblemen – 167
13.3.1 Angststoornissen en stemmingsstoornissen – 167
13.3.2 Verwardheid – 167

© Bohn Stafleu van Loghum is een imprint van Springer Media B.V., onderdeel van Springer Nature 2021
M. van der Burgt en W. Spijkers, *Specifieke doelgroepen voor assisterenden*, Basiswerk AG,
https://doi.org/10.1007/978-90-368-2606-8_13

13.3.3   Chronische, ernstige psychiatrische aandoening – 167
13.3.4   Borderlinepersoonlijkheidsstoornis – 169
13.3.5   Stoornis in het gebruik van middelen – 170

13.4   Mogelijkheden en beperkingen eigen regie – 171

13.5   In de praktijk – 171
13.5.1   Organisatie van de geestelijke gezondheidszorg – 172
13.5.2   Ernstige psychiatrische aandoeningen (EPA) – 172
13.5.3   Borderlinepersoonlijkheidsstoornis – 173
13.5.4   Verslaafde patiënten in de praktijk – 173
13.5.5   Verslaafde patiënten in de huisartsenpraktijk – 175
13.5.6   Verslaafde patiënten in de apotheek – 176
13.5.7   Verslaafde patiënten in de tandartspraktijk – 177
13.5.8   Mensen met een migratieachtergrond met geestelijke
         gezondheidsproblemen – 178

13.6   Samenwerking, wet- en regelgeving – 178
13.6.1   Wetgeving – 180
13.6.2   Samenwerking huisarts, arts verslavingszorg, apotheker – 181

13.7   Informatie – 181
13.7.1   Voor de doelgroep – 181
13.7.2   Voor de praktijk – 181

13.1 Inleiding

Als assistent in een huisartsenpraktijk, openbare apotheek of tandartspraktijk krijg je te maken met mensen met geestelijke gezondheidsproblemen, ook wel psychische stoornissen of psychiatrische aandoeningen genoemd. In dit boek gebruiken we deze begrippen door elkaar. Bijna de helft van de mensen maakt in zijn leven een of meer periodes door met een dergelijk probleem: een angststoornis, een depressieve of psychotische stoornis of een verslaving. Sommige mensen hebben last van een chronische aandoening op dit gebied. Daartoe behoren ontwikkelingsstoornissen zoals autismespectrumstoornissen en ADHD en persoonlijkheidsstoornissen zoals de borderlinepersoonlijkheidsstoornis.

Lang niet altijd zal de aandoening een specifieke benadering of aanpak van de assistent vragen. Voor sommige aandoeningen of situaties is deze wel noodzakelijk. Daarom is kennis van enkele psychiatrische ziektebeelden van belang.

Leerdoelen

Je kunt:

— veelvoorkomende psychische stoornissen en de behandeling daarvan noemen;
— beschrijven wat er wordt verstaan onder EPA (ernstige psychiatrische aandoening) en de invloed daarvan op de gezondheid, de mondgezondheid en de gezondheidsvaardigheden;
— kenmerken van een borderlinepersoonlijkheidsstoornis en een stoornis in het gebruik van middelen en de gevolgen voor het lichamelijk en sociaal functioneren beschrijven en aandachtspunten noemen in de zorg voor deze patiënten;
— voorbeelden geven van een 'dubbele diagnose';
— aandachtspunten noemen bij het omgaan met migranten met GGZ-problemen;
— uitleggen wat de Wet verplichte ggz inhoudt voor de zorg in jouw praktijk.

In gesprek blijven

Als je weet wat iemand heeft, dan kun je zijn gedrag soms beter begrijpen. Een borderliner kan mij bijvoorbeeld triggeren door kleinerend te doen of juist andersom ('Ik kan dit niet'). Het is de kunst om én geduld te hebben én op een vriendelijke manier te zeggen dat je dat gedrag niet acceptabel vindt, dat het zo niet kan.

Het komt regelmatig voor dat een patiënt dreigt zichzelf iets aan te doen. Dat gebeurt meer op de huisartsenpost dan in de praktijk. En niet alleen bij borderliners. Dan moet je in gesprek komen en zorgen dat ze aan de lijn blijven totdat je een afspraak hebt kunnen maken (dat ze zichzelf niets aandoen) en vervolgstappen hebt geregeld. Vaak vraag je intussen: 'Hoe komt dat nou? Is er iets gebeurd waardoor u pillen wilt gaan slikken?' En wat betreft de afspraken en vervolgstappen: 'U spreekt met mij af dat u die pillen laat staan. Ik overleg met de huisarts of hij …'

Hier in de huisartsenpraktijk gaat het meestal anders. Meestal kennen we de patiënt en dan kun je soms doorverbinden met de huisarts. Of er zijn afspraken gemaakt over hoe te handelen.

> Soms weet je van een patiënt dat het niet goed gaat, dat het kan escaleren. Dat wordt besproken in ons wekelijks teamoverleg. Daar kan dan worden afgesproken welke werkwijze we gaan volgen. Dat wordt vervolgens in het computersysteem gezet. Als je het dossier van die patiënt opent, verschijnt er een pop-up: 'Als de heer Jansen belt, kun je meteen doorverbinden met de huisarts.'
> *Anja van Brummelen, praktijkassistent, Utrecht*

13.2 Diversiteit in stoornissen

Er bestaat een groot aantal psychische stoornissen met heel verschillende symptomen en gevolgen voor het functioneren. Bij een deel van de patiënten blijft het dankzij medicatie en/of psychotherapie bij een eenmalige periode in hun leven. Anderen lijden aan een chronische aandoening die herhaaldelijk of continu tot klachten leidt. Een chronische psychiatrische aandoening kan het leven van de patiënt en vaak ook van zijn omgeving ernstig ontwrichten. Sommige patiënten kunnen met behandeling en kortdurende opnames redelijk functioneren, al dan niet met ambulante begeleiding of in een beschermende woonomgeving. Anderen, met chronische, ernstige psychiatrische aandoeningen, leiden een moeizaam bestaan met veel problemen: werkloosheid, schulden, verslaving, geweld, dakloosheid of een langdurig verblijf in een GGZ-instelling.

We beperken ons hier tot enkele veelvoorkomende ziektebeelden en situaties die een specifieke benadering of aanpak van de assistent verlangen: angststoornis, stemmingsstoornissen, verwardheid, chronische, ernstige psychiatrische aandoeningen (EPA) en borderline- en antisociale persoonlijkheidsstoornis. Autismespectrumstoornissen zijn besproken in ▶ H. 7.

13.2.1 Geestelijke gezondheidsproblemen bij mensen met een migratieachtergrond

Psychische problemen komen in het algemeen vaker voor bij patiënten met een migratieachtergrond. Dat geldt onder meer voor psychotische stoornissen, schizofrenie, depressie en angststoornissen. De diagnose wordt echter vaak pas laat gesteld.

Veel culturen maken niet hetzelfde scherpe onderscheid tussen lichaam en geest dat de westerse cultuur maakt. Soms worden psychische klachten geïnterpreteerd als bezetenheid door geesten. Bovendien zijn psychische klachten vaak met schaamte omgeven. Mensen met een migratieachtergrond zien de klachten daarom liever niet als psychisch, maar als lichamelijk.

13.3 Geestelijke gezondheidsproblemen

13.3.1 Angststoornissen en stemmingsstoornissen

Angststoornissen en stemmingsstoornissen komen veel voor. Tot de angststoornissen behoren fobieën en de paniekstoornis. Een op de tien ouderen heeft een angststoornis. Zij hebben daarnaast vaak andere gezondheidsproblemen die hun kwaliteit van leven sterk verminderen.

Tot de stemmingsstoornissen behoren de depressie en de bipolaire stoornis. Mensen met een lichte tot matige depressie worden vaak door de huisarts en de eerstelijns-GGZ behandeld met gesprekken, gedragstherapie en ondersteunende medicatie zoals serotonineheropnameremmers (SSRI's). Bij een bipolaire stoornis heeft de patiënt afwisselend depressieve en manische periodes. Medicatie zoals lithiumcarbonaat moet vaak ook buiten de ziekteperiodes worden gebruikt. Daarnaast wordt een signaleringsplan opgesteld om vroege signalen van een depressieve of manische periode te herkennen.

13.3.2 Verwardheid

Verwardheid is een ernstig verschijnsel dat kan voorkomen bij verschillende aandoeningen (delier, psychose, dementie, intoxicaties, hersentrauma, ontregeling van diabetes) en als bijwerking van medicatie. Verwardheid kan leiden tot onrust, gedragsstoornissen en agressie. Verwardheid maakt zelfstandig functioneren en deelnemen aan de maatschappij moeilijk. Een deel van de verwarde patiënten vraagt niet om zorg, maar ontloopt de zorgverlening juist (zorgmijder).

13.3.3 Chronische, ernstige psychiatrische aandoening

Chronische, ernstige psychiatrische aandoeningen (EPA) kunnen het leven van de patient ernstig ontwrichten. Kenmerken van EPA zijn:
- chronische ziekte (> 2 jaar);
- ondanks behandeling blijven symptomen bestaan;
- moeite met sociaal-maatschappelijk functioneren (een deel van de patiënten is dak- of thuisloos);
- zorg van verschillende zorgverleners nodig;
- ziektebeelden bij EPA: schizofrenie, bipolaire stoornis, persoonlijkheidsstoornis (waaronder borderlinestoornis), ernstige verslavingsproblematiek.

Slechte gezondheid

Mensen met EPA leven wel 10 tot 15 jaar korter dan andere mensen. Ze hebben naast de EPA vaak andere ernstige ziekten: hart- en vaatziekten, COPD (chronische bronchitis en longemfyseem), metabool syndroom (overgewicht in combinatie met hoog cholesterol en insulineresistentie) en diabetes mellitus, schildklierziekten en vitaminetekort. Deze ziekten hangen vaak samen met risicofactoren in de leefstijl, zoals roken, ongezonde voeding, overgewicht, gebrek aan beweging en middelengebruik (verslaving), maar ook medicatie speelt hierbij een rol. De helft van de EPA-patiënten heeft maagklachten, vaak veroorzaakt door reflux, en 70 % heeft huidklachten. Sommige aandoeningen hangen samen met medicatiegebruik (zie kader).

Medicijnen, insulineresistentie en diabetes
De volgende psychofarmaca kunnen overgewicht en insulineresistentie veroorzaken. Dat kan leiden tot diabetes.

Antidepressiva
- tricyclische antidepressiva zoals amitriptyline, clomipramine, dosulepine, doxepine, imipramine, maprotiline en nortriptyline (veroorzaken toename van eetlust);
- mirtazapine, trazodon (in mindere mate dan de tricyclische antidepressiva).

Antipsychotica
- atypische antipsychotica, zoals olanzapine, clozapine, quetiapine, risperidon en aripiprazol;
- klassieke antipsychotica zoals haloperidol en zuclopentixol (in mindere mate dan de atypische antipsychotica).

Gezondheidsvaardigheden

De gezondheidsvaardigheden van veel mensen met EPA zijn beperkt. Deze patiënten kunnen signalen vaak niet goed herkennen, interpreteren en verwoorden. Dat speelt een grote rol bij hun slechtere gezondheid. Consequent en correct gebruik van medicijnen is vaak moeilijk. De therapietrouw daalt nog verder wanneer (het merk en het uiterlijk van) medicatie zonder overleg tussen arts en patiënt wordt gewijzigd, bijvoorbeeld van-wege preferentiebeleid. De medicatie wordt dan niet herkend en dus niet ingenomen. Het wantrouwen tegen medicatie en medicatieadviezen neemt verder toe.

Zorg voor mensen met EPA

De zorg voor mensen met EPA is complex en schiet nogal eens tekort, waardoor de gezondheid verder verslechtert. Ambulante begeleiders in de GGZ hebben vaak te wei-nig kennis van lichamelijke gezondheidsproblemen en besteden hieraan daardoor min-der aandacht. Ze bieden de patiënt onvoldoende steun en sturing om de klachten met de huisarts of GGZ-behandelaar te bespreken.

Mondzorg

Mensen met EPA hebben vaak (ernstige) cariës, ontstoken tandvlees en problemen met een gebitsprothese. Voor een deel komt dat door medicatie die te veel of juist te weinig speekselvorming veroorzaakt (zie kader). Daarnaast zijn mensen met EPA vaak (sigaret-ten)rokers. Mede in verband met angst komen ze met hun klachten vaak pas laat bij de tandarts.

> **Mondgezondheidsproblemen door medicijnen**
> *Droge mond*
> - antidepressiva, zowel tricyclische antidepressiva als SSRI's
> - antipsychotica, bijvoorbeeld clozapine
> - antiparkinsonmiddelen, bijvoorbeeld biperideen (Akineton®)
>
> *Tandvleeszwelling*
> - anti-epileptica, bijvoorbeeld fenytoïne
> - calciumantagonisten, bijvoorbeeld nifedipine, verapamil

Een droge mond

Mevrouw Paaltjes was een nieuwe patiënt. Tijdens haar eerste bezoek bleek ze een erg droge mond te hebben. Haar tong vertoonde sleufjes en het mondspiegeltje bleef plakken aan de binnenzijde van haar droge wang in plaats van erlangs te glijden. In veel tanden en kiezen zaten gaatjes van verschillende grootte. Zelf gaf ze ook aan een droge mond te ervaren.

Bij de anamnese vertelde ze dat ze sinds kort begeleid door een GGZ-instelling in de wijk woonde en dat ze antipsychotica gebruikte. Die veroorzaken een droge mond. Ze vertelde ook vaak op een zuurtje of pepermuntje te zuigen om het speeksel weer op gang te krijgen. Ik heb mevrouw uitgelegd dat de suikers lang in haar mond blijven en gaatjes veroorzaken. En dat de droge mond het probleem verergert. Om de cirkel te doorbreken, heb ik mevrouw een speekselstimulerende tandpasta voorgeschreven (Dentaid Xerox) en geadviseerd om te kiezen voor suikervrije snoepjes of suikervrije kauwgom. Overleggen over andere medicatie leek mevrouw niet zinvol. Ze was blij dat ze al een tijdje stabiel was, na veel jaren tobben met medicatiewisseling. We hebben afgesproken dat ze elke drie maanden komt voor gebitsreiniging en het aanbrengen van fluoridelak. Hierdoor verminderde het aantal nieuwe gaatjes aanzienlijk.
Wendy Spijkers, tandarts, Bilthoven en Zwammerdam

13.3.4 Borderlinepersoonlijkheidsstoornis

Tussen de 1 en 2 % van de mensen heeft een borderlinepersoonlijkheidsstoornis, meer vrouwen dan mannen.

Kenmerken

Mensen met een borderlinepersoonlijkheidsstoornis zijn bang om in de steek gelaten of afgewezen te worden. Ze kunnen dan heftig reageren. Ze kunnen wantrouwend zijn en mensen op afstand houden. Ze hebben daardoor moeite met relaties. Deze patiënten hebben een negatief of instabiel zelfbeeld en weinig controle over hun emoties. Hun stemming kan snel wisselen. Vaak voelen ze zich leeg. Ze kunnen impulsief reageren en beschadigend gedrag vertonen (alcohol- en drugsgebruik, roekeloos autorijden, grote financiële risico's nemen, zelfbeschadiging). De pijn door zelfbeschadiging is voor hen vaak beter te verdragen dan het gevoel van leegte en verlaten zijn.

Leven met deze stoornis kost veel energie. Mensen met een borderlinepersoonlijkheidsstoornis hebben vaak stressklachten, angststoornissen, depressieve klachten of een eetstoornis. Dreigen met suïcide en suïcidepogingen komen veel voor (bijvoorbeeld door het innemen van een overdosis medicatie).

Contact met zorgverleners

Patiënten met een borderlinepersoonlijkheidsstoornis hebben snel het gevoel dat ze in een crisissituatie zijn beland. Ze doen dan een dwingend beroep op zorgverleners om die crisis op te lossen. Maar de oplossingen die de hulpverlener aandraagt, vinden ze dan weer niet acceptabel. Oplossingen aandragen is daarom geen effectieve strategie. Behandeling bestaat uit intensieve psychotherapie, soms tijdelijk ondersteund met medicatie. Het behandeldoel is dat de patiënt leert omgaan met zijn emoties en impulsiviteit.

13.3.5 Stoornis in het gebruik van middelen

Een stoornis in het gebruik van middelen omvat zowel misbruik als verslaving. Van misbruik van geneesmiddelen is sprake wanneer medicijnen worden gebruikt zonder een medische indicatie. Bij misbruik bestaat er nog geen gewenning en treden dus geen onthoudingsverschijnselen op als de patiënt stopt met het geneesmiddel (dit in tegenstelling tot verslavingsverschijnselen). Andere kenmerken van een stoornis in het gebruik van middelen zijn afhankelijkheid van het middel en toenemende gevolgen voor het functioneren in relaties en de maatschappij.

Soms vraagt de patiënt hulp vanwege het middelengebruik. Soms wordt hulp gevraagd vanwege een andere klacht, maar heeft het middelengebruik wel de nodige invloed op de gezondheid en het gedrag van de patiënt.

Middelen

Het gaat vooral om tabak, alcohol, slaap- en kalmeringsmiddelen (benzodiazepines), cannabis, cocaïne, crack, heroïne, speed, GHB en xtc. Voor alcoholgebruik hanteert het Nederlands Huisartsen Genootschap het begrip 'problematisch alcoholgebruik': een drinkpatroon dat leidt tot lichamelijke klachten en/of psychische of sociale problemen, dan wel verhindert dat bestaande problemen adequaat worden aangepakt.

De meeste verslaafden gebruiken meerdere middelen (polydrugsgebruik). Alleen oudere alcoholisten gebruiken bijna geen andere middelen. De combinatie van middelen leidt tot ingewikkelde intoxicatie- en onthoudingsbeelden.

Gevolgen van misbruik en verslaving

Tabaksgebruik kan leiden tot COPD, hart- en vaatziekten en kanker. Misbruik van slaap- en kalmeringsmiddelen kan leiden tot afname van alertheid en rustspanning van de spieren, waardoor het risico op vallen toeneemt. Daarnaast ontstaat er afvlakking van emoties.

Naast de gevolgen voor het sociale functioneren kan alcoholverslaving lichamelijke problemen veroorzaken, zoals overgewicht, ondergewicht, vallen en andere ongevallen, maag- en darmklachten, kanker van spijsverteringsorganen, lever- en alvleesklierontsteking en hart- en vaatziekten. Ook kunnen er geheugenproblemen ontstaan, het syndroom van Korsakov en een delier. En natuurlijk kan een acute intoxicatie optreden. Hoogopgeleide ouderen drinken gemiddeld meer dan laagopgeleide ouderen.

13

Verslaving aan heroïne, cocaïne of amfetamine heeft grote invloed op het dagelijkse leven. Mede door een verandering van het leefpatroon kan verslaving aan deze middelen leiden tot infectieziekten (hepatitis B en C, hiv, tbc, andere infecties en abcessen), soa's, tekort aan vitamine B en schade aan lever, hart, luchtwegen en de hersenen.

Suïcidaliteit

Suïcidaliteit komt relatief vaak voor bij mensen met een verslaving aan alcohol, opiaten en cocaïne. Dat risico wordt nog groter als ze veel roken (meer dan 25 sigaretten per dag) of ook een stemmingsstoornis of persoonlijkheidsstoornis hebben. Slaapstoornissen vormen een groot probleem tijdens de behandeling. Wanneer die onvoldoende worden behandeld, is de kans op terugval erg groot.

Dubbele diagnose

Verslaving gaat vaak samen met andere psychiatrische ziektebeelden. Er is dus vaak sprake van een dubbele diagnose. We geven enkele voorbeelden:

- 60 % van de patiënten die verslaafd zijn aan heroïne heeft een stemmings-, angst- of psychotische stoornis en/of ADHD en 40 % heeft een antisociale persoonlijkheidsstoornis;
- 50 % van de patiënten met schizofrenie is verslaafd (verslaving aan nicotine is daarbij niet meegerekend);
- 25 % van de patiënten met ADHD of stemmings- en angststoornissen is verslaafd.

13.4 Mogelijkheden en beperkingen eigen regie

Er bestaan veel soorten geestelijke gezondheidsproblemen en er zijn grote verschillen in de eigen regie die mensen met geestelijke gezondheidsproblemen kunnen voeren.

Bij mensen met EPA is de eigen regie vaak beperkt. Andere patiënten kunnen vaak wel eigen regie voeren, al hangen de mogelijkheden af van de situatie en het verloop van het ziektebeeld. Er kan veel begeleiding nodig zijn om de eigen regie geleidelijk te vergroten.

Bij mensen met een borderlinepersoonlijkheidsstoornis is het belangrijk dat ze zich zelf verantwoordelijk voelen voor hun gedrag en keuzes.

13.5 In de praktijk

Mensen met psychische problemen zoeken lang niet altijd hulp bij de GGZ. Soms heeft dat met onbekendheid of schaamte te maken. Geestelijke gezondheidsklachten zijn maatschappelijk nog altijd minder geaccepteerd dan lichamelijke klachten. Dit geldt nog sterker voor sommige groepen mensen met een migratieachtergrond.

Ook patiënten met ernstige stoornissen vinden lang niet altijd dat ze een probleem hebben of dat ze ziek zijn. De hulpvraag komt dan soms van familie of andere betrokkenen. Wanneer de patiënten niet in staat zijn zelfstandig beslissingen te nemen over financiële en/of persoonlijke zaken, krijgen ze een curator, bewindvoerder of mentor toegewezen (zie ▶ par. 8.8.1).

13.5.1   Organisatie van de geestelijke gezondheidszorg

De GGZ is iets anders georganiseerd dan de somatische zorg (zie kader). Overigens wil lang niet iedereen verwezen worden naar een psycholoog of een gespecialiseerde GGZ-instelling.

> **GGZ**
> In de GGZ worden drie niveaus onderscheiden:
> 1. huisartsenzorg (deels uitgevoerd door de POH): de huisarts behandelt mensen met eenvoudige GGZ-problematiek en kan daarbij een psychiater of psycholoog consulteren of gebruikmaken van e-health;
> 2. basis-generalistische GGZ of basis-GGZ: andere zorgverleners in de eerste lijn, zoals GZ-psychologen, behandelen mensen met complexere problematiek. Hiervoor is verwijzing door de huisarts nodig;
> 3. gespecialiseerde GGZ, poliklinisch en klinisch: zorgverleners in de gespecialiseerde GGZ behandelen mensen met ernstige problematiek. Ook hiervoor is verwijzing door de huisarts nodig.

13.5.2   Ernstige psychiatrische aandoeningen (EPA)

> **Uitgevallen kroon**
>
> Mevrouw Rosse heeft een bipolaire stoornis. Ze woont in een GGZ-instelling. Ruim een halfjaar geleden kwam ze naar de praktijk vanwege een uitgevallen kroon van een boventand. De kroon kon teruggeplaatst worden. Twee maanden daarna kwam ze opnieuw vanwege een andere kroon die had losgelaten en in de afgelopen maanden herhaalde zich dat enkele keren. Sommige kronen waren goed terug te plaatsen, andere niet.
> Ik zei tegen mevrouw dat ik het heel vervelend voor haar vond dat de kronen loslieten. En dat ik me zorgen maakte, omdat ik niet goed begreep hoe dat kwam. Toen vertelde ze dat ze de kronen met een vork los peuterde als ze slecht in haar vel zat en zich boos voelde. We bleken als team meer bezig te zijn geweest met het repareren van haar gebit dan met de reden achter haar klachten. Die bleek achteraf een veel belangrijkere factor.
> We waren opgelucht dat we vanuit onze open houding de oorzaak achterhaald hadden. Mevrouw had gezien dat we niet boos op haar werden en besefte dat ze open kaart kon spelen. Vanaf dat moment bleef ze open over haar gedrag en konden we haar beter helpen.
> *Wendy Spijkers, tandarts, Bilthoven en Zwammerdam*

Vaak ben je op de hoogte van de ernstige psychiatrische problematiek van je patiënt met EPA. In ▪ tab. 13.1 staan aandachtspunten voor de zorg aan patiënten met EPA.

13

◘ Tabel 13.1	Algemene aandachtspunten bij patiënten met EPA
basisregels	– maak contact – stem je communicatie af op de persoon en wat er in het gesprek gebeurt
gezondheidsvaardigheden	– houd rekening met beperkte gezondheidsvaardigheden (in herkennen, begrijpen, verwoorden, gezond gedrag)
belasting	– realiseer je dat bezoek aan de praktijk/apotheek en verblijf in de wachtruimte al veel stress kan oproepen; vaak vraagt dat al zo veel van de patiënt dat deze er die dag niks bij kan hebben – voorkom dat de patiënt lang moeten wachten
lichamelijke problemen	– blijf alert op lichamelijke problemen, die komen veel voor bij deze patiëntengroep (zie ▶ par. 13.3.3)
netwerk en regie	– ken het netwerk van zorgverleners rond deze patiënt en weet welke zorgverlener de regie heeft over de zorg voor de lichamelijke gezondheid – noteer gegevens over netwerk en regievoerder in het patiëntendossier

Mensen met EPA in de apotheek

In de apotheek ben je alert op EPA (symptomen, voorgeschreven medicatie, gedrag) en signalen ervan in medicatiegebruik, zoals het niet of te laat ophalen van medicatie (◘ tab. 13.2).

13.5.3 Borderlinepersoonlijkheidsstoornis

Mensen met een borderlinepersoonlijkheidsstoornis hebben vaak het gevoel dat ze geen grip hebben op hun leven. Daardoor doen ze regelmatig een dringend of dwingend beroep op zorgverleners. Het is belangrijk om dit gedrag te herkennen:

– De patiënt doet vaak een beroep op spoedzorg (acute, dwingende vraag; vaak contact met huisartsenpost).
– De patiënt uit zijn probleem met veel woorden en emotie (theatraal gedrag).
– De patiënt legt het probleem bij de zorgverlener; die moet het volgens de patiënt oplossen.
– De patiënt dreigt zichzelf iets aan te doen als hij zijn zin niet krijgt.

In ◘ tab. 13.3 staan aandachtspunten voor de communicatie met borderlinepatiënten in de huisartsenpraktijk.

13.5.4 Verslaafde patiënten in de praktijk

Heel veel verslaafde patiënten beantwoorden niet aan het beeld dat van verslaafden bestaat: vermagerde, slecht verzorgde junks die op straat leven. Veel verslaafden kunnen zich min of meer staande houden in hun sociale omgeving. Ze zien zichzelf lang niet

☐ Tabel 13.2	Specifieke aandachtspunten in de apotheek bij mensen met EPA
basisregels	– maak contact – stem je communicatie af op de persoon en wat er in het gesprek gebeurt
in de spreekkamer/behandelkamer/aan de balie	
uitnodiging	– nodig de patiënt uit om het medicatiegebruik te bespreken, nu of een volgende keer
begrijpen	– ga na of de patiënt het belang van consequent gebruik van de medicatie begrijpt – vraag naar bijwerkingen – vraag of de patiënt wel eens uit zichzelf is gestopt of zou willen stoppen met de medicatie; zo ja, vraag naar zijn overwegingen
steun	– vraag of de patiënt steun heeft of zou willen hebben bij zijn medicatiegebruik; zo ja, vraag wie hem daarbij zou kunnen helpen (familie, woonbegeleider, ambulant begeleider) en wat de apotheek daarin zou kunnen betekenen
medicatieoverzicht	– besteed extra aandacht aan het medicatieoverzicht – bij de overdracht tussen de tweede en eerste lijn ontbreekt dikwijls een goed medicatiedossier; de patiënt kan vaak niet aangeven wat zijn huidige medicatie is
verandering?	– vraag de patiënt bij verandering van medicatie door het preferentiebeleid (substitutie) of de arts die met hem heeft besproken en wat de verandering voor hem betekent – wanneer de patiënt twijfelt of bang is dat de medicatie anders zal uitpakken, overleg dan met de apotheker; de apotheker kan contact opnemen met de voorschrijvend arts en diens nadrukkelijke instemming vragen; de angst van de patiënt voor verandering kan daardoor verminderen

13

altijd als verslaafd, maar bijvoorbeeld als 'sociale drinker' of 'weekendgebruiker'. Het is goed om je ervan bewust te zijn dat verslaving veel voorkomt, ook bij mensen bij wie je dat niet vermoedt.

Agressie en geweld

Patiënten die onder invloed zijn, kunnen angstig, geïrriteerd, opgewonden of ongeremd zijn. Ontwenning kan dezelfde verschijnselen veroorzaken. Gebruikers hebben vaak minder controle op hun gedrag. Wanneer ze dan ook nog de situatie verkeerd inschatten, kan dat leiden tot agressie en geweld.

Agressie en geweld komen onder meer voor bij mensen die onder invloed zijn van alcohol, cocaïne en amfetamine en bij ontwenning van vooral alcohol, opiaten, benzodiazepines en ook wel cannabis. Agressie en geweld kunnen ook voorkomen als de gebruiker een nieuwe dosis van het middel nodig heeft.

□ **Tabel 13.3** Aandachtspunten in de huisartsenpraktijk bij patiënten met een borderlinepersoonlijkheidsstoornis

basisregels	– maak contact – stem je communicatie af op de persoon en wat er in het gesprek gebeurt
aan de telefoon/aan de balie	
empathie	– toon empathie en respect voor de patiënt, ook al ben je het niet eens met zijn gedrag – toon begrip voor de moeilijke situatie die de patiënt ervaart
grenzen	– stel grenzen aan het gedrag; laat het weten als je bepaald gedrag niet accepteert; stel ook grenzen aan de tijd die beschikbaar is voor de patiënt – stel je grenzen in de ik-vorm ('Ik vind het niet prettig dat u …') – geef aan dat je de patiënt wilt helpen en welk gedrag je dan van hem verwacht: 'Als u op een rustige manier praat, dan …' – tips voor het omgaan met claimend en agressief gedrag vind je in ► H. 17
betrouwbaarheid	– wees duidelijk en kom afspraken na; doe geen beloftes die je niet kunt nakomen; zorg dat je betrouwbaar en geloofwaardig bent – bied excuus aan als er iets niet goed is gegaan, bijvoorbeeld als de patiënt (te) laat is teruggebeld; dit kan voor de patiënt vervelend of moeilijk zijn geweest en daarmee toon je begrip
aandacht	– ga niet mee in lange verhalen, maar vraag naar het hier en nu: 'Hoe is het nú met u?', 'Wat is de aanleiding om nú te bellen?', 'Wat is er nú aan de hand?'
risicogedrag	– vraag expliciet naar risicogedrag ('Hebt u medicijnen ingenomen?'); vraag door en overleg met de arts; regel, volgens de afspraken in je praktijk, een snel (telefonisch) consult bij de arts
aanbod	– wees duidelijk in wat je wel en niet kunt bieden: 'Er is met u afgesproken dat de arts geen extra medicatie voorschrijft. U kunt na het weekend bij de huisarts terecht'
verantwoordelijkheid	– laat de patiënt verantwoordelijk blijven voor zijn eigen gedrag

13.5.5 Verslaafde patiënten in de huisartsenpraktijk

Soms behandelt de huisarts lichte verslavingsproblematiek. Bij ernstigere problematiek wordt de patiënt door de GGZ/verslavingszorg behandeld. Verslaafde patiënten hebben vaak somatische problemen. De huisarts biedt hun somatische zorg, al zal ook de arts verslavingszorg soms somatische klachten behandelen. Het is van belang de problematiek goed te analyseren en lichamelijke klachten niet te snel toe te schrijven aan de verslaving.

Meestal is de arts verslavingszorg verantwoordelijk voor de medicamenteuze behandeling van de verslaving. Wanneer benzodiazepines (bijvoorbeeld voor slaapproblemen) worden voorgeschreven, moeten de huisarts en de arts verslavingszorg daarover goede afspraken maken om dubbele recepten en onderhandelen te voorkomen. Ook daarom zijn afstemming en samenwerking met de verslavingszorg nodig.

Praktijkassistenten en huisartsen kunnen ook te maken hebben met familieleden. Zij willen dat het middelengebruik stopt, maar dat doel is vaak niet haalbaar zolang de patiënt dat zelf niet wil. In andere situaties vraagt de familie hulp omdat de situatie voor hen onhoudbaar is. Gedwongen behandeling (medicatie, toezicht en/of opname) is aan strikte regels gebonden (Wet verplichte ggz, zie ▶ par. 13.6.1). Familie voelt zich daardoor vaak in de kou staan.

Omgaan met boosheid en agressie wordt besproken in ▶ H. 17.

13.5.6 Verslaafde patiënten in de apotheek

Als apothekersassistent zie je recepten voor middelen die worden gebruikt door patienten met een verslaving. Vragen naar de reden van gebruik is soms moeilijk. Een patiënt kan zich daar ongemakkelijk bij voelen of boos worden. Leg dan uit dat je hiernaar vraagt omdat sommige middelen voor heel verschillende klachten kunnen worden gebruikt en dat het belangrijk is te weten voor welke klacht de patiënt het middel gebruikt.

Daarnaast zijn er natuurlijk ook mensen met een verslaving die niet worden behandeld of die komen vanwege heel andere gezondheidsproblemen. Soms is hun verslavingsprobleem bekend of kun je dat vermoeden op grond van de medicatie, hun gezondheidssituatie, hun uiterlijke verzorging en hun gedrag. In ◘ tab. 13.4 staan aandachtspunten voor de communicatie.

Ik kom oxycodon halen

Mevrouw Ceelen, 53 jaar, komt in de apotheek om oxycodon te halen. Ze gebruikt die sinds zeven maanden, na een zware rugoperatie. Assistente Mariam ziet in het systeem dat ze vier dagen geleden voor twee weken mee heeft gekregen. Mevrouw heeft geen recept. Ze bespreekt dat met mevrouw. Die reageert geprikkeld: 'Ze zijn op. Ik ben weg geweest en ben mijn toilettas met de medicijnen kwijtgeraakt. Die ik had, zijn op. Ik moet ze nu hebben.'
Mariam zegt mevrouw dat ze met de apotheker gaat overleggen en geeft al aan dat mevrouw voor deze middelen toch echt een recept moet hebben. In noodgevallen neemt de apotheker zelf contact op met de voorschrijvend arts. De afspraak in deze apotheek is dat de huisarts een herhaalrecept voor opioïden alleen ondertekent na persoonlijk contact met de patiënt, face-to-face of telefonisch.
De apotheker steunt Mariam in haar aanpak: ze mag de medicatie niet meegeven. Mariam gaat terug naar de balie. Ze zegt dat ze het vervelend vindt voor mevrouw, maar dat ze de medicatie niet mag meegeven zonder recept. Ze adviseert haar om contact op te nemen met de huisarts. Mevrouw reageert met: 'Kunnen jullie dat niet even doen? Dat gaat veel sneller. Dat is veel minder gedoe.' Mariam zegt: 'Ik begrijp dat deze situatie voor u lastig is. Toch zult u zelf contact moeten opnemen.'
Mevrouw draait zich om en loopt boos weg.
Carolijn Huizinga, apotheker, Amersfoort

13

◘ Tabel 13.4	Aandachtspunten voor de communicatie met verslaafde patiënten in de apotheek
basisregels	– maak contact – stem je communicatie af op de persoon en wat er in het gesprek gebeurt
aan de balie	
respect	– toon empathie en respect voor de patiënt – toon begrip voor eventueel onrustig gedrag, maar stel wel grenzen als het gedrag jou hindert in je werk of erg storend is voor andere patiënten
gezondheidsvaardigheden	– houd rekening met beperkte gezondheidsvaardigheden (in herkennen, begrijpen, verwoorden, gezond gedrag): therapietrouw is moeilijk als het leven heel onrustig is en de patiënt andere prioriteiten heeft
manipulerend, claimend en agressief gedrag	– blijf vriendelijk en respectvol, maar ook duidelijk over wat wel en niet kan – overleg met de apotheker als het gesprek dreigt te escaleren; daarmee geef je aan dat je de vraag van de patiënt serieus neemt; de patiënt accepteert soms een besluit van de apotheker gemakkelijker dan van de assistent; soms kan de apotheker de patiënt zelf te woord staan – omgaan met boosheid en agressie wordt besproken in ▶ H. 17 – wanneer de apotheker bij verslaafde patiënten minder aflevert (nasale fentanyl, benzodiazepines), kun je de patiënt zeggen dat je van de apotheker niet meer mag meegeven

13.5.7 Verslaafde patiënten in de tandartspraktijk

De slechte mondgezondheid van verslaafden is vaak een gevolg van een combinatie van factoren, zoals slechte voeding, onvoldoende mondhygiëne en minder speekselvorming ten gevolge van medicatiegebruik. Sommige problemen hangen samen met het gebruikte middel (zie kader).

> **Mondzorgproblemen bij (ernstig) verslaafden**
> - veel plaque en cariës, vaak door een combinatie van slechte mondhygiëne, gebruik van veel suiker en minder speekselvorming; de suikerbehoefte is groot bij gebruik van opioïden (heroïne)
> - veel tandvleesproblemen
> - vaak verwaarloosd gebit, ontbreken van elementen
> - ernstige gebitsslijtage door bruxisme (tandenknarsen) en kaakklem, vooral bij gebruik van alcohol, cocaïne en amfetamine
> - problemen van het kaakgewricht door verlies van elementen en bruxisme
> - schaamte over het gebit
> - erosie van de gebitselementen door alcohol, reflux en braken
> - slijmvliesafwijkingen, ontstekingen van de mondhoek, *Candida*-infectie
> - gebroken tanden, door cariës en trauma (bij epileptische insulten, vechtpartijen)
> - meer verdoving nodig bij een patiënt met een speed-, ketamine- of heroïneverslaving

Andere gezondheidsproblemen

Verslaafden hebben vaak ook allerlei andere gezondheidsproblemen, zoals affectieve stoornissen, angststoornissen, persoonlijkheidsstoornissen (waaronder borderlinepersoonlijkheidsstoornis), schizofrenie en PTSS. Niet altijd is dat bij de tandarts bekend. Je merkt bijvoorbeeld dat de patiënt wantrouwig reageert, angstig is, zichzelf overschreeuwt, afwezig is of vindt dat er niets aan de hand is.

Vaak zijn (ex)verslaafde patiënten heel bang voor de tandarts. Mensen die aan heroïne of andere opioïden verslaafd zijn, hebben vaak een verhoogde pijngewaarwording. Dat maakt dat een normale dosering voor lokale anesthesie dikwijls onvoldoende effectief is. Ze zijn bovendien erg gevoelig voor stresssituaties en vaak bang voor de verdoving. De tandarts zal net zolang bijverdoven totdat voldoende pijnstilling is bereikt en de patiënt zich prettig (comfortabel) voelt. Anders zullen de spanning en angst, en daardoor de pijn, alleen maar toenemen. Bij ernstige problematiek is behandeling in een Centrum Bijzondere Tandheelkunde nodig.

Behandelplan

Pijnbestrijding en het ontstekingsvrij maken van de mond staan voorop in de behandeling, naast het beperken van de schade aan het gebit. Bovendien is het uiteindelijke doel belangrijk: dat de patiënten weer kunnen functioneren in de maatschappij en ook weer naar een 'gewone' tandarts kunnen gaan. Het behandelplan is daarop gericht. Zo zal de tandarts proberen gebitselementen te behouden als ze te restaureren zijn en geen extractie uitvoeren, zeker de elementen die bij lachen en praten in het oog springen. Om het uiteindelijke doel te bereiken, werkt de tandarts eerst aan de zijdelingse delen van het gebit. Het front komt als laatste aan de beurt. Als de tandarts eerst het front verbetert, is de patiënt namelijk vaak al tevreden en komt hij niet meer terug voor de rest. Om dezelfde reden zal de tandarts meestal pas dure vervolgbehandelingen uitvoeren (kronen, bruggen) als de patiënt verder is in de behandeling van zijn verslaving en zijn leven op orde heeft.

Vanaf het begin van de behandeling besteed je veel aandacht aan begeleiding van de patiënt bij het verbeteren van zijn mondhygiëne.

Aandachtspunten voor het omgaan met verslaafde patiënten staan in ◘ tab. 13.5.

13.5.8 Mensen met een migratieachtergrond met geestelijke gezondheidsproblemen

Maak bij het contact met mensen met een migratieachtergrond met geestelijke gezondheidsproblemen gebruik van de aandachtspunten in ► H. 5. Specifieke aandachtspunten bij GGZ-problemen staan in ◘ tab. 13.6.

13.6 Samenwerking, wet- en regelgeving

Het overheidsbeleid is erop gericht meer mensen – ondanks hun soms ernstige (geestelijke) gezondheidsproblemen – thuis te laten wonen, soms met ambulante begeleiding en kortdurende opnames.

◼ Tabel 13.5 Aandachtspunten voor het omgaan met verslaafde patiënten in de tandartspraktijk

basisregels	– maak contact – stem je communicatie af op de persoon en wat er in het gesprek gebeurt
algemeen	
op de hoogte zijn van het gebruik	– wees alert op signalen van verslaving; als je die herkent, kun jij (of de tandarts) vragen of de patiënt middelen gebruikt en relevante gegevens verzamelen om de behandeling af te stemmen op de patiënt – vraag naar angst voor de behandeling, pijn en de verdoving
behandelrelatie	– verslaafde patiënten komen niet altijd (op tijd) voor hun afspraak; maak afspraken over de consequenties; zoek een balans – verslaafden kunnen zich soms ongeduldig, eisend of agressief gedragen; benoem het gedrag en wat dat bij jou oproept; geef je grenzen aan; zeg welk gedrag je verwacht om verder te kunnen gaan – omgaan met boosheid en agressie wordt besproken in ▶ H. 17
tijdens de behandeling	
motiveren	– pas motiverende technieken toe; benadruk dat de patiënt met een gezonde mond geen pijn meer heeft en weer kan lachen zonder zijn gebit te hoeven verbergen – besteed extra aandacht aan (begeleiding bij) mondhygiëne
aanpassing van de lokale anesthesie	– leg de patiënt uit dat extra verdoving misschien nodig is; laat de patiënt het aangeven als hij nog pijn heeft, zodat de tandarts meer verdoving kan geven – zet je communicatievaardigheden in om angst te verminderen (zie ▶ H. 17)

◼ Tabel 13.6 Aandachtspunten bij het omgaan met mensen met een migratieachtergrond met GGZ-problemen

basisregels	– maak contact – stem je communicatie af op de persoon en wat er in het gesprek gebeurt
interesse	– toon interesse in de patiënt, zijn levensloop en veranderingen in zijn leven of het leven van zijn familie door migratie – let erop dat je niet te snel de klachten of het gedrag verklaart vanuit de cultuur: de patiënt is een individu en wil ook zo worden gezien
psychisch en lichamelijk	– ga geen strijd aan over de vraag of klachten psychisch of lichamelijk zijn – gebruik de woorden die de patiënt gebruikt
gezondheidsvaardigheden	– houd rekening met beperkte gezondheidsvaardigheden (in herkennen, begrijpen, verwoorden, gezond gedrag) – verwijs eventueel naar sites met specifieke informatie en ondersteuningsgroepen (▶ www.pharos.nl)

Huisartspraktijken, openbare apotheken en tandartspraktijken hebben daardoor steeds meer patiënten met ernstige geestelijke gezondheidsproblematiek.

Wanneer in een huisartsenpraktijk een praktijkondersteuner GGZ werkt, bestaan er werkafspraken over de taakverdeling tussen de huisartsen en de praktijkondersteuner. Maar ook met andere GGZ-behandelaars en apotheken is afstemming over taken nodig. Bijvoorbeeld over de vraag wie in de gaten houdt of de patiënt met klachten naar de huisarts moet. Kan de patiënt dat zelf? Of houdt de GGZ-behandelaar of ambulant begeleider dit in de gaten? En welke rol spelen het sociaal wijkteam, de wijkverpleegkundige of de GGD daarin? Noteer de afspraken en gegevens van contactpersonen.

Met betrekking tot chronisch medicatiegebruik moeten ook afspraken worden gemaakt: over het voorschrijven en monitoren van het gebruik, maar ook over overleg bij verandering van medicatie. Informeer elkaar en spreek af wie ervoor zorgt dat de patiënt goede uitleg krijgt bij de verandering van medicatie. Zo kun je voorkomen dat de patiënt onnodig ongerust is of in de war raakt door de verandering.

13.6.1 Wetgeving

De Wet verplichte ggz (Wvggz) regelt voorwaarden voor gedwongen behandeling, vrijheidsbeperking, toezicht en opname van mensen met psychiatrische problemen (► www.dwangindezorg.nl/wvggz).

De wet geldt voor mensen die door een psychische stoornis een gevaar vormen voor zichzelf of anderen. Voor mensen met een verstandelijke beperking of dementie geldt de Wet zorg en dwang (Wzd, zie ► H. 8).

De Wvggz bevat regels om de rechten van mensen te beschermen en verplichte zorg te voorkomen. Zo kan de rechter verplichte zorg alleen opleggen om ernstig gevaar weg te nemen als vrijwillige zorg niet mogelijk is. Bovendien gelden de volgende eisen:
- De vorm en zwaarte van de verplichte zorg moeten in verhouding staan tot het doel: het wegnemen van het gevaar (proportionaliteitsprincipe).
- De verplichte zorg moet geschikt zijn om dat doel te bereiken.
- De minst ingrijpende vorm moet worden gekozen (subsidiariteitsprincipe).
- De verplichte zorg moet zo snel mogelijk worden afgebouwd.
- De verplichte zorg moet worden beschreven in het zorgplan.

Procedure en vormen van verplichte zorg

De verplichte zorg kan via twee wegen worden opgelegd: door een zorgmachtiging van de rechter en door een crisismaatregel van de burgemeester.

Verplichte zorg kan bestaan uit een verplichte medische behandeling en/of een beperking van de vrijheid. Bij verplichte medische behandeling kun je denken aan toediening van medicatie, voeding en vocht en behandeling van de psychische stoornis en/of lichamelijke ziekten. Vrijheidsbeperkende maatregelen betreffen onder meer de vrijheid van bewegingsbeperking (de patiënt mag de kamer/woning/instelling of het terrein niet verlaten), onderzoek van het lichaam of de ruimte op aanwezigheid van middelen of voorwerpen die schadelijk kunnen zijn en opname in een instelling.

13

13.6.2 Samenwerking huisarts, arts verslavingszorg, apotheker

Samenwerking tussen de huisarts, de arts verslavingszorg en de apotheker is nodig om een goed medicatiebeleid te voeren. Ook moeten er afspraken worden gemaakt over de behandeling van somatische klachten (▶ par. 13.5.4).

13.7 Informatie

13.7.1 Voor de doelgroep

- patiënteninformatie: ▶ www.thuisarts.nl
- digitaal zelfhulpprogramma bij somberheid: ▶ www.mentaalvitaal.nl/tools
- onlinetest over somberheid: ▶ www.mentaalvitaal.nl/depressie-test
- netwerkorganisaties van oudere migranten: ▶ www.netwerknoom.nl
- informatie over gebruik van alcohol, drugs en gamen: ▶ www.alcoholinfo.nl, ▶ www.drugsinfo.nl, ▶ www.rokeninfo.nl en ▶ www.gameninfo.nl/publiek.

13.7.2 Voor de praktijk

- e-healthprogramma's voor de huisartsenpraktijk: *kleur je leven, psyfit, drinktest* en *minder drinken*
- infographic *E-mental health door POH-GGZ en huisarts. Wat is er nodig voor opschaling?*: ▶ https://tinyurl.com/e-mental-health-opschaling
- infographic *E-mental health in de huisartsenpraktijk. Onderzoek naar gebruik en ervaringen*: ▶ https://tinyurl.com/e-mental-health-gebruik
- informatie over cultuursensitieve benadering in de GGZ: ▶ www.trimbos.nl, cultuursensitief
- kwaliteitscriteria mondzorg voor mensen met psychiatrische aandoeningen: ▶ https://tinyurl.com/pg-werkt-samen-kwaliteit
- poster mondzorg GGZ: ▶ https://tinyurl.com/pg-werkt-samen-kwaliteit

Dak- en thuislozen

Samenvatting

Dak- en thuislozen vormen een doelgroep met specifieke aandachtspunten voor de assisterenden. Thuislozen zijn mensen die een postadres hebben of een adres waar ze een deel van de tijd verblijven. Mensen die zo'n adres niet hebben, worden daklozen genoemd. De meeste daklozen zijn alleenstaande mannen. Een relatief groot deel heeft een verstandelijke beperking, een psychiatrische stoornis of een combinatie daarvan. Daarnaast hebben ze vaak andere gezondheidsproblemen, zoals verslaving, infectieziekten, COPD, maag- en darmklachten, huidklachten, voetproblemen en veel tandvlees- en gebitsproblemen. De helft van de daklozen heeft geen zorgverzekering. Veel daklozen kunnen moeilijk huisartsenzorg en nog moeilijker mondzorg krijgen. In enkele steden zijn straatdokterprojecten opgezet die huisartsenzorg bieden aan daklozen. Soms doen daaraan ook tandartsen mee. Houd bij daklozen rekening met hun leefsituatie, die het moeilijk maakt om op tijd te komen, het gebit goed te verzorgen, gezond te eten en medicijnen in te nemen.

14.1   Inleiding – 185

14.2   Wie? – 185

14.3   Gezondheid en leefstijl – 186
14.3.1 Sociaal netwerk – 186
14.3.2 Sociaal-emotioneel – 186
14.3.3 Mondproblemen – 187

14.4   Zorg – 187
14.4.1 Maatschappelijke zorg – 187
14.4.2 Gezondheidszorg – 187

14.5   Mogelijkheden en beperkingen eigen regie, therapietrouw – 188

© Bohn Stafleu van Loghum is een imprint van Springer Media B.V., onderdeel van Springer Nature 2021
M. van der Burgt en W. Spijkers, *Specifieke doelgroepen voor assisterenden*, Basiswerk AG,
https://doi.org/10.1007/978-90-368-2606-8_14

14.6   In de praktijk – 188

14.7   Samenwerking, wet- en regelgeving – 188
14.7.1   Netwerkzorg – 188
14.7.2   Financiering van de zorg – 189

14.8   Informatie – 190
14.8.1   Voor de praktijk – 190

14.1 Inleiding

Vooral in (grote) steden krijg je in een eerstelijnspraktijk te maken met dak- en thuislozen. Soms ken je deze patiënten al van voor de tijd dat ze dakloos werden. Een deel heeft geen zorgverzekering of staat niet ingeschreven bij de praktijk of apotheek. Dit hoofdstuk biedt informatie over de doelgroep en regelingen, met aandachtspunten voor de assisterende.

Leerdoelen

Je kunt:

- het verschil tussen dak- en thuisloosheid beschrijven en oorzaken noemen;
- veelvoorkomende gezondheidsproblemen, leefstijlaspecten en mondproblemen bij deze doelgroep noemen, inclusief oorzaken van beperkte eigen regie;
- uitleggen wat outreachend werken en bemoeizorg zijn;
- uitleggen waardoor het voor veel dak- en thuislozen moeilijk is om een zorgverzekering, huisartsenzorg en mondzorg te krijgen;
- aandachtspunten noemen in je communicatie met dak- en thuislozen.

Daklozen in de praktijk

Onze praktijk levert huisartsenzorg aan dak- en thuislozen. We houden één keer per week spreekuur in de daklozenopvang in de binnenstad. De GGD regelt dit spreekuur, evenals een spreekuur van de verpleegkundige en de maatschappelijk werker. Voor een afspraak op het huisartsenspreekuur belt in principe niet de patiënt, maar meestal de verpleegkundige of een begeleider van het opvangcentrum. Het is prettig om daar spreekuur te houden: de lijn naar de GGD-verpleegkundige is kort. Wanneer er een acute vraag is, belt meestal de begeleider of coördinator.

Annet van Genderen, huisarts, Utrecht

14.2 Wie?

Thuislozen zijn mensen die een adres hebben van een huis, boot, caravan of instelling (maatschappelijke opvang zoals het Leger des Heils of hostels) waar ze twintig dagen per maand kunnen verblijven. Een postadres bij familie of vrienden kan ook. Mensen die zo'n adres niet hebben, heten daklozen. Zij hebben geen vaste verblijfplaats en slapen in de opvang, op straat of in openbare ruimtes (winkelcentra, stations, portieken).

Veel dak- en thuislozen zijn vanwege schulden, huurachterstand en/of overlast uit hun huis gezet. Sommigen zijn dakloos geraakt na een scheiding of detentie. Schulden kunnen zijn ontstaan na een scheiding, door werkloosheid of door slecht met geld kunnen omgaan. Overlast, soms door verwardheid, komt voor bij mensen met een psychiatrische stoornis, een verslaving, een verstandelijke beperking of een combinatie daarvan. Sommige dak- en thuislozen zitten in de prostitutie.

Nederland telt naar schatting 39.000 daklozen. Deze groep bestaat vooral uit mannen (80 %) en alleenstaanden, al neemt het aantal dakloze jongeren en gezinnen toe. De meeste daklozen zijn tussen de 30 en 50 jaar oud. Bijna de helft verblijft in een van de vier grote steden. Ongeveer de helft heeft een migratieachtergrond; meestal een niet-westerse achtergrond.

Een deel van de dak- en thuislozen met een migratieachtergrond heeft geen geldige verblijfsvergunning (ongedocumenteerden). Deze groep wordt in ▶ H. 15 besproken.

14.3 Gezondheid en leefstijl

Vooral de mensen die veel op straat verblijven, hebben grote gezondheidsproblemen: 94 % heeft een psychiatrische stoornis, een verstandelijke beperking of een combinatie daarvan. Andere veelvoorkomende problemen zijn: verslaving, hepatitis (B en C), hiv-infectie, tuberculose, hypertensie, over- en ondergewicht, soa's, COPD en luchtweginfecties. De volgende klachten komen veel voor: hoesten, moeheid, duizeligheid, slaapproblemen, trillen en spierstijfheid, maag- en darmklachten, voetproblemen en gebitsklachten.

> **Psychiatrische stoornissen en verstandelijke beperking bij dak- en thuislozen**
> - 67 % alcoholverslaving
> - 30 % cognitieve stoornis
> - 20 % stemmingsstoornis
> - 20 % ADHD/autismespectrumstoornis
> - 17 % psychotische stoornis
> - 38 % verstandelijke beperking
> - 60 % moeilijkheden met denken en beslissingen nemen

Wat leefstijl betreft, valt het hoge percentage rokers op (>90 %). Meer dan de helft van de dak- en thuislozen eet ongezond en beweegt te weinig. Een groot aantal is polydrugs-gebruiker. De meest gebruikte middelen zijn: alcohol, cannabis, speed, cocaïne/crack en opiaten.

Vaak is het voor dak- en thuislozen moeilijk om medicatie goed te gebruiken. Medicatie wordt dikwijls niet op tijd aangevuld, blijft ergens liggen of wordt gestolen. Een deel van de dak- en thuislozen vermijdt hulpverleners.

14

14.3.1 Sociaal netwerk

Verreweg de meeste daklozen zijn alleenstaand. De helft heeft conflicten met familie. Het sociaal netwerk is klein of afwezig. Twee derde van de daklozen kent maar een of twee mensen die hulp kunnen bieden; een derde kent helemaal niemand op wie ze kunnen terugvallen.

Onder dak- en thuislozen komt veel verbaal en fysiek geweld voor.

14.3.2 Sociaal-emotioneel

Leven in de maatschappelijke opvang of op straat veroorzaakt veel stress. Daarnaast ervaren dak- en thuislozen negatieve reacties van anderen op hun zwervende bestaan, hun uiterlijk en hun gedrag. Er treedt maatschappelijke uitsluiting op. Depressie komt veel voor.

14.3.3 Mondproblemen

Bij daklozen komt vaak tanderosie voor door gebruik van breezers en bier en door cariës vanwege niet of onvoldoende poetsen, met als gevolg tandvleesontstekingen en abcessen. Daklozen hebben daardoor vaak tandpijn, pijn in de mond en problemen met kauwen. Door het verdwijnen of trekken van tanden en kiezen ontstaat atrofie van de kaak. Veel daklozen zijn bang voor de tandarts.

14.4 Zorg

14.4.1 Maatschappelijke zorg

Thuislozen in de maatschappelijke opvang krijgen naast 'bed, bad en brood' hulp bij het regelen van hun financiën, schuldsanering, werk of dagbesteding en zorg. Daklozen blijven vaak 'onder de radar'. Bemoeizorgteams proberen contact te leggen met daklozen, hun vertrouwen te winnen en hen alsnog in een hulptraject te krijgen.

14.4.2 Gezondheidszorg

In de grote steden zijn meer voorzieningen voor dak- en thuislozen en mensen zonder geldige verblijfsvergunning dan daarbuiten. Veel mensen komen echter niet uit zichzelf bij die voorzieningen. De GGD en andere hulporganisaties werken daarom *outreachend*. Dit wil zeggen dat ze de dak- en thuislozen opzoeken. Bemoeizorg is zorg voor verwarde mensen, of ze nu een huis hebben of dakloos zijn. Bemoeizorg vergroot de kwaliteit van leven van kwetsbare groepen. In enkele steden werken 'straatdokters', die op eigen initiatief zorg aan daklozen verlenen.

Zorg

Daklozen die niet ingeschreven staan bij een huisarts kunnen moeilijk huisartsenzorg krijgen. Daarom stellen ze een bezoek aan de dokter vaak uit. Tegen de tijd dat ze wél naar een huisarts of naar een ziekenhuis gaan, is er vaak al een ernstig probleem.

Het is nog moeilijker voor daklozen om tandheelkundige zorg te krijgen, ook als ze wél een zorgverzekering hebben. Mondzorg voor volwassenen zit namelijk niet in het basispakket en vrijwel niemand in deze groep heeft een aanvullende verzekering. Tandartskosten moeten daklozen dus zelf betalen. Vanwege hun meestal slechte gebitstoestand, angst voor de tandarts en angst voor de hoge kosten stellen ze hun bezoek zo lang mogelijk uit.

Een beter gebit

Wanneer het gebit en het tandvlees in een betere conditie zijn, heeft dat niet alleen effect op de mondgezondheid. Hiermee wordt ook een belangrijke ingang voor infecties afgesloten.

Wanneer de pijn weg is en het kauwen beter gaat, gaat ook het eten beter. Bovendien kan de patiënt gemakkelijker praten en durft weer te lachen. Dat maakt het onderhouden van sociale contacten eenvoudiger. Het maakt het mogelijk om te participeren en te solliciteren.

De oplossing die wordt geboden, moet natuurlijk wel aansluiten bij de behoeften en de leefstijl van de cliënt. Die weet wat haalbaar is in zijn situatie.

14.5 Mogelijkheden en beperkingen eigen regie, therapietrouw

Voor dak- en thuislozen is eigen regie moeilijk vanwege hun psychische toestand en de omstandigheden waarin ze leven. Vaak is het al moeilijk genoeg om het hoofd elke dag boven water te houden en te zorgen voor een slaapplek, eten, een douche en schone kleren. Zelf werken aan hun gezondheid is geen vanzelfsprekendheid. Dat vraagt van jou als assistent extra aandacht, kleine stappen, goede begeleiding en niet-opgeven.

> ### Alweer insulinepennen
>
> Meneer Terra komt regelmatig in de apotheek voor insulinepennen. Hij is dakloos. Soms komt hij om nieuwe pennen omdat zijn tas is gestolen. Natuurlijk sta ik erbij stil of zijn verhaal wel klopt en of ik nieuwe pennen kan meegeven, maar ik begrijp natuurlijk ook wel dat hij zijn spullen niet veilig kan opbergen. Bovendien: niet meegeven brengt gezondheidsrisico's met zich mee. Ik heb de pennen dus meegegeven. Vandaag komt meneer weer nieuwe insulinepennen vragen. Zijn tas is opnieuw weg. Ik heb voorgesteld: 'Is het een idee dat ik u voortaan maar voor een kortere tijd pennen meegeef? Dan moet u natuurlijk wel vaker naar de apotheek komen. Zou dat lukken?' Meneer vindt het prima om het zo te gaan doen.
> *Denise Dijkstra, apotheker, Utrecht*

14.6 In de praktijk

Veel zorgverleners vinden het niet prettig als daklozen die zichzelf slecht verzorgen lang in de wachtruimte zitten. Vroeg op de ochtend plannen is voor de dakloze vaak niet haalbaar. Soms plannen de assistenten de afspraak daarom aan het eind van het spreekuur of vragen ze de (tand)arts deze patiënt zo snel mogelijk na binnenkomst te helpen.
Voor aandachtspunten zie ◘ tab. 14.1.

14.7 Samenwerking, wet- en regelgeving

14.7.1 Netwerkzorg

Als hulpverlener in een grote stad ben je een van de schakels in een groot netwerk. Samenwerking is daarin belangrijk, met alle druk, misverstanden en ergernis die daarbij horen. Het helpt als je een beetje kunt relativeren en tevreden bent met kleine stapjes vooruit.
In grote steden werken vaak een 'straatdokter' en een 'tandarts voor daklozen'. In andere gemeenten kan de GGD adviseren. Bij patiënten die in een maatschappelijke opvang wonen, werk je samen met de cliëntbegeleider van deze opvang.

◻ Tabel 14.1   Aandachtspunten voor de communicatie met dak- en thuislozen

basisregels	– maak contact – stem je communicatie af op de persoon en wat er in het gesprek gebeurt

algemeen en ontvangst

afspraken	– stel je eisen en verwachtingen niet te hoog: daklozen komen niet altijd op de afgesproken tijd opdagen: op tijd komen is een grote opgave in hun onregelmatige en onvoorspelbare leven – stel regels en maak duidelijke afspraken, maar voorkom dat je het contact verliest doordat je overvraagt
niet verzekerd	– leg een onverzekerde dak- of thuisloze uit dat hij de kosten van de zorg zelf moet betalen; als hij dat niet kan, moet je hem een rekening en vervolgens aanmaningen sturen; de patiënt moet duidelijk laten weten dat hij de rekening niet kan betalen; deze gang van zaken is nodig omdat de zorgverlener moet aantonen dat hij zijn best heeft gedaan om het bedrag te innen

in de spreekkamer, de behandelkamer of aan de balie

bewaak de haalbaarheid	– houd rekening met de beperkingen (psychisch, sociaal, praktisch) – spreek waardering uit voor wat goed gaat – overleg met de patiënt wat haalbaar is
contactpersoon	– stel zo mogelijk een familielid of de begeleider uit de opvang of het bemoeizorgteam op de hoogte van afspraken; stuur ze een reminder om de patiënt aan zijn afspraak te herinneren

◻ Tabel 14.2   Sociale kaart

stad	site	toelichting
Amsterdam	► www.socialekaart.amsterdam.nl	doelgroepen o.a. daklozen, migranten, mensen met dementie en mensen met een beperking
Rotterdam	via ► www.humanitas.nl	sociale kaart en verwijshulp
Den Haag	► www.socialekaartdenhaag.net	

Veel steden hebben een sociale kaart voor de zorg. Soms geeft de gemeente die uit, soms de GGD of een organisatie voor maatschappelijke opvang (◻ tab. 14.2). Het is dus even zoeken op internet.

14.7.2 Financiering van de zorg

De helft van de daklozen heeft geen zorgverzekering. Een klein deel daarvan staat nog wel ingeschreven bij een huisarts.

Zorgverleners kunnen hun zorg (uit het basispakket) aan onverzekerden declareren. Ze krijgen dan 80 % van de kosten vergoed; verloskundige hulp wordt volledig vergoed. De zorgverleners moeten dat wel binnen een week melden bij de GGD GHOR (koepel van de GGD). De precieze gegevens mogen later worden aangeleverd. De administratieve afhandeling is in 2019 vereenvoudigd.

Een deel van de dak- en thuislozen kan verzekerd worden als ze een *woon*adres kunnen opgeven (geen postbus). De GGD kan daarbij hulp bieden en de zorgverzekeringslijn kan hierbij adviseren (▶ www.zorgverzekeringslijn.nl).

Een dakloze patiënt in de apotheek

Meneer Dirks komt aan de balie van de apotheek. Hij staat niet ingeschreven bij ons. Aan de naam van de voorschrijvend arts kan ik zien dat het recept afkomstig is van het daklozenspreekuur. Ik vraag, net als bij andere nieuwe patiënten, of hij een zorgverzekering heeft. Die heeft meneer Dirks niet. De apotheek stuurt de rekening dan naar de GGD.

Meneer Dirks is onrustig, geagiteerd en reageert wat bozig op vragen. Ik heb geleerd dat ik dat niet op mezelf moet betrekken. Dakloze patiënten ervaren veel onbegrip voor hun situatie en reageren vaak uit onmacht. Ze hebben iets nodig en hebben er niet altijd vertrouwen in dat je ze zult helpen. Ik benader ze met respect, net als elke andere patiënt. En wanneer dat nodig is, geef ik grenzen aan, ook zoals bij een ander. Maar liever maak ik de patiënt eerst duidelijk dat ik hem graag help. Daarvoor moet ik wel bekijken hoe dat het beste kan. Met een respectvolle benadering en begrip lukt het meestal om deze patiënten te helpen en tevreden te laten weggaan.

Trudy Roest, apothekersassistent, Utrecht

14.8 Informatie

14.8.1 Voor de praktijk

- regeling onverzekerden: ▶ https://tinyurl.com/betere-medische-zorg
- expertisecentrum om te voorkomen dat mensen onverzekerd raken en dat onverzekerden zich (opnieuw) verzekeren: ▶ www.zorgverzekeringslijn.nl

14

Mensen zonder geldige verblijfsdocumenten

Samenvatting

Vooral in grote steden hebben assisterenden patiënten zonder geldige verblijfsdocumenten (ongedocumenteerden): arbeidsmigranten zonder verblijfsvergunning en asielzoekers die wachten op de uitslag van een nieuwe aanvraag. Zij zijn onverzekerd en ook onverzekerbaar. Hun leefsituatie veroorzaakt veel stress en daardoor vaak gezondheidsproblemen. Omdat ze de rekeningen zelf moeten betalen, stellen ze het bezoek aan een huisarts of tandarts vaak uit. Zorgverleners in Nederland zijn verplicht om (basis)zorg te verlenen. Huisartsenzorg, verloskundige zorg, kraamzorg en acute zorg in ziekenhuizen zijn direct toegankelijk. Zorgverleners kunnen een vergoeding krijgen voor verleende zorg die niet is betaald. Alle zorgverleners hebben een geheimhoudingsplicht. Een ongedocumenteerde patiënt moet weten dat hij recht heeft op basiszorg, maar dat hij de kosten zelf moet betalen. Bij adviezen houdt de assistent rekening met de onzekere en stressvolle leefsituatie van de patiënt.

15.1   Inleiding – 193

15.2   Wie? – 193

15.3   Gezondheid en leefstijl – 194

15.4   Zorg – 194

15.5   Mogelijkheden en beperkingen eigen regie,
        therapietrouw – 195

15.6   In de praktijk – 195

15.7   Samenwerking, wet- en regelgeving – 195

© Bohn Stafleu van Loghum is een imprint van Springer Media B.V., onderdeel van Springer Nature 2021
M. van der Burgt en W. Spijkers, *Specifieke doelgroepen voor assisterenden*, Basiswerk AG,
https://doi.org/10.1007/978-90-368-2606-8_15

15.7.1   Een huisarts, tandarts of apotheek vinden – 195
15.7.2   Financiering – 195
15.7.3   Sociale kaart – 197
15.7.4   Landelijke organisaties – 197

15.8   Informatie – 198
15.8.1   Voor de doelgroep – 198
15.8.2   Voor de praktijk – 198

15.1 Inleiding

Ook in de praktijk of apotheek waar jij werkt, kan zich een patiënt melden zonder zorg-verzekering en zonder geldige verblijfsvergunning. Om goed met deze patiënt om te gaan, heb je extra kennis nodig van zijn leefsituatie en de regelingen rondom ongedocu-menteerden.

Leerdoelen

Je kunt:

- beschrijven uit welke groepen de groep 'ongedocumenteerden' bestaat en welke gezondheidsproblemen veel voorkomen bij 'ongedocumenteerden';
- uitleggen wat de wettelijke regels zijn voor zorgverzekering aan ongedocu-menteerden en het verschil uitleggen tussen direct toegankelijke zorg en niet-direct toegankelijke zorg;
- juridische en financiële knelpunten noemen in de zorg aan ongedocumenteerden;
- aandachtspunten noemen in je zorg voor ongedocumenteerden;
- aangeven hoe de geneesmiddelzorg voor ongedocumenteerden is geregeld.

Mensen zonder BSN in de praktijk

Ik kan in het computersysteem zien wanneer een patiënt geen burgerservicenummer heeft. Ik vraag dan naar een legitimatiebewijs of zorgpas. Soms hebben ze wel een zorgpas. Van een Europese zorgpas maak ik een kopie voor het dossier. Daarmee kunnen de kosten gedeclareerd worden. Wanneer een patiënt geen zorgpas heeft, moet hij de kosten van het consult zelf betalen. Soms kan de patiënt dat, maar vaak niet.

Er ontstaat vaak discussie: 'Ik heb geen legitimatie bij me.' Ik zeg dan dat ze die altijd bij zich moeten hebben, ook op straat, maar dat weten ze eigenlijk wel. Toch leg ik dat elke keer uit. En ik geef ze een standaardbrief mee, in het Nederland of Engels. Die is van het Zorginstituut Nederland, de overheidsorganisatie die gaat over de zorgverze-keringen. In de brief wordt uitgelegd dat je je moet verzekeren als je in Nederland woont of werkt. Maar dan moet je wel een verblijfsvergunning hebben. Als je die niet hebt, kun je geen zorgverzekering afsluiten en dan moet je de kosten van de zorg dus zelf betalen.

Op de huisartsenpost helpen we de patiënten uiteraard. Als ze hun zorgpas zijn vergeten, vraag ik hun om die toch te komen laten zien. Want anders moeten ze de rekening zelf betalen.

Merel van Rooij, triagist, docent ROC Midden Nederland, Utrecht

15.2 Wie?

Mensen zonder geldige verblijfsvergunning worden ook wel ongedocumenteerden genoemd. Het woord 'illegalen' gebruiken we in de zorg liever niet. Ongedocumenteer-den wonen vooral in de grote steden. Het kan gaan om arbeidsmigranten die geen werk- en verblijfsvergunning hebben. Of om uitgeprocedeerde asielzoekers van wie de eerste aanvraag is afgewezen en die een nieuwe aanvraag hebben ingediend. De laatste groep mag wel (legaal) in Nederland blijven om de bezwaarprocedure af te wachten, maar heeft gedurende de procedure geen recht op opvang of voorzieningen. Uitgeprocedeerde asielzoekers kunnen dus geen zorgverzekering afsluiten, ook al verdienen ze geld. Ze zijn onverzekerbaar, zoals dat officieel heet. Daarnaast zijn er uitgeprocedeerde asielzoekers die na de definitieve beslissing niet uit Nederland zijn vertrokken. Ook zij behoren tot de groep onverzekerden. Omdat gemeenten een zorgplicht hebben voor hun inwoners en niet willen dat die op straat belanden, zorgen sommige gemeenten ervoor dat 'kansrijke' asielzoekers bij een tweede aanvraag toch onderdak krijgen.

Precieze aantallen zijn niet bekend. Naar schatting zijn er tussen de 60.000 en 120.000 mensen zonder verblijfsvergunning in Nederland.

15.3 Gezondheid en leefstijl

Het leven zonder verblijfsvergunning veroorzaakt veel onzekerheid en stress. Ongedocumenteerden hebben vaak te maken met uitbuiting. Velen willen geen adres noemen of geregistreerd worden uit angst dat de gegevens bij politie of justitie terechtkomen. Een deel van deze groep is dakloos. Ongedocumenteerden hebben bijna allemaal continu financiële zorgen. Hun woonomstandigheden zijn vaak slecht. Ze voelen zich vaak opgejaagd. Depressie komt veel voor.

De meest voorkomende aandoeningen zijn huidaandoeningen, klachten van de spijsvertering en urinewegen, psychische problemen, tuberculose en soa's.

Omdat ongedocumenteerden geen zorgverzekering hebben, moeten ze de rekeningen zelf betalen. Bij lage rekeningen lukt dat soms nog wel, maar bij dure zorg niet. Daardoor stellen ze het vaak uit om naar de dokter of tandarts te gaan. Herhaalde bezoeken aan een ziekenhuis leveren, zeker bij een grote reisafstand en hoge reiskosten, vaak praktische en financiële problemen op. Dakloze ongedocumenteerden (zie ▶ H. 14) maken soms gebruik van de zorg van straatdokters.

15.4 Zorg

Zorgverleners zijn verplicht om (basis)zorg te verlenen, ook al zijn mensen niet verzekerd. Nederland heeft een verdrag ondertekend waarin staat dat ongedocumenteerden recht hebben op zorg. Zorgverleners kunnen een vergoeding aanvragen wanneer ze zorg hebben verleend aan een patiënt zonder verblijfsvergunning die de zorg niet kan betalen.

Er bestaat een onderscheid tussen direct toegankelijke zorg en niet-direct toegankelijke zorg voor mensen zonder verblijfsvergunning. Direct toegankelijke zorg is de zorg door huisartsen, verloskundigen, kraamverzorgenden, tandartsen en paramedici en acute zorg in ziekenhuizen. Deze zorgverleners zijn verplicht aan elke patiënt medisch noodzakelijke zorg te verlenen, ongeacht of die patiënt verzekerd is of niet. Zij mogen deze zorg niet weigeren, ook niet als de patiënt de zorg niet kan betalen, zijn identiteitsbewijs niet wil laten zien of zijn naam of adres niet wil noemen. In de praktijk vatten artsen medisch noodzakelijke zorg vaak op als acute zorg, maar onder noodzakelijke zorg valt ook alle zorg uit het basispakket. Een arts moet vaststellen of sprake is van medisch noodzakelijke zorg. Elke patiënt moet in principe door een arts worden beoordeeld, niet door de assistent, receptionist of baliemedewerker.

Voor niet-direct toegankelijke zorg (zorg door apotheken, ziekenhuizen en GGZ-instellingen en ambulancevervoer) zijn instellingen aangewezen. Alleen daar kunnen mensen zonder verblijfsvergunning (met recept of verwijzing) terecht.

Voor mondzorg is er een groot knelpunt. Het basispakket omvat namelijk alleen zorg voor kinderen tot 18 jaar, volledig uitneembare prothesen en bijzondere tandheelkunde. Voor ongedocumenteerde volwassenen is voor basistandartsenzorg geen regeling getroffen. Noodzakelijke mondzorg moet de patiënt dus zelf betalen.

Op de site ► basicrights.nl/nl/basisrechten-nl/ staat hoe in een aantal steden de zorg is geregeld.

15.5 Mogelijkheden en beperkingen eigen regie, therapietrouw

De meeste mensen zonder geldige verblijfsvergunning hebben een zelfstandige woning. Een deel werkt en verdient daarmee geld om in het levensonderhoud te voorzien. Anderen zijn aangewezen op woningen of kamers die ze met veel anderen moeten delen. Een klein deel is dakloos. Inkomen en woonomstandigheden zijn van grote invloed op hun eigen regie over de gezondheid.

Sommige mensen zonder geldige verblijfsvergunning zijn uitstekend in staat de eigen regie te voeren. Anderen hebben te maken met zoveel stress, onrust en onzekerheid dat eigen regie en therapietrouw moeilijk zijn.

15.6 In de praktijk

Aandachtspunten in zorg voor mensen zonder geldige verblijfsvergunning zijn te vinden in ◘ tab. 15.1.

15.7 Samenwerking, wet- en regelgeving

15.7.1 Een huisarts, tandarts of apotheek vinden

Het is voor een ongedocumenteerde vaak moeilijk een huisarts te vinden die bereid is hem als patiënt te accepteren en te behandelen. Daardoor kregen ongedocumenteerden te laat, te weinig of geen zorg. Hun ziekte verergerde en er traden soms complicaties op waarvoor opname nodig was. In een aantal grote steden was de nood zo hoog dat zorgverleners op eigen initiatief huisartsenzorg voor ongedocumenteerden en daklozen (zie ► H. 14) hebben opgezet. Een voorbeeld in Amsterdam is de Kruispost.

15.7.2 Financiering

Ongedocumenteerden mogen geen zorgverzekering afsluiten, ook niet als ze die wel kunnen betalen. Ze moeten de zorgkosten dus zelf betalen. Wanneer ze dat niet kunnen, kan de zorgverlener de kosten declareren. De zorgverlener krijgt 80 % van de kosten van noodzakelijke zorg vergoed. De andere 20 % is voor rekening van de zorgverlener. Alleen de kosten bij zwangerschap en bevalling worden volledig vergoed. De

◻ Tabel 15.1	Aandachtspunten in de zorg voor mensen zonder geldige verblijfsvergunning
basisregels	– maak contact – stem je communicatie af op de persoon en wat er in het gesprek gebeurt
algemeen en ontvangst	
contact	– stuur een patiënt niet weg, ook al heeft hij geen geldige verblijfsvergunning en geen zorgverzekering; toon begrip voor zijn situatie – ga na in welke taal je het beste kunt communiceren; vraag de patiënt eventueel of er iemand is die kan helpen bij de communicatie (zie ► H. 5)
inschrijven	– een patiënt kan zonder verzekeringsnummer worden ingeschreven in het huisartsen- en tandartseninformatiesysteem
in de spreekkamer, de behandelkamer of aan de balie	
geheimhouding	– vertel duidelijk dat de zorgverlener geheimhoudingsplicht heeft en dus geen gegevens doorgeeft aan de politie of de IND: alles wat besproken wordt, blijft geheim
recht op basiszorg	– leg uit dat iedere patiënt recht heeft op basiszorg, als het nodig is van een specialist; vertel erbij dat de patiënt niet in alle ziekenhuizen, GGZ-instellingen en apotheken terechtkan, maar naar een instelling moet die de overheid heeft aangewezen
financiën	– leg de financiële regeling uit – de patiënt moet zelf betalen, eventueel met een betalingsregeling; soms rekent de zorgverlener een lager tarief, soms is er een lokaal fonds (gemeente, particulier, hulpverleningsorganisatie) dat kan bijspringen – als de patiënt de kosten echt niet kan betalen, doet de overheid dat; daar gelden wel regels voor – voor geneesmiddelen geldt een bijdrage van 5 euro per geneesmiddel
ondersteuning	– vraag of de patiënt contact heeft met lokale of landelijke ondersteuningsorganisaties; attendeer hem daar anders op
let op haalbaarheid	– pas je advies aan de behoefte en mogelijkheden aan, bijvoorbeeld wanneer de patiënt een zwervend bestaan leidt terwijl voor de behandeling continuïteit nodig is

15

zorgverlener moet altijd wel aantonen dat hij zijn uiterste best heeft gedaan om het bedrag van de ongedocumenteerde te krijgen (herinnering, tweede herinnering, afbetalingsregeling). Dat vinden zorgverleners vaak te veel werk.

Voor EU-burgers geldt deze regeling niet. Zij kunnen namelijk wel een zorgverzekering afsluiten.

Ongedocumenteerde patiënten moeten per geneesmiddel een eigen bijdrage van 5 euro betalen. De voorschrijver noteert op het recept dat de patiënt onder de regeling van Zorginstituut Nederland valt.

Soms is er een noodfonds, zoals in Amsterdam, dat de kosten aan de apotheker vergoedt wanneer de patiënt ook de 5 euro niet kan betalen.

15.7.3 Sociale kaart

De voorzieningen voor mensen zonder geldige verblijfsvergunning verschillen sterk per gemeente. In grotere steden verblijven over het algemeen meer ongedocumenteerden en zijn er vaak meer voorzieningen. Er zijn ook groepen ongedocumenteerden die zich hebben georganiseerd.

De sociale kaart verschilt sterk per gemeente. Maatschappelijke opvang en kerken werken vaak samen met de GGD.

15.7.4 Landelijke organisaties

Er zijn verschillende landelijke organisaties, ieder met eigen doelstellingen en aandachtsgebieden (◘ tab. 15.2).

Initiatieven voor betaalbare tandartsenzorg

Voor mensen zonder geldige verblijfsvergunning is tandartsenzorg vaak moeilijk te krijgen. Organisaties voor medische zorg aan ongedocumenteerden kunnen soms bemiddelen bij het zoeken van een tandarts (◘ tab. 15.3).

◘ Tabel 15.2   Landelijke organisaties voor mensen zonder geldige verblijfsvergunning

organisatie	toelichting	site
Lampion	informatie- en adviespunt voor de zorg aan ongedocumenteerden	▸ www.lampion.info/home
Landelijk Ongedocumenteerden Steunpunt (LOS)	organisatie die belangen behartigt van ongedocumenteerden	▸ www.stichtinglos.nl/
Dokters van de Wereld	organisatie voor verbetering van toegang tot zorg voor ongedocumenteerden; houdt spreekuren	▸ www.doktersvandewereld.org

◘ Tabel 15.3   Organisaties die mondzorg aan ongedocumenteerden bieden of daarvoor bemiddelen

stad	organisatie	site
Amsterdam	Kruispost	▸ https://tinyurl.com/kruispost
Eindhoven	Vluchtelingen in de Knel	▸ www.vluchtelingenindeknel.nl
Rotterdam	Pauluskerk	▸ www.pauluskerkrotterdam.nl
Utrecht	STIL	▸ www.stil-utrecht.nl/
Nijmegen	VluchtelingenWerk Oost-Nederland	via ▸ https://tinyurl.com/vluchtelingen-hulp

In Amsterdam en Den Haag bestaan Friendly Networks van tandartsen die ongedo-cumenteerden gratis behandelen bij pijnklachten. Patiënten worden verwezen via Dok-ters van de Wereld (▶ www.doktersvandewereld.org).

15.8 Informatie

15.8.1 Voor de doelgroep

- gezondheidsboek *Wie helpt mij als ik ziek ben? Wat kan ik zelf doen?* (Schoevers 2009): ▶ www.pharos.nl/ gezondheidsboek
- folder *Iedereen heeft recht op gezondheidszorg. Jij ook*! voor kinderen van ouders zonder verblijfsvergunning (Nederlands en Engels):
  ▶ https://tinyurl.com/recht-op-gezondheidszorg
- zelfzorgfolders in twaalf talen: ▶ https://tinyurl.com/zelfzorgfolders

15.8.2 Voor de praktijk

De bronnen die in ▶ par. 15.8.1 zijn genoemd, zijn ook informatief voor assistenten.
- informatie over de regeling zorg aan onverzekerbare vreemdelingen:
  ▶ https://tinyurl.com/onverzekerbare-vreemdelingen
- informatie voor tandartsen: ▶ https://tinyurl.com/info-voor-tandartsen

15

Mensen die palliatieve of terminale zorg ontvangen

Samenvatting

Palliatieve zorg gaat over kwaliteit van leven voor mensen met een levensbe-dreigende aandoening die geen perspectief hebben op herstel. Een deel van hen is in de terminale fase. Bij mensen met een chronische ziekte is er niet altijd een scherpe grens tussen de curatieve en de palliatieve fase. In de palliatieve fase en de terminale fase kan soms een deel van de medicatie worden gestopt, bijvoorbeeld cholesterolverlagers. Door anticiperend beleid kunnen veel hin-derlijke en ernstige klachten worden voorkomen of snel en adequaat worden behandeld, ook als ze optreden in ANW-uren. Veelgebruikte middelen zijn pijnstillers, waaronder opioïden, laxeermiddelen en slaap- en kalmeringsmidde-len. Goede voorlichting over opioïden is belangrijk. Palliatieve zorg aan migran-ten, dementerenden, mensen met een psychiatrische stoornis en mensen met een verstandelijke beperking vraagt extra aandacht. Palliatieve sedatie wordt toegepast om ernstige symptomen te bestrijden die niet op een andere manier behandelbaar zijn (refractaire symptomen). Doel is het verlichten van lijden. Palliatieve sedatie is normaal medisch handelen, waarvoor een KNMG-richtlijn bestaat. Euthanasie is het op verzoek levensbeëindigend handelen. Wanneer de arts niet handelt volgens de zorgvuldigheidseisen van de euthanasiewet kan hij strafrechtelijk worden vervolgd.

16.1   Inleiding – 201

16.2   Palliatieve zorg – 202

16.3   Gezondheidsproblemen – 202
16.3.1   Antidiabetica – 202
16.3.2   Veelvoorkomende klachten – 203

© Bohn Stafleu van Loghum is een imprint van Springer Media B.V., onderdeel van Springer Nature 2021
M. van der Burgt en W. Spijkers, *Specifieke doelgroepen voor assisterenden*, Basiswerk AG,
https://doi.org/10.1007/978-90-368-2606-8_16

16.4   Mogelijkheden en beperkingen eigen regie en kracht
        mantelzorg – 204

16.5   In de praktijk – 204
16.5.1 Voorlichting over opioïden – 205
16.5.2 Zorg op maat – 206

16.6   Samenwerking, wet- en regelgeving – 207
16.6.1 Plaats en vergoeding van de zorg – 207
16.6.2 Zorgen voor afstemming – 208

16.7   Palliatieve zorg bij specifieke groepen – 209
16.7.1 Mensen met een migratieachtergrond – 210
16.7.2 Dementerenden – 211
16.7.3 Mensen met een verstandelijke beperking – 212
16.7.4 Mensen met een psychiatrische stoornis
        of verslavingsproblematiek – 214

16.8   Palliatieve sedatie, euthanasie en hulp bij zelfdoding –
        214
16.8.1 Palliatieve sedatie – 214
16.8.2 Euthanasie – 216
16.8.3 Hulp bij zelfdoding – 218

16.9   Informatie – 219
16.9.1 Voor de doelgroep – 219
16.9.2 Voor de praktijk – 221

16.1 Inleiding

Palliatieve zorg is zorg die niet gericht is op herstel, maar op kwaliteit van leven in de tijd die iemand nog heeft – dagen, weken of maanden, maar soms jaren. In de praktijk wordt de grens van ongeveer een jaar aangehouden voor de palliatieve fase. Wanneer de patiënt naar verwachting nog enkele dagen tot enkele weken te leven heeft, spreekt men van de palliatief-terminale fase.

Naast de inhoud van palliatieve zorg komt in dit hoofdstuk de palliatieve zorg aan patiënten uit enkele specifieke doelgroepen aan bod.

Leerdoelen
Je kunt:
- het begrip palliatieve zorg en het doel ervan beschrijven en veelvoorkomende klachten in de palliatieve fase en veelgebruikte medicatie noemen;
- aandachtspunten noemen voor de patiëntenzorg in de palliatieve fase, waaronder de zorg voor specifieke groepen;
- de begrippen palliatieve sedatie, euthanasie en hulp bij zelfdoding omschrijven en wetten en regelingen hiervoor beschrijven;
- verschillen tussen palliatieve sedatie en euthanasie beschrijven.

Terugbellen of visite?

Voor praktijkassistenten is het soms moeilijk een beslissing te nemen: is terugbellen door de huisarts voldoende of moet er een visite worden gepland? Natuurlijk kan de huisarts na het terugbellen alsnog besluiten dat een visite nodig is. De praktijkassistent zorgt er in elk geval voor dat de vraag van de patiënt vandaag nog wordt beantwoord. De vorm waarin kan verschillen. Die kan altijd nog worden aangepast. Bij alarmsymptomen, zoals continu braken, bloedbraken, een insult of coma, overlegt de assistent direct met de huisarts.
Annet van Genderen, huisarts, Utrecht

Pop-ups

We werken in de computer met pop-ups. Die kunnen we ook in de zorg voor palliatieve terminale patiënten invoeren. Immers, niet alle partners of kinderen hebben dezelfde achternaam. Dan is het soms handig om bij mevrouw Pietersen een pop-up te maken, zoals 'is de dochter van mevrouw Broers die palliatieve zorg heeft'. Dat helpt om een telefoontje in te schatten.
Anja van Brummelen, praktijkassistent, Utrecht

16.2 Palliatieve zorg

De definitie van palliatieve zorg van de WHO uit 2002 luidt:

> Palliatieve zorg is een benadering die de kwaliteit van het leven verbetert van patiënten en hun naasten die te maken hebben met een levensbedreigende aandoening, door het voorkomen en verlichten van lijden, door middel van vroegtijdige signalering en zorgvuldige beoordeling en behandeling van pijn en andere problemen van lichamelijke, psychosociale en spirituele aard.

Palliatieve zorg is bedoeld voor mensen voor wie er geen perspectief op herstel is. Dan is palliatie (verlichting) het doel. Het begrip palliatieve zorg werd aanvankelijk vooral gebruikt bij mensen met kanker. Hierbij was er vaak een scherpe lijn tussen de behandelfase en de palliatieve fase. Maar bij palliatieve zorg voor mensen in de eindfase van bijvoorbeeld hartfalen, COPD, MS en ALS is de grens meestal niet zo scherp. Ook bij kanker wordt de grens tussen de curatieve fase en de palliatieve fase onduidelijker. Bij steeds meer mensen met kanker wordt de ziekte namelijk chronisch. Het accent in de zorg verschuift geleidelijk van curatief naar palliatief (❑ fig. 16.1) en kan tussentijds bovendien wisselen, wanneer de ziekte soms rustig is en dan weer verergert. In de palliatieve zorg gaat het vooral om verlichting van lijden en om wat iemand belangrijk vindt. In de palliatieve fase kan behandeling plaatsvinden, ook van kanker, maar de doelen zijn verlichting van klachten, verlengen van de periode met beperkte klachten en voorkomen van ernstige problemen.

De patiënt bepaalt zelf of hij nog naar het ziekenhuis wil voor behandeling. Hij weegt af hoeveel hij wint met een opname, palliatieve chemotherapie of bestraling en wat hij daarvoor over moet hebben (bij chemotherapie: misselijkheid en braken, meer vermoeidheid, vatbaarheid voor infecties). Niemand wil ernstige pijn hebben. Maar sommige patiënten vinden het erger om niet helder te zijn, want dat gaat ten koste van het contact met hun naasten. Zij hebben soms liever enige draaglijke pijn dan versuffing. Doordat de behandelmogelijkheden toenemen, wordt de scheidslijn tussen curatieve en palliatieve fase minder scherp en zal de palliatieve fase langer worden (zie ▶ www.youtube.com/watch?v=fFDv4quhWj4).

16.3 Gezondheidsproblemen

In de palliatieve fase van een ziekte kunnen zich allerlei verschijnselen voordoen. Deze worden behandeld voor zover dat bijdraagt aan de kwaliteit van leven. Vaak vindt opnieuw medicatiebeoordeling plaats, zeker wanneer de patiënt binnen afzienbare tijd zal overlijden. Heeft het bijvoorbeeld nog zin om cholesterolverlagers of bloeddrukverlagers te gebruiken? Veel medicatie wordt gestopt.

16.3.1 Antidiabetica

Antidiabetica worden vaak aangepast. De streefwaarden voor de bloedsuiker worden versoepeld, maar niet helemaal losgelaten. Erg hoge of erg lage suikerspiegels kunnen namelijk hinderlijke verschijnselen en acute complicaties veroorzaken: veel plassen,

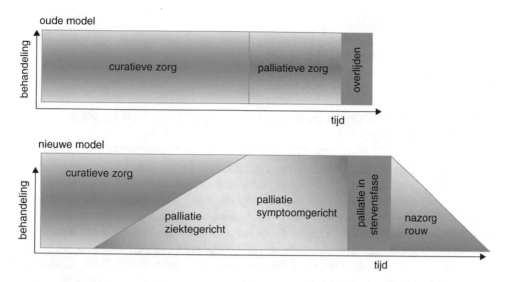

□ **Figuur 16.1** Palliatieve zorg in de tijd

dorst en een verlaagd bewustzijn bij een hyperglykemie; zich niet lekker voelen en een verlaagd bewustzijn bij een hypoglykemie. Een hypo is moeilijk te behandelen bij mensen die al lange tijd weinig eten, vermagerd zijn en weinig eetlust hebben. Spuiten van glucagon is dan namelijk niet erg effectief. Daarom wordt geprobeerd hypoglykemieën te voorkomen.

Voorbeelden van afspraken over diabetesregulatie in de palliatief-terminale fase zijn:
- minder strakke grenzen stellen aan de bloedsuikerspiegel, bijvoorbeeld tussen 10 en 20 mmol/l;
- minder bloedsuikercontroles doen, bijvoorbeeld 2 × per week bij insulinegebruik, 1 × per week bij gebruik van orale antidiabetica;
- voedingsadviezen soepel hanteren;
- opletten op schimmel (candidiasis) in de mond;
- medicatie verminderen.

16.3.2 Veelvoorkomende klachten

Veelvoorkomende klachten en ziektebeelden in de palliatieve en (palliatief-)terminale fase die je kunt voorkomen, uitstellen of verlichten:
- vermoeidheid
- misselijkheid en braken
- pijn
- benauwdheid
- slaapproblemen
- obstipatie
- jeuk
- hik
- ileus (de darmen werken niet meer door een afsluiting of doordat er geen peristaltiek is)

— decubitus (drukplekken, doorligwonden)
— verwardheid, onrust, delier
— depressie
— reutelende ademhaling.

16.4 Mogelijkheden en beperkingen eigen regie en kracht mantelzorg

Als een patiënt in de palliatieve fase van zijn ziekte komt, verandert zijn levensperspectief. Vaak heeft hij een tijd curatieve behandeling gehad (kanker, COPD, hartfalen). Nu staat hij voor de taak te leven met een ander perspectief: genezing is niet mogelijk, het einde nadert. Na de schok herpakken veel patiënten zich. Ze proberen de tijd die ze nog hebben te benutten voor dingen die ze belangrijk vinden. Veel mensen vinden het belangrijk de eigen regie te houden. Ze willen bijvoorbeeld zelf beslissen over palliatieve chemotherapie en over de activiteiten die ze nog kunnen ondernemen. Toch komt er een moment waarop mantelzorgers taken van de patiënt overnemen, zoals medicatie ophalen. In een later stadium nemen mantelzorgers vaak ook het contact met de huisarts over van de patiënt.

Familie en mantelzorgers maken eenzelfde soort proces door als de patiënt. Ook zij zijn geschokt en ervaren een gevoel van verlies. Mantelzorgers kunnen de patiënt praktische, sociale en emotionele steun bieden. Wanneer de mantelzorg op een of twee mensen neerkomt en de zorg steeds zwaarder wordt, kunnen ze overbelast raken.

16.5 In de praktijk

Het is belangrijk dat de patiënt zijn wensen ten aanzien van de palliatieve en palliatief-terminale fase bespreekt met zijn (huis)arts. Het is niet te voorspellen hoe deze fase zal verlopen en hoe lang die zal duren. Soms blijft de ziekte een tijdje stabiel, soms verandert de situatie elke dag of elk uur. De praktijkassistent en de apothekersassistent krijgen in de loop van het ziekteproces steeds meer te maken met de mantelzorgers en andere familieleden van de patiënt.

◻ Tabel 16.1 laat veelgebruikte medicatie zien in de palliatieve fase. De medicatie kan snel wisselen. Ook wanneer de arts de richtlijnen volgt, is het vaak zoeken naar het juiste middel en de juiste dosering. Vaak wordt de uiteindelijke dosering via een stappenplan bereikt. Wanneer het middel niet tot het gewenste effect leidt of veel bijwerkingen veroorzaakt, wordt een ander middel gezocht, mogelijk ook *offlabel*-middelen (dat zijn geneesmiddelen die voor een ander doel worden gebruikt dan het doel dat de fabrikant aangeeft). Intussen verergert ook de ziekte zelf, waardoor de medicatie steeds moet worden aangepast. Tijdens dit zoekproces wordt medicatie vaak in kleine hoeveelheden afgeleverd. Dat merk je als praktijkassistent of apothekersassistent.

16

⊡ **Tabel 16.1**   Veelgebruikte medicatie in de palliatief-terminale fase

	veelgebruikte middelen	voorbeelden
1.	pijnstillers	morfine, fentanyl (pleisters), oxycodon, methadon, buprenorfine
2.	laxeermiddelen	macrogol/elektrolyten
3.	middelen tegen misselijkheid en braken	metoclopramide, domperidon, ondansetron
4.	slaapmiddelen	midazolam, oxazepam, temazepam, diazepam
5.	bij dyspneu	dexamethason[a]
6.	middelen tegen versuffend effect van opioïden en tegen depressie	methylfenidaat
7.	middelen tegen reutelen	atropine (onder de tong), scopolaminebutyl (intraveneus)
8.	middelen tegen onrust, bij delier, bij hik	haloperidol; eventueel verlagen van dosering opioïd of opioïdrotatie (overgaan op een ander opioïd)
9.	bij hoofdpijn en braken t.g.v. verhoogde hersendruk	dexamethason[a]

[a] Dexamethason en andere corticosteroïden verhogen de bloedsuikerspiegel. Dat kan een ernstige ontregeling van diabetes veroorzaken met veel hinder. Om te zorgen dat de patiënt zich comfortabel blijft voelen, kan aanpassing van de antidiabetica nodig zijn.

16.5.1 Voorlichting over opioïden

Veel mensen met pijn aarzelen om morfine te gaan gebruiken, bijvoorbeeld uit angst dat die straks niet meer werkt als het echt nodig is. Deze en andere mythes staan in het volgende kader. Met goede voorlichting kun je onnodige angst voor gebruik van opioïden verminderen.

Mythes over morfine

1. *Als ik morfine krijg, ga ik snel dood.*
   Veel patiënten en hun familie denken dat morfine de dood dichterbij brengt. Opioïden die ingezet worden tegen pijn of benauwdheid verkorten het leven niet. Het is de ziekte die ernstiger wordt en dan zijn sterkere middelen nodig om de symptomen draaglijk te maken.
2. *Morfine is verslavend.*
   Patiënten weten vaak dat morfine verslavend is. Meestal bedoelen ze daarmee dat er een steeds hogere dosering nodig is om het gewenste effect te bereiken (gewenning). Patiënten zijn daar bezorgd over. Toch kan de dosering in de palliatieve zorg opioïden veilig worden aangepast. Daar zijn richtlijnen voor.

Verslaving houdt in dat er onttrekkingsverschijnselen optreden wanneer de toediening plotseling wordt gestaakt. In de palliatieve zorg zal dat niet snel gebeuren. Als stoppen nodig is, vraagt dat om zorgvuldig afbouwen.

3. *Als ik nu al aan morfine begin, werkt het straks niet meer.*
   Bij gebruik van opioïden treedt gewenning op. De dosering kan volgens een stappenschema worden aangepast. Er is in deze fase geen maximum (plafond). Patiënten hoeven niet bang te zijn dat de morfine straks niet meer werkt. Soms wordt overgestapt op een ander opioïd (opioïdrotatie).

16.5.2 Zorg op maat

Zeker in de palliatief-terminale fase stem je de zorg zo veel mogelijk af op de individuele situatie van de patiënt en de mantelzorger (◘ tab. 16.2).

◘ Tabel 16.2	Aandachtspunten in de zorg voor patiënten in de palliatief-terminale fase
basisregels	– maak contact – stem je communicatie af op de persoon en wat er in het gesprek gebeurt
tijdsperspectief	– houd rekening met het tijdsperspectief van de patiënt; het kan in de laatste weken van het leven veel uitmaken of er vandaag of morgen hulp geboden wordt
hulpvraag	– ga uit van de hulpvraag; die kan medisch zijn (een gezondheidsprobleem), sociaal (een overbelaste mantelzorger) of psychisch (ongerustheid, angst)
teamwerk	– laat de patiënt weten dat je als lid van het praktijkteam op de hoogte bent van zijn situatie en samenwerkt om zorg op maat te bieden
zorg in de apotheek	
levering en bezorging van geneesmiddelen	– besteed extra aandacht aan de praktische zaken rond levering en bezorging; als een mantelzorger lang moet wachten in de apotheek, kan dat extra belastend voor hem zijn – bied eventueel aan om de geneesmiddelen te bezorgen; vraag wat de mantelzorger wil; soms wil hij er juist graag even tussenuit en wil hij de geneesmiddelen liever niet thuisbezorgd krijgen
recepten aanvragen en bestellen	– let erop dat recepten op tijd worden aangevraagd, zodat de geneesmiddelen op tijd besteld kunnen worden en de patiënt niet zonder komt te zitten
eigen bijdrage	– houd in de gaten dat benzodiazepines in de terminale fase en euthanasiemiddelen worden vergoed; de patiënt hoeft ze dus niet te betalen

16

16.6 Samenwerking, wet- en regelgeving

Bij palliatieve zorg, zeker in de palliatief-terminale fase, is goede samenwerking nodig tussen alle betrokken zorgverleners, de patiënt en de mantelzorgers. De zorg moet soepel verlopen, ook bij een snel veranderende zorgbehoefte.

Er is méér nodig dan alleen reageren op veranderingen. De huisarts voert een proactief (anticiperend) beleid. Hij bereidt zich voor op (veelvoorkomende) veranderingen in de situatie. Hij stelt een plan op waarin hij beschrijft wat er in principe in welke situatie moet gebeuren.

Voor de continuïteit van de palliatieve zorg is het noodzakelijk dat collega's en dienstdoende huisartsen in de avond-, nacht- en weekenduren (ANW-uren) op de hoogte zijn dat het om palliatieve zorg gaat. Binnen de praktijk spreekt de huisarts met de praktijkassistenten af of de patiënt meteen doorverbonden mag worden wanneer hij contact opneemt met de praktijk.

In de terminale fase (de laatste dagen tot weken) biedt de huisarts de terminale zorg, eventueel in samenwerking met directe collega's. Hij is daarvoor continu bereikbaar. Soms kan de patiënt of mantelzorger de huisarts rechtstreeks bellen, soms (tijdens praktijkuren) via de praktijkassistent. De huisarts informeert collega-huisartsen en praktijkassistenten hierover in een teamoverleg. Ook noteert hij in het digitale dossier dat het om palliatief-terminale zorg gaat.

Wanneer het contact tijdens de ANW-uren via de huisartsenpost verloopt, zorgt de huisarts dat ook daar wordt genoteerd dat het om palliatief-terminale zorg gaat. Wanneer de patiënt of mantelzorger contact zoekt, zal de triagearts of regiearts een beslissing nemen. Daarbij geldt de regel: altijd een visite, tenzij …

Zorg soepel laten verlopen

Bij patiënten die palliatieve zorg krijgen, kun je soms van strikte regels afwijken. Normaal gesproken hanteren we de regel: vandaag besteld, morgen bezorgd. Bij palliatieve patiënten kijk je of je het vandaag kunt bezorgen. En als het recept nog niet binnen is, regelen we dat snel, zodat de patiënt of mantelzorger er niet achteraan hoeft en de medicatie meteen kan meenemen. Ook kijken we of we van de zorgverzekeraar incontinentiemateriaal en slaapmiddelen mogen leveren of dat de patiënt daarvoor moet (bij)betalen. Sommige verzekeraars vergoeden dit namelijk wel bij terminale patiënten. Het is fijn als we de patiënt of mantelzorger daarover meteen juist kunnen informeren. Dan hoeft die daar zelf niet achteraan te gaan of een rekening te betalen.
Marcel Kooij, apotheker, Amsterdam

16.6.1 Plaats en vergoeding van de zorg

Palliatieve zorg kan op verschillende plaatsen worden geboden: niet alleen thuis, maar ook in een unit voor palliatieve zorg in een verpleeghuis of een ziekenhuis, in een hospice (*high care*: zorg door professionals en vrijwilligers) of in een bijna-thuishuis (vrijwilligers). Voor een overzicht per regio zie ▶ www.netwerkpalliatievezorg.nl.

Vergoeding vindt plaats via verschillende regelingen. De huisarts, de wijkverpleeg-kundige zorg, de medicatie en sommige hulpmiddelen worden vergoed via de Zorgver-zekeringswet (Zvw). Sommige zorg wordt vergoed via de Wet langdurige zorg (Wlz). Voor een aantal onderdelen geldt een eigen bijdrage.

16.6.2 Zorgen voor afstemming

Om regionale samenwerking en afstemming te bevorderen, zijn er samenwerkingsver-banden palliatieve thuiszorg: PaTZ-groepen, bestaande uit huisartsen en wijkverpleeg-kundigen en regionale netwerken palliatieve zorg. Sommige regio's beschikken over een farmabuddyproject (zie kader).

Farmabuddy palliatieve zorg

Dit is een project van het ministerie van Volksgezondheid, Welzijn en Sport (VWS) en apothekersorganisatie KNMP. Een patiënt in de palliatief-terminale fase en zijn mantelzorger(s) krijgen twee apothekersassistenten als vast aanspreekpunt voor geneesmiddelen (farmabuddy). Dan is er in principe altijd een farmabuddy aanwezig in de apotheek voor overleg.

Farmabuddy

Ik ben farmabuddy van meneer Vorrink, 64 jaar. Het ging naar omstandigheden de laatste maanden goed met hem. Vorige week woensdagochtend vroeg kwam zijn huisarts de apotheek binnen en zei: 'Ik heb met spoed medicatie nodig. Meneer heeft plotseling een ileus (darmafsluiting) gekregen.' Het middel waar het om ging, hadden we niet op voorraad. Een ander middel vaak wel, maar ook dat was niet aanwezig. Ik heb gezegd dat ik andere apotheken zou bellen en anders met de groothandel contact zou opnemen voor een spoedbestelling. Dat laatste bleek nodig. De groothandel zou het nog vóór 12 uur leveren.

De huisarts kwam later die ochtend terug. Ze vroeg me om ook morfine mee te geven en voorbereidingen te treffen voor sedatie, in eerste instantie met dormicumampullen, later mogelijk via een cassette. Ik heb haar gevraagd of ze in het weekend al de sedatie met cassettes zou willen starten. Dormicumcassettes zijn namelijk maar beperkte tijd houdbaar en ik heb ze daarom altijd beperkt op voorraad. En ik heb haar gevraagd of ik een setje zou maken: opzuignaalden en toediennaalden, spuiten, matjes, een mondzorgverzorgingssetje voor tijdens sedatie, een katheter met urinezakken en een bedbeugel om de urinezak op te hangen. De huisarts was blij dat ik meedacht.

Bij het begin van een sedatie vraag ik ook of de patiënt rookt. Dan doe ik er namelijk nicotinepleisters bij om onttrekkingsverschijnselen tijdens de sedatie te voorkomen. Ik wil voorkomen dat ze tijdens het weekend zonder materiaal komen te zitten en de dienstapotheek moeten inschakelen. Dat geeft altijd zoveel onrust en stress.

Stieneke Smit, apothekersassistent, Leiden

16

> **Baby Lysanne**
>
> De kinderarts belde de apotheek om te overleggen over Lysanne, die na haar geboorte een halfjaar in het ziekenhuis heeft gelegen en nu naar huis mag. Lysanne heeft ernstige aangeboren afwijkingen en epilepsie en zal waarschijnlijk binnen enkele maanden of een jaar overlijden.
>
> Als farmabuddy ben ik de vaste contactpersoon in de apotheek. Ik houd de zorg vanuit de apotheek in de gaten, ik anticipeer en denk mee. Dat vraagt om een vertrouwensband. Die moet groeien. Soms loop je op eieren. Er zijn altijd veel emoties, die er soms uit komen als boosheid of veeleisendheid. Bij het eerste telefonische contact vroegen de ouders: 'Wil je haar zien?' Ik heb het gezin toen thuis bezocht. Ik wist niet precies wat ik kon verwachten. Lysanne lag te slapen en ik kon oprecht zeggen: 'Wat een lief kindje.'
>
> Als er in het weekend iets is met de medicatie veroorzaakt dat veel stress bij de patiënten en in dit geval de ouders. Dat probeer ik te voorkomen. Op donderdag ga ik na of er voldoende medicatie en andere hulpmiddelen zijn bij de patiënt. Dat maak ik die middag nog in orde. Ik wil voorkomen dat ze in het weekend de dienstapotheek moeten inschakelen. Ik vertel de ouders wanneer de medicijnen worden bezorgd. De dosering van de medicatie wordt steeds aangepast aan Lysannes gewicht. De kinderthuiszorg monitort haar gewicht en houdt samen met de ouders de aanvalsfrequentie van haar epilepsie bij. Dan kan de arts de dosering aanpassen. Dat communiceer ik weer met de kinderthuiszorg en zo vormen we met elkaar een vangnet voor de ouders. Ik houd in de gaten of het recept uit het ziekenhuis binnenkomt. Dat houd ik dan in één hand. Dat werkt sneller dan wanneer ook anderen ermee bezig zijn.
>
> Lysanne is uiteindelijk ruim een jaar geworden.
> *Liesbeth Muller, apothekersassistent, Leiden*

16.7 Palliatieve zorg bij specifieke groepen

Er bestaat geen recept voor het omgaan met palliatieve zorg bij specifieke groepen. We bespreken hierna enkele aandachtspunten die van belang kúnnen zijn. Ook binnen een specifieke groep bestaan grote verschillen. Toon tijdens je contacten belangstelling voor de patiënt en zijn familie en probeer te peilen wat zij belangrijk vinden.

> **Ik wil geen ingevallen gezicht**
>
> Meneer Beers is 48 jaar. Een halfjaar geleden is bij hem mondkanker vastgesteld. Daarnaast heeft hij een hiv-infectie en een hepatitis C-infectie. Je kent hem sinds hij in het verzorgingshuis woont. Zijn partner brengt hem in een rolstoel de praktijkkamer van het verzorgingshuis binnen.
>
> Beiden geven te kennen erg verdrietig te zijn over de naderende dood van meneer. Ze hebben nog één bijzondere wens: meneer wil niet met een ingevallen mond 'de kist in'. Vanwege de vergevorderde mondkanker is het niet mogelijk om een goed zittend gebit te maken. De gezwellen liggen wat achter in de mond. In samenwerking met het tandtechnisch laboratorium hebben we een gebit gemaakt met mooie voortanden.

> Achter in de mond is er alleen houvast gemaakt, geen kiezen. Opgelucht heeft meneer het gebit op zijn nachtkastje bewaard. Na zijn overlijden heeft zijn partner het gebit bij hem in de mond gedaan, waardoor aan zijn laatste wens voldaan werd.
> *Wendy Spijkers, tandarts, Bilthoven en Zwammerdam*

16.7.1   Mensen met een migratieachtergrond

Voor algemene aandachtspunten in de benadering van patiënten met een migratieachtergrond zie ▶ H. 4 en 5. We bespreken hier alleen specifieke aspecten en onderwerpen die extra aandacht verdienen of gevoelig kunnen liggen (Mistiaen 2011).

Praten over de diagnose en prognose; de rol van familie

Peil hoe de patiënt en zijn familie omgaan met de diagnose en de prognose en of zij daarover met elkaar praten. Tast af met wie je het best in gesprek kunt gaan over belangrijke dingen. Vraag eventueel aan de huisarts wat hij heeft verteld en aan wie en wie het aanspreekpunt is. Vaak is de oudste zoon of dochter de contactpersoon. Nogal eens wil de familie niet dat de patiënt op de hoogte wordt gebracht van de diagnose. Dat kan de patiënt erg eenzaam maken. Vaak heeft hij namelijk wel een idee van zijn naderende levenseinde, maar kan hij zijn zorgen daarover met niemand bespreken.

Het naderende levenseinde

Het verwachte sterven en de woorden 'terminaal' en 'palliatief' kunnen beladen onderwerpen zijn, waarover mensen met een migratieachtergrond soms niet of alleen in bedekte bewoordingen praten. Vaak streven ze naar een zo lang mogelijk leven. Ophouden met behandelen is dan geen optie, al was het maar om de patiënt geen hoop te ontnemen. In veel culturen is het niet gewoon om na te denken over de mogelijkheden voor een goede dood. De dood komt zoals en wanneer God of Allah het wil. Ook kan men het vanuit geloofs- of levensovertuiging belangrijk vinden om helder van geest te zijn in de eindfase. Sedatie kan dan minder acceptabel zijn.

Probeer met een open houding in gesprek te gaan en te vragen hoe de patiënt of de mantelzorger tegen het sterven aankijkt. Verwijs eventueel naar de filmpjes in diverse talen 'In gesprek' over leven en dood voor mensen met een migratieachtergrond op ▶ https://ingesprek.pharos.nl/.

Familiezorg

In veel culturen worden de opvattingen van de familie bij allerlei beslissingen belangrijker gevonden dan de individuele voorkeur van de patiënt. In veel culturen hecht men er grote waarde aan om zelf voor een ziek familielid te zorgen en de zieke vaak te bezoeken. Professionele zorg toelaten kan een moeilijke stap zijn wanneer anderen dit uitleggen als: zij zorgen niet goed voor hun familielid. Spreek waardering uit voor de zorg die de familie biedt. Benadruk dat de familiezorg belangrijk blijft naast de professionele (thuis)zorg.

Pijn en medicatiegebruik

Mensen met een migratieachtergrond uiten hun pijn soms anders dan veel Nederlanders gewend zijn. Werken met een pijnmeetinstrument is vaak moeilijk. Pijn is soms een uiting van ander ongemak. Ga daarover in gesprek. Leg uit dat mensen meer pijn voelen als ze zich zorgen maken of andere ongemakken ervaren.

Mensen met een migratieachtergrond voelen zich soms niet serieus genomen als je ze adviseert paracetamol te gebruiken. Neem de tijd om uit te leggen dat paracetamol een goede pijnstiller is, ook al is het middel goedkoop en bij de drogist te koop. Leg uit dat het een veilig middel is met weinig bijwerkingen. En dat, als het nodig is, de arts daarna altijd kan overgaan op sterkere middelen.

Zetpillen worden niet altijd acceptabel gevonden. Overleg eventueel over een andere toedieningsvorm.

Nogal eens worden kruiden en huismiddeltjes als oliën en smeersels gebruikt. Daarmee wil de familie vertrouwde zorg bieden. Vraag ernaar. Ga eventueel na of er bijwerkingen of interacties kunnen optreden.

Delier en depressie

Psychische klachten zoals depressieve klachten en verwardheid kunnen moeilijk te bespreken zijn. Ze zijn vaak beladen. Depressieve klachten kunnen erger worden wanneer de patiënt beseft dat hij zijn land van herkomst en familie die daar woont niet meer zal zien. Verwardheid, zoals bij een delier, kan worden geassocieerd met gekte of geesten. De patiënt en de familie schamen zich er soms voor. Vaak is niet bekend dat de klachten het gevolg kunnen zijn van een lichamelijke ziekte. Nogal eens worden ze toegeschreven aan de gebruikte medicatie.

Wees alert op bijwerkingen van antipsychotica en antidepressiva bij mensen met een migratieachtergrond. Sommige geneesmiddelen worden bij bepaalde etnische groepen sneller afgebroken, andere middelen juist langzamer (zie ▶ par. 5.5).

Aandachtspunten palliatieve zorg voor mensen met een migratieachtergrond

De aandachtspunten in ◘ tab. 16.3 zijn geen 'wetten', maar geven aan dat er verschillen zijn in opvattingen en normen. Ga niet uit van wat je dénkt dat patiënten met een migratieachtergrond willen op grond van hun cultuur en geloof. Tast af of ga erover in gesprek.

16.7.2 Dementerenden

Naarmate de dementie voortschrijdt, komt het accent in de zorg steeds nadrukkelijker te liggen op kwaliteit van leven. Daarbij is het belangrijk om het lijden (onwelbevinden, discomfort) te kunnen inschatten. Daar zijn speciale beoordelingslijsten voor.

Er is weinig specifieke informatie bekend over sedatie van mensen met dementie. In verschillende regio's wordt samenwerking gezocht tussen het Dementie Netwerk Nederland en het Netwerk Palliatieve Zorg (▶ www.vilans.nl). Ook is er een voorbeeldrichtlijn voor hospices voor de zorg voor dementerenden (▶ www.vilans.nl).

◘ Tabel 16.3	Aandachtspunten bij patiënten met een migratieachtergrond
communicatie	– niet iedereen stelt een directe en open communicatie op prijs; ga na wat de wensen van de patiënt en zijn familie zijn over de manier van communiceren
rol van familie	– in veel culturen speelt de familie een grote rol bij beslissingen over gezondheid, zorg en sterven; beslissingen over leven en dood worden niet gezien als individuele keuzes en verantwoordelijkheden, maar als een familiezaak – niet alleen medische overwegingen spelen een rol bij die beslissingen, maar ook sociale belangen
visie op de dood	– de dood is het einde van het leven, maar kan ook worden gezien als het begin van een ander, beter leven
je taak volbrengen, sterven	– 'als gelovige heb je als taak gekregen te leven als goed mens; die taak moet je volbrengen tot het einde; het is niet aan de mens om in te grijpen in het moment van sterven'; vanuit dit religieuze perspectief is palliatieve sedatie wellicht geen gewenste optie – palliatieve zorg is vaak onbekend en wordt dikwijls verward met euthanasie
goede zorg in de terminale fase	– goede zorg is: goed blijven zorgen voor het lichaam (zorgen voor voeding en vocht) en de ziekte behandelen

16.7.3 Mensen met een verstandelijke beperking

Mensen met een verstandelijke beperking bereiken een steeds hogere leeftijd. Palliatieve zorg wordt steeds vaker geboden aan deze groep. Veel lijden is te voorkomen of te verminderen door vroegtijdige signalering van pijn en andere lichamelijke klachten (zie ▶ par. 16.9 voor hulpmiddelen en checklists voor het herkennen van signalen).

Praten over de dood

Familie van een verstandelijk beperkte patiënt vindt het soms te belastend om met hem over de dood te praten. Mensen met een lichte verstandelijke beperking zijn echter over het algemeen goed in staat om te praten over het naderende levenseinde en willen graag dat hun wensen worden gehoord (Bekkema 2015).

Mensen met een lichte of matige verstandelijk beperking hebben besef van de dood. ◘ Tabel 16.4 laat zien in hoeverre er besef is van de dood bij mensen met een lichte of matige verstandelijke beperking.

Aandachtspunten

— Observeer en stel vragen aan de patiënt, de familie en de begeleiders om veranderingen te kunnen signaleren en interpreteren. Zo probeer je zo goed mogelijk de behoeften vast te stellen.
— Zorg er ook in de palliatieve fase voor dat de leefwereld veilig en overzichtelijk blijft. Geef de patiënt met een verstandelijke beperking uitleg op zijn niveau. Sluit aan bij zijn vragen en zijn leefwereld.

16

◻ **Tabel 16.4** Besef van de dood bij mensen met een verstandelijke beperking (NVAVG-richtlijn palliatieve sedatie bij mensen met een verstandelijke beperking 2009)

matige verstandelijke beperking (IQ 35/40–50/55) ontwikkelingsleeftijd 4–7 à 8 jaar	lichte verstandelijke beperking (IQ 50/55–70) ontwikkelingsleeftijd 7 à 8–12 jaar
– er is sprake van een beperkt doodsbesef – er is een begin van het zich kunnen verplaatsen in een ander – er ontstaat enig inzicht in structuren zoals tijd en familie – begrip en uitdrukkingsvermogen van emoties in taal groeien – realiteitsbesef groeit; er is sprake van zoeken naar verklaringen voor de dood – het besef groeit dat de dood onomkeerbaar is – in eerste instantie overheerst een nuchtere reactie op het sterven – schuldgevoel en angst kunnen ontstaan als reactie op verdriet van anderen; de eigen rouwreacties komen vaak later	– er is sprake van een bewust doodsbesef – inlevingsvermogen is aanwezig, maar wel vanuit eigen beleving – er is een toenemend inzicht in structuren en wereldbeeld – het logisch denken is gekoppeld aan concrete gebeurtenissen – er is een reëel beeld van wat de dood betekent – er is een bewust besef dat de dood onomkeerbaar is – de patiënt denkt na en praat over het mysterie van leven en dood – het rouwproces is vergelijkbaar met dat van anderen

- Neem vragen serieus. Geef logische verklaringen en leg verbanden.
- Wees duidelijk in je communicatie.
- Vraag na of er gebruik wordt gemaakt van een wensenboek, bijvoorbeeld *Wat wil ik? Als ik niet meer beter word …*.' (▶ https://tinyurl.com/wat-als-ik-niet-beter-word). Als zo'n wensenboek is ingevuld met en voor de patiënt, kan dat een handvat bieden voor de communicatie over het levenseinde.
- Wees alert op medicatiegebruik, aangepaste dosering en interacties.
- Zorg voor continuïteit in de zorg. Dat biedt rust en veiligheid.

Beslissingen over het levenseinde

Bij besluiten over diagnostiek en behandeling en beslissingen rondom het levenseinde zijn meestal ook familie (of wettelijke vertegenwoordigers) en begeleiders betrokken. Veel mensen met een verstandelijke beperking zijn niet of beperkt wilsbekwaam. Zij laten natuurlijk wel in woorden of gedrag merken wat ze willen, maar het vraagt deskundigheid en ervaring met deze ene persoon om zijn gedrag juist te interpreteren. Zorgverleners kunnen daarbij gebruikmaken van de observaties, kennis en ervaring van familie, begeleiders, gedragsdeskundigen en de AVG (arts verstandelijk gehandicapten). Stimuleer begeleiders om gebruik te maken van observatielijsten om hun niet-pluisgevoel te onderbouwen. Bij wilsonbekwaamheid zijn alleen de behandelend arts en de wettelijke vertegenwoordigers beslissingsbevoegd. Levensbeëindigend handelen is alleen toegestaan bij wilsbekwame personen.

Wanneer patiënten vanwege andere aandoeningen lange tijd medicatie gebruiken, moeten de gebruikelijke doseringen voor sedatie wellicht worden aangepast.

16.7.4 Mensen met een psychiatrische stoornis of verslavingsproblematiek

Palliatieve zorg voor een patiënt met een (ernstige) psychiatrische stoornis is vaak gecompliceerd door de psychiatrische problemen of de gevolgen daarvan:

- De patiënt kan allerlei beperkingen hebben: waarneming, ziekte-inzicht, zelfzorg, sociale vaardigheden en vermogen om zijn leven te organiseren.
- Er is vaak geen of een klein sociaal netwerk.
- De patiënt gebruikt meestal veel medicatie: voor zijn psychiatrische stoornis of verslaving, maar ook voor andere gezondheidsproblemen (overgewicht, hart- en vaatziekten, longziekten, diabetes). Deze gezondheidsproblemen hangen soms met de stoornis samen (parkinsonisme door gebruik van antipsychotica) of met de vaak ongezonde leefstijl (roken, weinig bewegen, alcohol- en drugsgebruik).
- Het jarenlang gebruik van medicatie (benzodiazepines en andere psychofarmaca, opioïden) kan problemen opleveren bij het bepalen van de dosering van pijnmedicatie en palliatieve sedatie.
- Sommige hospices sluiten patiënten met een psychiatrische voorgeschiedenis uit van opname in het hospice.

Aandachtspunten

- Tast af of het naderend einde genoemd kan worden.
- Wees duidelijk in je communicatie.
- Wees alert op medicatiegebruik, aangepaste dosering en interacties.
- Zorg voor continuïteit in de zorg. Dat biedt rust en veiligheid.

16.8 Palliatieve sedatie, euthanasie en hulp bij zelfdoding

Palliatieve zorg is het geheel aan zorg in de palliatieve fase. Palliatieve sedatie kan daar een onderdeel van zijn. Deze vorm van zorg verlicht het lijden, maar verkort het leven niet. Palliatieve sedatie komt in Nederland bij een op de acht stervenden voor, zo'n 17.000 keer per jaar. Hulp bij zelfdoding en euthanasie kunnen op verzoek van de patiënt uitgevoerd worden. Euthanasie en hulp bij zelfdoding komen ruim 6.000 keer per jaar voor. Stoppen met eten en drinken is in sommige situaties een alternatief waarbij de patiënt de regie in eigen handen houdt.

16

16.8.1 Palliatieve sedatie

Palliatieve sedatie houdt in: het verlagen van het bewustzijn om ernstige symptomen te bestrijden die niet op een andere manier te bestrijden zijn (refractaire symptomen). Het doel van de sedatie is comfort bieden dat op geen enkele andere manier kan worden geboden. Voor palliatieve sedatie is geen verzoek van de patiënt nodig en ook geen consultatie van een tweede, onafhankelijke arts (zoals bij euthanasie). Deze sedatie behoort tot normaal medisch handelen. Voorwaarden zijn een beperkte levensverwachting (een tot twee weken) en onbehandelbare, ernstige symptomen. De artsenorganisatie KNMG heeft een richtlijn voor palliatieve sedatie opgesteld. Tegelijkertijd wordt het toedienen van vocht (infuus) en (sonde)voeding gestaakt, omdat dat het leven alleen maar zou verlengen. Uiteraard gaat pijnmedicatie door om de patiënt comfortabel te houden.

Palliatieve sedatie verkort het leven niet. De patiënt sterft niet door de sedatie, maar door de terminale ziekte. Hoe lang het duurt voordat de patiënt overlijdt, is van tevoren niet te zeggen. Ook kan niet worden voorspeld of de patiënt tussendoor (bijna) wakker of onrustig kan worden of andere lichamelijke verschijnselen kan ontwikkelen (decubitus, insult). De arts bezoekt de patiënt in principe minimaal één keer per dag.

Er zijn veel misverstanden over palliatieve sedatie (zie kader). De arts en de patiënt doen er goed aan eventuele sedatie tijdig met elkaar te bespreken.

Mythes en dilemma's over palliatieve sedatie

1. *Je kunt kiezen voor sedatie.*
   Je kunt als patiënt niet zelf kiezen voor sedatie. De arts bepaalt of en wanneer sedatie kan worden toegepast. Hiervoor gelden namelijk strikte medische criteria. Als het kan, overlegt de arts uiteraard met de patiënt en zijn familie. Wel kan het voor patiënten en familie een geruststelling zijn om te weten dat sedatie in de laatste 1–2 weken mogelijk is als de patiënt op geen enkele andere manier comfortabel kan worden gehouden.
2. *Bij palliatieve sedatie moet de patiënt diep in slaap zijn.*
   Sedatie wordt gegeven om ervoor te zorgen dat de patiënt comfortabel is. Soms is daarvoor oppervlakkige sedatie voldoende. Dan ligt de patiënt te soezen.
3. *Voor palliatieve sedatie wordt morfine ingezet.*
   Morfine wordt niet gebruikt om bij palliatieve sedatie het bewustzijn te verlagen. Als morfine wordt gebruikt, is dat voor pijnbestrijding of (in lage dosis), voor het verminderen van benauwdheid.

Het is belangrijk dat mantelzorgers en familie goede informatie krijgen over het verloop, de onzekere duur en de eventuele verschijnselen van palliatieve sedatie (zie kader).

Aandachtspunten bij uitvoering van palliatieve sedatie
- medicatie saneren: medicatie die niet noodzakelijk is om de patiënt comfort te bieden, wordt gestaakt; cholesterolverlagers zijn niet langer zinvol; diabetesmedicatie wordt gericht op comfort, niet op strakke glucosestreefwaarden
- niet-noodzakelijke medische en verpleegkundige handelingen staken: de verzorging is vooral gericht op comfort
- onttrekkingsverschijnselen (nicotine) voorkomen
- inbrengen van een katheter overwegen wanneer dat bijdraagt aan comfort voor de patiënt
- letten op obstipatie
- afspraken maken over wondbehandeling, stomazorg en mondverzorging
- aandacht voor reutelen; reutelen is geen uiting van discomfort, maar kan voor naasten erg belastend zijn om te zien en horen
- zorgen voor de naasten
- zorgen voor de zorgenden

Middelen

Voor de sedatie wordt meestal midazolam gebruikt, over het algemeen per subcutane pomp, soms via een subcutaan vleugelnaaldje. Bij patiënten in verpleeghuizen wordt soms diazepam gebruikt via rectale toediening. Bij patiënten die langdurig benzodiazepines of alcohol hebben gebruikt, is vaak een tweede middel nodig: levomepromazine.

Vormen van sedatie

Er zijn verschillende vormen van sedatie: continue, kortdurende, intermitterende en acute sedatie. Continue sedatie kan oppervlakkig of diep zijn. Bij oppervlakkige sedatie ligt de patiënt te soezen, maar krijgt nog wel mee wat er om hem heen gebeurt. Hij kan soms wakker genoeg zijn om zijn ogen te openen en een slokje water te drinken. Bij diepe sedatie is geen contact mogelijk. Kortdurende sedatie wordt onder meer toegepast om het effect af te wachten van medicatie (haloperidol) tegen een delier. Intermitterende of tijdelijke sedatie dient om de patiënt voldoende rust te geven en daarna te kunnen bespreken of de klachten onhoudbaar en onbehandelbaar zijn. Acute sedatie wordt toegepast in acute levensbedreigende situaties zoals een longbloeding met ernstige benauwdheid en angst.

Het meest toegepast wordt de continue diepe sedatie. Omdat de patiënt tijdens de sedatie geen contact meer kan maken, is het belangrijk dat hij en zijn familie voor het begin van de sedatie afscheid nemen. Naarmate de sedatie langer duurt, wordt het voor de familie zwaarder om hun naaste zo te zien liggen. Er kunnen medische problemen optreden tijdens de sedatie, zoals een wisselende sedatiediepte, onrust, insulten en longontsteking. Bij diepe sedatie overlijden de meeste mensen binnen 48 uur.

16.8.2 Euthanasie

Euthanasie heeft een heel ander doel dan palliatieve sedatie, namelijk levensbeëindiging. Dat is in Nederland onder zeer strenge voorwaarden toegestaan (Wet toetsing levensbeëindiging op verzoek en hulp bij zelfdoding, 2002, kortweg de euthanasiewet). Die voorwaarden zijn:
- Er is sprake van uitzichtloos en ondraaglijk lijden; het lijden hoeft niet door lichamelijke ziekten te worden veroorzaakt.
- De patiënt heeft vrijwillig en weloverwogen herhaaldelijk om euthanasie gevraagd; de patiënt hoeft deze wens niet per se op schrift te zetten.
- Een tweede, onafhankelijke arts heeft de patiënt en zijn vraag beoordeeld en is tot de conclusie gekomen dat de vraag aan de wettelijke criteria voldoet. In Nederland wordt daarvoor meestal een SCEN-arts gevraagd (Steun en Consultatie bij Euthanasie in Nederland).
- Er vindt zorgvuldige verslaglegging plaats van de beoordeling van het verzoek en de uitvoering van de euthanasie.

Om een euthanasieverzoek te doen, hoeft de patiënt niet per se in een terminale fase te zijn. Na goedkeuring van het verzoek maakt de patiënt een afspraak met de uitvoerend arts voor een datum en tijdstip.

Over euthanasie bestaan veel misverstanden. Enkele van die misverstanden zie je in volgende het kader.

16

Misverstanden en dilemma's over euthanasie

1. *'Geef me maar een spuitje'*
   Euthanasie is een einde maken aan iemands leven. Ook al is dat op eigen verzoek, er moet veel gebeuren voordat aan alle voorwaarden is voldaan. Een euthanasieverklaring is niet voldoende. De verwachting dat je vertelt dat je euthanasie wilt en dat een spuitje dan snel geregeld wordt, klopt niet. Het is belangrijk om bijtijds met de arts te praten over een euthanasiewens.

2. *Recht op euthanasie*
   Veel mensen denken dat ze recht hebben op euthanasie. Dat is niet zo. Euthanasie is toegestaan in Nederland als er aan de voorwaarden is voldaan. Maar dat betekent niet dat je euthanasie kunt eisen. De arts is verantwoordelijk voor de beoordeling van het verzoek en de uitvoering ervan. Hij moet er volledig van overtuigd zijn dat aan alle eisen is voldaan. De arts kan dat soms anders inschatten dan de patiënt. Soms ziet hij bijvoorbeeld mogelijkheden om angst of depressieve klachten nog te behandelen.
   Als de arts ervan overtuigd is dat het verzoek aan alle eisen voldoet, betekent dat nog niet dat hij verplicht is de euthanasie uit te voeren. Zowel de arts als de apotheker kan op morele gronden bezwaar hebben tegen euthanasie. Het is wel gebruikelijk dat ze de patiënt dan vroegtijdig op de hoogte stellen van hun overtuiging en hem naar een collega verwijzen. De patiënt heeft dan nog voldoende tijd om naar een andere arts te gaan.

3. *Toch niet*
   Soms stelt het een patiënt gerust als hij weet dat de arts bereid is om te praten over euthanasie. De arts kan het euthanasieverzoek meteen bespreken of toezeggen dat verderop in het ziekteproces alsnog te doen. Alleen dat feit al kan zo veel rust geven dat het niet tot euthanasie komt. Soms vindt een patiënt steeds nieuwe dingen belangrijk genoeg om voor te leven en stelt zijn keuze voor het einde uit. De omstandigheden die hij aanvankelijk noemde ('Ik wil dood als …'), blijken soms toch te verdragen. Soms ziet de patiënt in de loop van de tijd of vlak voor het geplande moment toch af van euthanasie. Of de patiënt overlijdt voordat de euthanasie wordt gepland.

4. *Klaar met leven*
   Er is een discussie gaande over het onderwerp 'klaar zijn met leven' (voltooid leven, lijden aan het leven). Het gaat bij 'voltooid leven' meestal om ouderen met verschillende kwalen en beperkingen van wie veel familieleden, vrienden en kennissen zijn overleden. Zij ervaren hun leven daardoor niet meer als zinvol. Ze zien geen perspectief en kunnen het niet meer opbrengen om nog een dag, een week, een maand door te leven.
   De discussie gaat erover of in deze situatie sprake is van uitzichtloos en ondraaglijk lijden. Een enkele keer is in Nederland euthanasie toegepast in een dergelijke situatie.

5. *Euthanasie bij specifieke groepen*
   Er is discussie over de vraag of euthanasie bij dementerenden mag worden toegepast. De wet sluit deze groep niet uit. De kernvraag is of dementerenden in staat zijn hun wil kenbaar te maken op het moment dat besloten wordt tot euthanasie over te gaan. En of de euthanasieverklaring voldoende is als ze hun verzoek op dat moment niet kunnen bevestigen. Artsen zijn daarom zelden bereid euthanasie toe te passen bij mensen met gevorderde dementie.

Ook is er discussie over de vraag of euthanasie bij kinderen toegestaan is. Jongeren van 16 jaar en ouder mogen daarover zelf beslissen (WGBO). Bij jongeren van 12 tot en met 15 jaar is toestemming van zowel de jongere als de ouders nodig. Onder de 12 jaar is euthanasie in principe niet toegestaan, ook al zouden ouders en kind dat wensen. Er wordt naar wegen gezocht om euthanasie voor deze groep toch mogelijk te maken. De ervaring met kinderen met kanker leert bijvoorbeeld dat kinderen van 8 of 9 jaar heel goed kunnen aangeven wanneer het leven voor hen niet meer hoeft.

Middelen bij euthanasie en de rol van de apotheker

Voor euthanasie zijn twee soorten middelen nodig, die intraveneus worden toegediend. Eerst wordt een middel toegediend waardoor de patiënt buiten bewustzijn raakt: natriumthiopental. Omdat injecteren daarvan pijnlijk kan zijn, wordt van tevoren 2 ml lidocaïne 1 % gespoten. Soms wordt propofol gebruikt in plaats van natriumthiopental. Vervolgens krijgt de patiënt een middel dat de ademhaling stopt: een spierverslapper zoals rocuronium (Esmerol°). De eerste stap kan ook inhouden dat de patiënt zelf een drankje inneemt met bijvoorbeeld een barbituraat.

Voor uitvoering van euthanasie werkt de arts nauw samen met de apotheker. Voor de apotheker is de Wet op de geneesmiddelenvoorziening (WOG) van toepassing. De apothekersorganisatie KNMP heeft in samenwerking met de artsenorganisatie KNMG-richtlijnen opgesteld voor het afleveren van euthanatica (KNMG/KNMP 2012).

◘ Figuur 16.2 laat de procedure voor de samenwerking tussen apotheker en arts rondom medicatie bij euthanasie zien.

Plicht?

Het is gebruikelijk dat een apotheker die om principiële redenen geen euthanatica wil afleveren zijn opvatting bekendmaakt aan de artsen in het verzorgingsgebied van zijn apotheek. De artsen kunnen dan een andere apotheker inschakelen.

Verschillen tussen palliatieve sedatie en levensbeëindigend handelen

◘ Tabel 16.5 laat verschillen zien tussen palliatieve sedatie en levensbeëindigend handelen.

16

16.8.3 Hulp bij zelfdoding

Sommige mensen vragen medewerking van een arts voor hun zelfgekozen dood. Zij nemen dan een dodelijk drankje in met een hoge dosis barbituraten (fenobarbital). Dat smaakt bitter en kan braken veroorzaken. Daarom neemt de patiënt twaalf uur van tevoren een antibraakmiddel (metoclopramide) in. De arts is aanwezig wanneer de patiënt het drankje inneemt en blijft bij de patiënt totdat deze is overleden. Wanneer de patiënt na een bepaalde tijd niet is overleden, zal de arts alsnog euthanatica intraveneus toedienen.

stap 1: overleg arts-apotheker

– achtergrondinformatie euthanasie
– overleg methode, middelen, toedieningsweg
– afspraken telefonische bereikbaarheid rond tijdstip geplande euthanasie

stap 2: recept

– op naam van de patiënt, eventueel alleen initialen
– tekst: PRO EUTHANASIE

stap 3: klaarmaken medicatie
apotheker:

– maakt medicatie gereed; bereidt op verzoek de euthanatica
– tekst op geleverde medicatie: restanten persoonlijk aan apotheker overhandigen
– nummert de spuiten
– levert eventueel een reserverset
– stopt bijtijds levering van andere producten

stap 4: ter hand stellen
apotheker:

– overhandigt de middelen persoonlijk aan de arts
– maakt afspraak wanneer de arts de restanten terugbrengt en persoonlijk overhandigt
– heeft of maakt afspraken in de apotheek over hoe de teruggave in het apotheekinformatiesysteem op naam van de patiënt wordt verwerkt
– geeft eventueel de gebruikte ampullen mee

stap 5: uitvoering euthanasie

stap 6: na de euthanasie

– arts overhandigt de restanten persoonlijk aan de apotheker
– apotheker geeft arts document met gegevens over de middelen t.b.v. euthanasieverslag en lijkschouwer

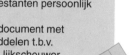

□ **Figuur 16.2** Samenwerking apotheker-arts rondom medicatie bij euthanasie

16.9 Informatie

16.9.1 Voor de doelgroep

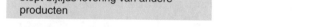

– filmpje *Palliatieve zorg en uw huisarts*: ▶ www.ouderenwegwijs.nl
– uitleg en filmpje over palliatieve thuiszorg: ▶ www.patz.nu/
– palliatieve zorg per regio: ▶ www.palvooru.nl
– serie filmpjes over laatste fase en thuis sterven: ▶ www.gewoondood.nl
– *Wat wil ik? Als ik niet meer beter word …* (Bekkema 2015), boekje om in te schrijven en om te praten over het levenseinde en palliatieve zorg met mensen een verstandelijke beperking: ▶ www.nivel.nl
– serie filmpjes over het levenseinde voor mensen met een migratieachtergrond, vanaf de fase van vermoeden tot de diagnose, het naderend einde en palliatieve sedatie (in het Turks, Marokkaans, Chinees en Antilliaans): ▶ https://ingesprek.pharos.nl/

◘ **Tabel 16.5**   Verschillen tussen palliatieve sedatie en levensbeëindigend handelen

	palliatieve sedatie	euthanasie en hulp bij zelfdoding
doel	comfort bieden en het lijden verminderen; niet: het leven verkorten	beëindigen van het leven
medisch handelen	normaal medisch handelen	bijzonder medisch handelen; strafbaar, tenzij de arts aan alle zorgvuldigheidseisen heeft voldaan
wanneer mag het?	bij ondraaglijk lijden in de laatste 1 à 2 weken als de ondraaglijke klachten op geen enkele andere manier voldoende kunnen worden verlicht	bij uitzichtloos, ondraaglijk lijden op herhaald, weloverwogen en vrijwillig verzoek van de patiënt; de arts moet overtuigd zijn van het lijden en hij moet een onafhankelijke tweede arts geraadpleegd hebben
consultatie	aanbevolen, niet verplicht	verplicht
toestemming patiënt	overleg is wenselijk; handelen tegen de wil van de patiënt mag natuurlijk niet, maar in noodsituaties kan sedatie worden ingezet zonder expliciete toestemming	vereist; de patiënt moet een verzoek hebben gedaan
keuze	de arts bepaalt of er een indicatie is; dan kan de patiënt sedatie krijgen	de patiënt doet een verzoek
fase	alleen in de stervensfase (nog 1 à 2 weken te leven)	kan ook vóór de stervensfase
het leven verkorten/oorzaak van overlijden	nee, de patiënt overlijdt aan de gevolgen van de ziekte	ja, de patiënt overlijdt aan de euthanasiemiddelen
middelen	midazolam	barbituraten en spierverslappers
morfine	ja, alleen als middel tegen pijn en benauwdheid	niet voor de euthanasie, alleen als middel tegen pijn en benauwdheid
melding	natuurlijk overlijden	geen natuurlijk overlijden; melding bij gemeentelijke lijkschouwer en de toetsingscommissie

16

16.9.2 Voor de praktijk

— overzicht van instellingen voor palliatieve zorg per regio: ▶ www.palvooru.nl
— kaarten en overzichten van instellingen voor palliatieve zorg per regio:
  ▶ www.netwerkpalliatievezorg.nl
— *Handreiking palliatieve zorg aan mensen met niet-westerse achtergrond* (NIVEL 2011)
— *Richtlijn Palliatieve zorg voor mensen met een verstandelijke beperking* (NVAVG 2009): ▶ www.pallialine.nl
— *Richtlijn Medische beslissingen rond het levenseinde bij mensen met een verstandelijke beperking* (NVAVG 2007)
— *Palliatieve zorg bij dementie. Samenwerking tussen palliatieve zorg en dementiezorg. Een logische verbinding* (Vilans 2013): ▶ https://tinyurl.com/palliatievezorg-dementie
— overzicht van materialen bij palliatieve zorg voor mensen met een verstandelijke beperking: ▶ https://tinyurl.com/materialen-mensen-met-vp

Angst, boosheid, agressie en claimend gedrag

Samenvatting

Assisterenden hebben regelmatig te maken met patiënten met angstig, boos of agressief en claimend gedrag. Om de situatie in goede banen te leiden, is het herkennen van deze emoties en dit gedrag nodig naast kennis van het proces dat eraan voorafgaat en kennis van een effectieve aanpak. Angst komt voor als opzichzelfstaande emotie en als onderdeel van een paniekstoornis. De assistent bespreekt de angst en biedt de patiënt veiligheid en controle. Boosheid en agressie zijn verschillende dingen. Boosheid is een emotie en agressie is gedrag. Boosheid vraagt om erkenning en de intentie het probleem op te lossen. Soms is boosheid te voorkomen door een goede praktijkorganisatie en communicatie. Er zijn drie soorten agressie, die elk een eigen aanpak vragen: frustratieagressie, instrumentele agressie en explosieve (pathologische) agressie. Claimend gedrag komt voort uit een behoefte aan zekerheid en uit de persoonlijkheid. Erkenning van de vraag, begrip en betrokkenheid zijn essentieel in de aanpak.

17.1   Inleiding – 225

17.2   Angst – 225
17.2.1 Soorten en oorzaken, bij wie, wanneer – 225
17.2.2 Herkennen – 226
17.2.3 Omgaan met mensen met angst – 227

17.3   Boosheid en agressie – 229
17.3.1 Omgaan met boosheid – 230
17.3.2 Vormen van agressie en aandachtspunten – 232
17.3.3 Boosheid en agressie bij mensen met een lichte verstandelijke beperking (LVB) – 232

17.4   Claimend gedrag – 235

© Bohn Stafleu van Loghum is een imprint van Springer Media B.V., onderdeel van Springer Nature 2021
M. van der Burgt en W. Spijkers, *Specifieke doelgroepen voor assisterenden*, Basiswerk AG,
https://doi.org/10.1007/978-90-368-2606-8_17

17.4.1   Soorten en oorzaken, bij wie, wanneer – 235
17.4.2   Omgaan met claimend gedrag – 235

17.5   Opvang voor de assistent – 236

17.6   Informatie – 236
17.6.1   Voor de praktijk – 236

17.1 **Inleiding**

Als assistent kom je situaties tegen waarin emoties (angst en boosheid) of gedrag (agressie, claimend gedrag) de communicatie en zorgverlening in de weg staan. Het is van belang dat je herkent wat er gebeurt tussen de patiënt en jou, de situatie goed inschat, kiest hoe je ermee omgaat en de regie houdt. Daarover gaat dit hoofdstuk.

Leerdoelen

Je kunt:
- verschillen tussen een specifieke angst (fobie) en een paniekstoornis noemen en signalen van angst benoemen;
- aandachtspunten beschrijven voor de behandeling van patiënten met angst;
- het verschil tussen boosheid en agressie aangeven en stappen in de aanpak van boosheid beschrijven;
- verschillende typen agressie benoemen met de aanpak;
- aandachtspunten in de aanpak van claimend gedrag noemen.

17.2 **Angst**

> **De spanning loopt op**
>
> Meneer Hendriks moet na aankomst meteen naar de behandelkamer kunnen doorlopen, anders neemt door de spanning zijn angst toe. We plannen zijn bezoek daarom direct na de lunchpauze. En anders zorgt de assistent dat ze hem opvangt en gaat ze even bij hem zitten.
> Het komt niet vaak voor dat iemand zo veel angst heeft dat hij wegloopt, maar als dat gebeurt, loop ik hem niet achterna. Dat zeg ik ook tegen de patiënt: 'Als je weg wilt, is dat prima: ik kom je niet achterna.' Zo weet iemand dat er geen dreiging meer is als hij buiten is. Iemand achterna gaan, brengt meer angst en paniek met zich mee.
> *Wendy Spijkers, tandarts en Yolanda Kok, tandartsassistent, Bilthoven*

Angst waarschuwt je voor gevaar en helpt je te overleven. Angst is dus nuttig als er echt gevaar dreigt. In deze paragraaf bespreken we de veelvoorkomende angst bij de tandarts. Deze angst kan specifiek zijn (angst voor één situatie, handeling of voorwerp), maar kan ook samenhangen met een paniekstoornis. De aanpak die we hier beschrijven, kun je in grote lijnen ook toepassen in de huisartsenpraktijk en de apotheek.

17.2.1 **Soorten en oorzaken, bij wie, wanneer**

Veel mensen zijn bang voor de tandarts; de cijfers lopen uiteen van 25 tot 65 %. Sommige mensen zijn zo bang dat ze pas naar de tandarts gaan als het echt niet anders kan.

De mensen die niet extreem bang zijn, zijn goed te behandelen in de gewone tandartspraktijk wanneer daar aandacht voor hun angst is. De eerste stap in goede zorg is het
herkennen van specifieke angst voor de tandarts en die bespreken. De mensen die heel
bang zijn, proberen de bedreigende situatie te vermijden en willen zo weinig mogelijk
aan de angst herinnerd worden. Dat kan bijvoorbeeld door jarenlang niet naar de tandarts te gaan. Pas als ze ernstige klachten (pijn) hebben of als anderen hen onder druk zetten, krijgen ze het gevoel dat ze wel móeten. Maar dan kan de angst zo groot zijn dat ze
geen afspraak durven te maken, de afspraak afzeggen, niet komen opdagen of de behandelkamer niet in willen. Voor deze mensen is vaak behandeling in een Centrum voor
Bijzondere Tandheelkunde (CBT) nodig.

Het is belangrijk om onderscheid te maken tussen specifieke angst voor een concrete
situatie of ervaring (ingreep, pijn, injectie) en een paniekstoornis. Bij een paniekstoornis
treden in verschillende situaties paniekaanvallen op. De patiënt ervaart daarbij allerlei
vervelende sensaties die de angst versterken: een gevoel alsof de keel dichtzit, moeite met
slikken, een doof gevoel of tintelingen in de vingers of rond de mond, hartkloppingen,
duizeligheid, trillen, transpireren en het warm of koud krijgen. Een paniekaanval duurt
meestal enkele minuten tot een halfuur. De aanvallen treden niet alleen op bij de tandarts, maar vaak ook in andere situaties (in een volle bus, in de rij voor de kassa). Dat is
anders dan bij specifieke angst (fobie). De angst bij een paniekstoornis leidt meestal niet
tot extreem vermijdingsgedrag, zoals bij een fobie.

17.2.2 Herkennen

Je kunt vermoeden dat mensen bang zijn voor de tandarts als ze lang niet naar de tandarts zijn geweest en hun gebit er niet goed aan toe is, als ze afspraken steeds afzeggen
of niet op hun afspraak verschijnen of als ze wel zijn gekomen, maar de behandelkamer niet in durven. Soms zie je lichamelijke verschijnselen van angst als patiënten in de
behandelstoel liggen: wijde pupillen, spierspanning, trillende handen, snelle ademhaling,
de geur van zweet (ondanks wassen, schone kleren en gebruik van deodorant).

Wanneer patiënten niet uit zichzelf vertellen dat ze bang zijn, kun je angst ter sprake
brengen: 'Veel mensen vinden zo'n bezoek of behandeling spannend. Dat begrijp ik heel
goed. Hoe is dat voor u?'

Toon begrip en respect als de patiënt vertelt dat hij bang is. Vraag waar hij precies
bang voor is of waar hij het meest bang voor is, bijvoorbeeld het idee van de verdovingsspuit, de pijn van de verdovingsspuit, pijn tijdens de behandeling, het geluid van de boor,
pijn, het trillen in het hoofd tijdens het boren, stil moeten liggen, alsmaar moeten slikken en het idee dat de tandarts dat vervelend vindt, het gevoel geen controle te hebben
of al het onbekende tijdens de behandeling. Vraag of hij ook in andere situaties bang is
(paniekstoornis).

Bespreek, samen met de tandarts, hoe je met de angst van deze patiënt om zal gaan.

17

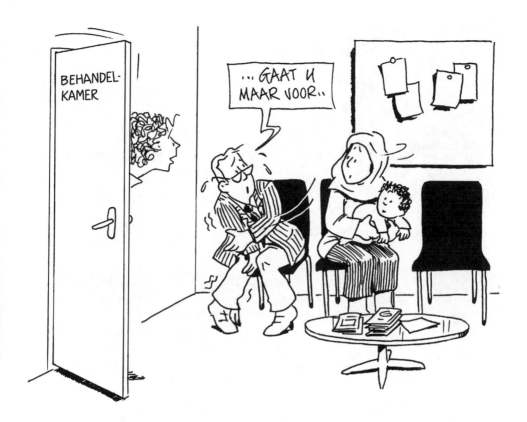

17.2.3 Omgaan met mensen met angst

Specifieke angst

We bespreken hier het omgaan met volwassenen met specifieke angst voor de tandarts (angst voor pijn, voor de verdoving). ◻ Tabel 17.1 laat aandachtspunten zien.

Wanneer de patiënt merkt dat hij de situatie onder controle heeft en dat die niet zo eng is als hij van tevoren dacht, neemt de angst vaak in enkele behandelingen af. Wanneer dat niet of onvoldoende lukt, kan de tandarts de patiënt verwijzen naar een Centrum Bijzondere Tandheelkunde (CBT).

Paniekstoornis

Soms vertelt de patiënt vooraf dat hij paniekaanvallen heeft. In andere gevallen zie je grote onrust en andere signalen van angst. Het is van belang de behandeling dan (korte tijd) te onderbreken en de angst te bespreken (◻ tab. 17.2).

▣ **Tabel 17.1** Aandachtspunten bij specifieke angst voor de tandarts (naar: Steverink-Jorna 2013)	
basisregels	– maak contact – stem je communicatie af op de persoon en wat er in het gesprek gebeurt
algemeen en ontvangst	
samenwerking en vertrouwen	– zorg voor samenwerking met de patiënt en werk aan vertrouwen; een patiënt die weet dat je met hem overlegt en dat je hem niet zult overvallen met pijn of ongemak, doet positieve ervaringen op; daardoor kan zijn angst afnemen en zijn vertrouwen groeien
angst voor …	– weet waar de patiënt bang voor is; tijdens de behandeling kan de tandarts ingaan op de angst en vragen waar de patiënt op dit moment bang voor is, wat hij het allerengst vindt en wat er kan misgaan – de tandarts kan (opnieuw) een afspraak maken, bijvoorbeeld over het stopteken of bijverdoven als de patiënt pijn aangeeft
in de spreekkamer, behandelkamer of aan de balie	
afspraken om vertrouwen op te bouwen	– maak afspraken en houd je daar ook aan, zodat de patiënt positieve ervaringen opdoet (welke behandeling, hoe lang behandeling per keer, welk signaal als het niet gaat?)
voorlichting	– leg uit wat er gaat gebeuren via de *tell-show-do*-methode; maak de situatie voor de patiënt voorspelbaar, dat geeft hem een gevoel van controle
pijn	– leg uit dat de tandarts zorgt voor een goede verdoving – zeg het eerlijk als je niet zeker weet of de behandeling helemaal pijnloos zal zijn
taalgebruik	– gebruik niet-bedreigende woorden en vermijd bedreigende woorden; zeg bijvoorbeeld: 'Ik ga je kies schoonmaken' in plaats van 'Ik ga boren' – vermijd het woord 'proberen'; dat versterkt de onzekerheid – vermijd ontkenningen, zoals 'Dat doet geen pijn'; het woord uit die boodschap dat blijft hangen, is 'pijn'
tijdens de behandeling	– vraag of de patiënt met een spiegel wil meekijken – vertel hoe ver de behandeling is gevorderd en wat er nog gaat gebeuren – vraag naar pijn; de tandarts zal geen genoegen nemen met: 'Het gaat wel', maar bijverdoven om het vertrouwen van de patiënt te houden
controle	– zorg dat de patiënt controle ervaart over zijn situatie; spreek af hoe lang de tandarts nu behandelt (seconden of minuten); in de tussenpauze kan de patiënt even bijkomen, hoeft zijn mond niet open, kan hij makkelijker ademen, slikken en iets zeggen – als assistent bewaak je de tijd; je geeft door aan de tandarts hoeveel minuten of seconden hij nog kan behandelen – spreek een stopteken af met de patiënt, daarmee kan hij aangeven dat het niet meer gaat; let erop of de patiënt het stopteken geeft en meld dat onmiddellijk aan de tandarts, die dan ook meteen moet stoppen
na afloop van de behandeling	
evaluatie	– vraag hoe het is gegaan en hoe het is ervaren: 'Hoe kijkt u ernaar nu het achter de rug is?', 'Was het zo spannend als u van tevoren had gedacht?'

17

□ Tabel 17.2	Aandachtspunten bij een paniekstoornis (naar: Steverink-Jorna 2013)
basisregels	– maak contact – stem je communicatie af op de persoon en wat er in het gesprek gebeurt
begrip	– toon begrip – creëer een veilige situatie door de behandeling te onderbreken en de patiënt te laten vertellen wat hem overkomt: 'Wilt u vertellen wat er met u gebeurt?' – erken de angst van de patiënt: 'Ik vind het heel vervelend voor u dat u dit meemaakt' – vraag de patiënt wat je voor hem kunt doen – help de patiënt tot rust te komen – leg uit dat je samen een plan gaat maken om met de situatie om te gaan
informatie vragen	– vraag of de patiënt een aanval voelt opkomen (welke verschijnselen) – vraag de patiënt hoe hij in andere situaties weer rustig wordt: is hij daarvoor behandeld? welke technieken kent hij/past hij toe? zijn er specifieke dingen in de praktijk (geuren, handelingen) die de angst oproepen?
afspraak	– spreek een stopteken af en bespreek hoe je de patiënt zult steunen: attendeer hem op zijn ademhaling en spierspanning; geef ontspanningsinstructie
vervolg	– ga door met de behandeling zodra de verschijnselen over zijn; doe je dat niet, dan kan er ongewenste conditionering optreden (als ik verschijnselen krijg, eindigt daarmee de behandeling) – bemoedig de patiënt tijdens de behandeling, benoem dat het goed gaat, dat hij rustig ademt, ontspannen ligt
dossier	– maak een aantekening in het dossier en noteer de gemaakte afspraken

17.3 Boosheid en agressie

Een boze patiënt aan de balie

Als je een patiënt en zijn gedrag kent, kun je dat soms beter plaatsen en er beter mee omgaan. Als je een patiënt niet kent en er ontstaat een conflict, dan zegt zo'n patiënt eerder: 'Wat is je naam? Ik ga een klacht indienen.' Of aan de telefoon: 'Ik kom naar de praktijk en dan zullen we wel eens zien.'

Dat laatste gebeurde bij een stagiaire. Ik ken die patiënt al lang, een vijftiger, type ruwe bolster, blanke pit. Hij kwam inderdaad even later de praktijk binnen, maar zag toen ook mij aan de balie zitten. Ik zag hem aarzelen en uiteindelijk sloeg zijn houding om.

Als de patiënt boos blijft, probeer ik mee te veren met de boosheid. Ik laat boze patiënten eerst hun verhaal vertellen. Ik benoem het probleem en de emotie: 'Ik zie dat u daar boos over bent.' Zo erken ik emotie en toon daarvoor begrip. Als je zegt dat je begrijpt dat iemand boos is, werkt dat soms averechts. Sommige patiënten worden dan nog bozer: 'Jij begrijpt er helemaal niks van.'

Dan benoem ik de boosheid opnieuw: 'U bent er echt boos over' en vraag: 'Wat maakt dat u er zo boos over bent?' Ook daar reageer ik met begrip op: 'Dat is ook wel heel vervelend voor u' en geef dan aan: 'Ik kan dit nu niet meteen oplossen. Wat ik wel kan doen, is een afspraak maken … of overleggen met de huisarts. En dan bel ik u straks terug. Mag ik uw 06-nummer?'

> Soms kun je vragen: 'Wat kan ik nu wél voor u doen?' Ook al kan een patiënt niet concreet aangeven wat je voor hem kunt doen, je laat zo wel zien dat je bereid bent je in te zetten.
> Er is niet één aanpak. Het hangt af van de situatie en de persoon, je relatie met de patiënt en hoe hij reageert op wat je zegt.
> *Wilma van Bronkhorst, praktijkassistent, Nijmegen*

Als professional in de zorg krijg je te maken met boosheid en agressie van patiënten. Het is belangrijk dat je weet hoe boosheid en agressie kunnen ontstaan.

Boosheid is een emotie, een gevoel. Je wordt boos als mensen onredelijk doen, als dingen tegenzitten en niet lopen zoals je verwacht of redelijk vindt. Daarbij kunnen ook lichamelijke verschijnselen optreden: hoge spierspanning en snelle ademhaling en hartslag. Je kunt op verschillende manieren met dat gevoel omgaan. Je kunt het verbaal uiten of op andere manieren laten merken dat je boos bent (gedrag). Dat is nog geen agressie.

Er zijn veel definities van agressie, maar allemaal gaan ze over (bedreigend) gedrag: agressie is uiterlijk waarneembaar gedrag, intentioneel (met opzet) en niet-intentioneel, dat letsel toebrengt, in strijd is met heersende regels en normen en door slachtoffers en/ of anderen als bedreigend wordt ervaren.

17.3.1 Omgaan met boosheid

Je kunt de judotechniek (meeveren en doorpakken) toepassen wanneer je te maken hebt met een boze patiënt. Deze techniek bestaat uit de volgende vier stappen: boosheid laten spuien (1), boosheid erkennen (2), samenvatten wat de patiënt heeft verteld (3) en laten kiezen uit mogelijke oplossingen (4). In de eerste twee stappen veer je mee met de patient, in de laatste twee stappen bepaal jij opnieuw de richting van het gesprek.

In de eerste stap laat je de patiënt zijn verhaal vertellen (uitrazen). Zo kan hij stoom afblazen en kom jij erachter waar hij zo boos over is. In de tweede stap laat je de patiënt merken dat je zijn boosheid ziet en begrijpt: 'Voor u is … heel vervelend.' In de derde stap vat je samen wat de patiënt heeft verteld. Je benoemt en erkent zijn emotie: 'U hebt me verteld … U bent daar heel boos over. Heb ik dat zo goed begrepen?' Zo erken je de boosheid en waar de patiënt boos over is. Bovendien merkt de patiënt op deze manier dat je goed hebt geluisterd. Maak de patiënt geen verwijten en blijf respectvol. Vermijd discussies over de schuldvraag of over inhoudelijke kwesties. In de vierde stap laat je zien dat je het probleem graag zo goed mogelijk wilt oplossen. Bied de patiënt als het kan twee oplossingen aan waaruit hij kan kiezen. Bijvoorbeeld: 'Ik zoek het voor u uit. Zal ik u dan terugbellen of wilt u hierover liever een afspraak met de arts?' Dat geeft de patiënt enige controle over zijn situatie.

Als het probleem niet, niet meteen of niet helemaal is op te lossen, laat dan merken dat je meedenkt. Geef daarbij concreet aan wat wel en niet kan. Zeg desnoods: 'Dit kan ik nu niet voor u oplossen. Wat ik wél kan doen, is …', 'Wat u nu het best kunt doen, is …' of 'Wat zou kunnen, is …'

Een enkele keer is er in het gesprek ruimte om zakelijke informatie te geven waarmee de patiënt de situatie beter kan begrijpen: 'U ziet een patiënt voorgaan die later is binnengekomen. Het is niet aan de buitenkant te zien, maar er kan een ernstig probleem zijn waardoor de arts hem meteen moet zien.' Meestal staat de patiënt echter niet open voor dergelijke informatie. Hij wordt dan vaak nog bozer of er ontstaat een discussie.

Boosheid in de apotheek

Veel boosheid in de apotheek gaat over vergoedingen van geneesmiddelen of het terhandstellingstarief. Het terhandstellingstarief is het bedrag dat mensen moeten betalen als ze een receptgeneesmiddel bij de apotheek halen. Dat is bedoeld voor de werkzaamheden van de apotheker rondom de medicatieverstrekking, waarbij ook de voorlichting hoort die mensen in de apotheek over het geneesmiddel krijgen.

Mensen kunnen ook boos worden wanneer de assistent twijfelt aan de juistheid van het recept. Ze zal niet zeggen dat de dokter misschien een fout heeft gemaakt, maar dat zij of de apotheker voor de zekerheid wil overleggen. En ze vraagt of de patiënt daar begrip voor wil opbrengen, ook al is het voor hem vervelend omdat hij dan extra lang moet wachten of de volgende dag moet terugkomen.

Patiënten kunnen ook boos zijn als geneesmiddelen niet leverbaar zijn, bijvoorbeeld door medicijntekorten. Ook als de apotheker daar niets aan kan doen, kan de patiënt zijn boosheid richten op de apotheker en de assistenten.

Marcel Kooij, apotheker, Amsterdam

Soms wordt een patiënt onverwacht boos en merk je dat iets niet goed 'valt'. Dan helpt het om een paar tellen stil te zijn en na te denken over wat er precies is gebeurd of gezegd. Niet altijd heb jij iets gedaan; soms heeft een collega gisteren ... Je kunt het niet altijd oplossen, maar wel proberen het uit te leggen. Het is belangrijk om de patiënt geen verwijten te maken: 'Dan had u het maar eerder moeten bestellen, niet vlak voor het weekend.' Soms is een probleem gewoon niet op te lossen. Dan is het gewoon zo. Maar blijf meedenken en zeg dat ook: we proberen een oplossing te vinden.

Lisette Klein Hofmeijer, apothekersassistent, Enschede

Boosheid voorkomen

Vaak ontstaat boosheid door de omstandigheden: wachten, onduidelijkheid over de gang van zaken, andere mensen gaan voor enzovoort. Soms zijn mensen boos omdat ze het gevoel hebben geen zorg te krijgen. Of omdat ze lang moeten wachten, terwijl ze toch veel geld betalen voor hun zorgverzekering. Boos over een rekening voor een gemist consult ('Ik heb 's morgens afgebeld!'). Boos dat de kosten van laboratoriumonderzoek naar soa's onder het eigen risico vallen. Boos over de eigen bijdrage voor medicijnen, de voorlichtingskosten bij eerste uitgifte van een medicijn of ineens andere medicijnen (door het preferentiebeleid). Of een patiënt is boos omdat hij bij de ene assistent wel tussendoor mag en nu bij een andere assistent niet.

Het helpt om in je team na te gaan of je iets kunt doen aan wachttijden. Ook kun je samen bedenken hoe je die voor je patiënten minder vervelend kunt maken. Maak afspraken over mensen tussendoor laten komen. Ook kun je soms maatregelen nemen om ergernis en ongemak bij patiënten te voorkomen (zie volgend kader).

> **Ergernis en ongemak bij patiënten voorkomen**
>
> Je kunt vooraf veel doen om ontevredenheid te voorkomen. Vertel bijvoorbeeld dat er een wachttijd is of dat de wachttijd oploopt en leg uit waarom sommige mensen eerder aan de beurt zijn, ook al zijn ze later gekomen. Bied thee of koffie aan.
> Maar ook bij de ontvangst kun je al veel doen: toon belangstelling, vraag hoe de reis naar de praktijk was. Vraag hoe het gaat, of de pijn te houden is. Bij trauma kun je bijvoorbeeld een *cold pack* aanbieden en vragen of de patiënt comfortabel kan zitten. Je kunt de patiënt eventueel voorstellen even weg te gaan en over een uur terug te komen. Door zo je betrokkenheid te laten zien, voorkom je veel ongenoegen.
> Als mensen boos zijn over de dure zorg terwijl ze hier zo lang zitten te wachten, zeg ik dat ik dat begrijp, dat het echt vervelend voor hen is, maar dat ik ze wat de kosten betreft niet kan helpen. Ik geef daar wel mijn grens aan. Ook dat helpt.
> *Merel van Rooij, triagist, docent ROC Midden Nederland, Utrecht*

17.3.2 Vormen van agressie en aandachtspunten

Er zijn grofweg drie vormen van agressie: agressie vanuit frustratie, agressie die bewust als middel (instrument) wordt gebruikt en explosieve (pathologische) agressie. ◘ Tabel 17.3 geeft een overzicht van de kenmerken en een specifieke aanpak bij elke vorm van agressie.

17.3.3 Boosheid en agressie bij mensen met een lichte verstandelijke beperking (LVB)

Mensen met een lichte verstandelijke beperking hebben niet veel controle over hun situatie. Ze kunnen daardoor sneller boos of agressief worden (frustratieagressie). Dan kan het soms helpen om een andere strategie te kiezen: iets heel anders doen dan de patiënt verwacht. Dit kan de situatie zo veranderen dat ze van hun stuk raken en daardoor anders reageren. Het vraagt wel ervaring en goede inschatting; bij een verkeerde toon kan de patiënt nog bozer worden.

Probeer de oorzaken van onzekerheid te verminderen. Maak de patiënt geen verwijten en voer geen inhoudelijke discussie. Blijf respectvol. Geef uitleg op het niveau van de patiënt. Leg eventueel een keuze voor.

Ook grenzen stellen kan werken. In het uiterste geval kun je het contact stopzetten.

Een goede voorbereiding van het dokters- of tandartsbezoek kan gedragsproblemen en agressie voorkomen. Betrek de begeleider(s) daarbij. Sluit daarbij aan bij de behoeften van de patiënt. Aandachtspunten zijn:

- uitleggen en herhalen;
- taalgebruik aanpassen;
- tempo, kleine stappen;
- bekrachtigen en motiveren.

17

Vervolg

Tabel 17.3 Vormen van agressie en aandachtspunten (naar: Steverink-Jorna 2013)

	frustratieagressie	instrumentele agressie	explosieve of pathologische agressie
beschrijving	uit onmacht, door andere verwachtingen, oplopende frustratie; de cliënt is emotioneel, onredelijk, op dit moment niet in staat om te luisteren	manipulatief, berekenend, intimiderend; agressie wordt doelbewust ingezet om iets te bereiken: commanderen, kleineren, pesten, dreigen, intimideren, schelden; kan emotionele en fysieke grenzen van de ander overschrijden	onder invloed van drugs, alcohol, psychose, na insult; ook neurologische oorzaken, zoals bij dementie, ziekte van Huntington
doel van agressie	afname van de frustratie	machtspositie	ontladen
zelfcontrole	afname zelfcontrole	veel zelfcontrole	geen zelfcontrole
waarneembaar gedrag	uit zijn boosheid (verbaal, gedrag); lichamelijke signalen (spierspanning, snelle ademhaling en hartslag)	bewust gedrag	razernij, ongecontroleerde handelingen
je eerste reactie en inschatting	je kunt het zien aankomen	schrik; neiging om een stap achteruit te doen in plaats van een stap vooruit te zetten en te vragen: 'Wat wilt u hiermee zeggen?'	schrik; de agressie komt als een donderslag bij heldere hemel
doel van interventie	kalmering	begrenzen	veiligheid; de situatie hanteren
type interventie	de-escalerende technieken, zodat de patiënt niet steeds bozer wordt, maar rustiger	begrenzende technieken	begrenzende technieken
interventies	*fase 1: ruimte voor de patiënt* a. negeer de strijd b. maak contact, vraag naar de reden van de boosheid; laat de patiënt uitrazen; vraag door/reflecteer	*fase 1: begrenzen* a. confronteer; benoem het gedrag en zeg wat je ervan vindt (vervelend, niet acceptabel); geef aan hoe de patiënt zich dient te gedragen	a. geef grenzen aan b. probeer de patiënt geen onprettig gevoel te geven om zijn boosheid niet te laten toenemen; wanneer het grensoverschrijdend gedrag te ernstig of bedreigend is: roep hulp van je collega of de bewaking in; gebruik eventueel een (stille) alarmknop, waarmee de politie wordt gealarmeerd

Tabel 17.3 Vervolg

	frustratieagressie	instrumentele agressie	explosieve of pathologische agressie
interventies	c. vat samen wat de patiënt heeft gezegd; hij moet zich gehoord voelen, anders begint het weer van voren af aan *fase 2: ruimte voor de zorgverlener* a. maak je eigen standpunt/belang duidelijk b. maak afspraken; zeg niets toe wat je niet kunt waarmaken	b. geef een keuze: doorgaan op jouw voorwaarden of het gesprek stoppen (bij de tandarts: rustig in de stoel liggen of weggaan); leg de keuze eventueel voor in een of/of-zin ('Of je blijft dreigen en dan stop ik dit gesprek of je gaat rustig liggen en dan kan ik je behandelen' c. wacht op reactie/akkoord d. las eventueel een time-out in (soms met een smoes, zoals even moeten bellen voor overleg) e. stop het gesprek als het agressieve gedrag doorgaat; roep zo nodig de hulp in van een collega of de bewaking *fase 2: ruimte voor de patiënt* a. vat de vraag van de patiënt samen b. neem een beslissing: kom de patiënt tegemoet, binnen de grenzen van redelijkheid, of houd vast aan je standpunt (weigering, kosten, behandelvoorstel); dit laatste komt neer op een slechtnieuwsgesprek	

17

17.4 Claimend gedrag

Mevrouw Bosman belde naar de huisartsenpraktijk. Haar dochter was zwanger, verloor bloed en had kramp in haar buik. Ze zei met overslaande stem dat de huisarts moest komen.

Ik begon vragen te stellen, zoals ik dat altijd doe. Maar ik merkte dat mevrouw Bosman nog stelliger en eisender werd: 'Ik wil dat er meteen een huisarts komt.' Ik heb toen gezegd: 'Ik hoor aan u dat u erg ongerust bent.' Dat gaf haar de mogelijkheid om te vertellen waarover ze zo ongerust was: 'Mijn dochter heeft zoveel moeite gedaan om zwanger te worden. Ze is helemaal overstuur van het idee dat het misgaat.'

Ik heb gezegd dat ik begreep dat ze zo ongerust was. Dat het een onverwachte situatie is en dat je daar natuurlijk van schrikt en bang kunt worden. Ik heb haar vervolgens uitgelegd wat er aan de hand kan zijn (miskraam) en dat daarvoor in deze fase geen medische behandeling is. Maar omdat ze zo bezorgd was, heb ik toegezegd dat ik zou overleggen met de superviserend arts. Dat heb ik ook gedaan. Ik kon mevrouw Bosman daarna vertellen dat de arts binnen een uur zou terugbellen. Zij was daar blij mee. Ze heeft haar excuses aangeboden en gezegd dat ze het waardeerde dat ik naar haar heb geluisterd en bereid was de dokter erbij te halen.

Merel van Rooij, triagist, docent ROC Midden Nederland, Utrecht

Claimend gedrag is niet scherp gedefinieerd. Gedrag dat de één als claimend ervaart, is dat voor een ander niet. We geven een omschrijving: claimend gedrag is gedrag waarmee een patiënt te veel aandacht en tijd vraagt in verhouding tot de ernst van zijn klachten, zich niet laat overtuigen door zakelijke argumenten en zich moeilijk gerust laat stellen.

17.4.1 Soorten en oorzaken, bij wie, wanneer

Mensen die een grote behoefte aan zekerheid hebben, vertonen vaak claimend gedrag. Zij dringen aan op (weer) een afspraak en wel nú, op meer onderzoek, behandeling of verwijzing. Ook mensen die angstig zijn, verwachten of eisen dat de dokter meteen voor hen klaarstaat om hun problemen op te lossen. Claimend gedrag kan ook voortkomen uit de persoonlijkheidsstructuur van mensen, zoals bij de borderlinepersoonlijkheidsstoornis, of uit hun levensgeschiedenis.

17.4.2 Omgaan met claimend gedrag

▪ Tabel 17.4 laat aandachtspunten zien voor het omgaan met claimend gedrag.

◻ Tabel 17.4   Aandachtspunten voor het omgaan met claimend gedrag (naar: Steverink-Jorna 2013)

basisregels	– maak contact – stem je communicatie af op de persoon en wat er in het gesprek gebeurt
in de spreekkamer, de behandelkamer of aan de balie	
erkennen	– benoem wat de patiënt wil: 'Ik hoor dat u … wilt'
doorvragen	– vraag door en schat in of de vraag/eis redelijk is
samenvatten en je besluit meedelen	– vat samen wat de patiënt je vertelt; je laat daarmee merken dat je goed hebt geluisterd – vertel of je de vraag/eis van de patiënt honoreert; als dat niet kan, voer je een slechtnieuwsgesprek
erkennen en mogelijkheden bespreken	– laat merken dat je begrijpt dat het vervelend is voor de patiënt dat je zijn vraag niet kunt honoreren; – bespreek wat er wel en niet mogelijk is: wat kan de patiënt en wat kun jij nu wél doen?
wanneer de patiënt toch eisend gedrag blijft vertonen	
begrenzen	– gebruik begrenzende technieken – voer een slechtnieuwsgesprek – volg de aanbevelingen voor instrumentele agressie: confronteren en een keuze voorleggen

17.5 Opvang voor de assistent

Een incident met agressie of claimend gedrag maakt veel indruk, ook als het je is gelukt om de situatie professioneel aan te pakken en tot een goed einde te brengen. Daarom is het belangrijk om na zo'n incident je ervaringen te vertellen en steun van je leidinggevende en collega's te krijgen. In veel praktijken zijn opvang en nazorg georganiseerd voor de werknemers na dergelijke incidenten.

17.6 Informatie

17.6.1 Voor de praktijk

— opvang en nazorg na incidenten: ▶ www.gezondenveiligwerken.nl en ▶ https://tinyurl.com/ongewenst-gedrag-veiligheid

Bijlagen

Criteria voor toegankelijkheid van de praktijk of
apotheek – 238

Begrippenlijst – 240

Verder lezen – 242

Register – 243

Criteria voor toegankelijkheid van de praktijk of apotheek

Niet alleen de route naar het gebouw en de toegang tot het gebouw moeten veilig en prettig zijn. Toegankelijkheid heeft ook alles te maken met de inrichting van het gebouw, de site van de praktijk en het voorlichtingsmateriaal.

Soms zijn de criteria voor toegankelijkheid tegenstrijdig, bijvoorbeeld:

- een lage balie is geschikt voor communicatie met rolstoelgebruikers, maar een hoge balie is veiliger;
- een gladde vloerbedekking is hygiënischer, maar een ruwe vloerbedekking kan uitglijden en vallen voorkomen.

In de checklist van ▢ tab. A.1 noemen we enkele criteria voor de toegankelijkheid van het gebouw.

Tabel A.1 Checklist toegankelijkheid van de praktijk	
route naar de praktijk	– duidelijke en veilige route vanaf de openbare weg of parkeerplaats naar de ingang, ook voor mensen met een loophulpmiddel, rolstoel of scootmobiel
toegangsdeur	– brede(re) deur – automatische deur – bel- of intercominstallatie, te bedienen vanuit rolstoel of scootmobiel – geen drempel
bereikbaarheid en toegankelijkheid praktijkruimtes	– alle ruimtes op de begane grond – lift met voldoende ruimte – toegankelijk voor rollator of rolstoel – voldoende manoeuvreerruimte in de behandelkamer
baliehoogte	– geschikt voor rolstoelgebruikers
wachtruimte en gangen	– plaats voor een rolstoel of scootmobiel – stoelen van verschillende hoogtes en voldoende zitbreedte met leuning – goed afleesbare klok en kalender met juiste datum – verwijsbordjes naar behandelruimtes goed leesbaar of door kleuren en pictogrammen herkenbaar, niet te hoog hangend
doorgangen	– voldoende hoog en breed
loopafstand	– zo kort mogelijke loopafstanden met duidelijke looproute
veilige looproute	– geleidelijnen voor slechtzienden; leuning langs de muren en trappen – trappen en afstapjes gemarkeerd met contrasterende kleuren – geen obstakels – goed verlichte liften met knoppen die ook voor rolstoelstoelgebruikers zijn te bedienen en met teksten in braille en spraak – goed gemarkeerde glazen deuren – contrasterende kleuren voor vloeren, deuren en wanden

Vervolg

Tabel A.1   Vervolg

vloerbedekking	– (niet te) glad en goed te reinigen – geen losliggende matten
toilet	– aangepast toilet (ook voor algemeen gebruik geschikt) of handgreep, beugels – afvalbak voor incontinentiemateriaal – voldoende manoeuvreerruimte voor mensen met een rollator of rolstoel
geluiden en geuren	– zo min mogelijk storende geluiden en geuren
oproepsysteem	– goed hoorbaar oproepsysteem in de wachtruimte

Begrippenlijst

Asielzoekers Mensen die uit een ander land afkomstig zijn en in Nederland asiel aanvragen

Bewindvoerder Een bewindvoerder heeft de wettelijke bevoegdheid samen met een cliënt te beslissen over financiële zaken

CBT Centrum Bijzondere Tandheelkunde voor behandeling van onder meer mensen met angst, autismespectrumstoornissen of een verstandelijke beperking

Comorbiditeit De aanwezigheid van ziekten die met elkaar samenhangen

Curator Een curator heeft de wettelijke beslissingsbevoegdheid over belangrijke financiële én persoonlijke zaken van een cliënt

Daklozen Mensen zonder eigen woonplek

Doelgroep Mensen die een aantal gemeenschappelijke kenmerken hebben

Dubbele diagnose De combinatie van een verstandelijke beperking met een psychiatrische stoornis (of een verslaving) of de combinatie van een psychiatrische stoornis met een verslaving

Geriatrisch syndroom Klachten of een combinatie van klachten bij oudere patiënten waaraan verschillende oorzakelijke factoren bijdragen

Gezondheidsvaardigheden Vaardigheden die nodig zijn om gezondheidsgerelateerde informatie te zoeken en te beoordelen, bewuste keuzes te maken, instructies te begrijpen en te uit te voeren en de regie te voeren over het leven met een ziekte of beperking en zorg

Kwetsbaarheid, kwetsbare ouderen Proces waarbij lichamelijke, psychische en sociale tekorten in het functioneren zich opstapelen. De kans op (meer) gezondheidsproblemen en ontregeling bij een bijkomend probleem wordt daardoor steeds groter

Laaggeletterden Mensen die moeite hebben met lezen en schrijven

Mentor Een mentor heeft de wettelijke bevoegdheid samen met een cliënt te beslissen over persoonlijke zaken zoals zorg en begeleiding

Multimorbiditeit De aanwezigheid van verschillende ziekten die niet met elkaar samenhangen

NIPT Niet-invasieve prenatale test. Bloedtest die ziekten van een ongeboren baby door een afwijkend chromosoomaantal aantoont

Ongedocumenteerden Mensen die geen geldige verblijfspapieren voor Nederland hebben

Palliatieve sedatie Verlaging van het bewustzijn door toediening van medicatie om ernstige symptomen te verlichten die niet op een andere manier zijn te verlichten

Palliatieve zorg Zorg die gericht is op verlichting van klachten en niet op herstel. Deze zorg kan veel eerder worden ingezet dan pas in de terminale fase

Polyfarmacie Het gebruik van vijf of meer geneesmiddelen; vaak wordt de grens van zeven of meer geneesmiddelen aangehouden

Sedatie Bewustzijnsverlaging door het toedienen van medicatie

SES Sociaal-economische status, indeling van de sociaal-economische positie van een persoon naar inkomen en opleidingsniveau

Terugvraagmethode (*teach back*) Manier om na te gaan of je uitleg aan de patiënt goed is overgekomen, of hij die begrijpt. Dat doe je door te vragen of hij de informatie in eigen woorden kan vertellen

Thuislozen Mensen die wel een dak boven hun hoofd hebben, maar geen eigen woonplek. Een deel woont in een hostel

Transitie Overgang van een levensfase (jeugd – volwassenen) of behandelfase (curatief – palliatief) naar een andere fase of overgang van de ene zorgsetting naar een andere setting (klinische zorg – ambulante zorg). Deze overgang vraagt een goede voorbereiding, begeleiding en tijd

Verstandelijke beperking Beperking in het cognitief functioneren met daarnaast meestal ook beperkingen op sociaal niveau. De stoornis ontstaat voor, tijdens of in de eerste maanden na de geboorte

Vluchtelingen Mensen die hun land zijn ontvlucht vanwege (dreiging van) geweld, achtervolging of oorlog. Zij komen als asielzoeker in Nederland. Als zij erkend worden als vluchteling, worden ze statushouder genoemd. Zij mogen dan in Nederland blijven

Wet zorg en dwang Wet (2020) die voorwaarden stelt aan het toepassen van dwang (vrijheidsbeperkende maatregelen) in de zorg

Zelfmanagement (eigen regie) Zodanig omgaan met een (chronische) aandoening dat die aandoening optimaal wordt ingepast in het dagelijks leven om een optimale kwaliteit van leven te bereiken. Daarbij bepalen patiënten zelf in hoeverre ze de regie over hun eigen leven in eigen hand willen houden en hoe beschikbare zorg wordt ingezet

Verder lezen

Hoofdstuk 2–3 Contact & Gezondsheidsvaardigheden en eigen regie

Van der Burgt, M., Dettingmeijer, M., & Van Mechelen-Gevers, E. (2016). *Preventie en voorlichting*. Houten: Bohn Stafleu van Loghum.

Schotsman, R., & Van Os, N. (2012). *Voorlichting en advies in de tandartspraktijk*. Houten: Bohn Stafleu van Loghum.

Hoofdstuk 4 Mensen die moeite hebben informatie te begrijpen

Engels, J., Weijenberg, E., & Schepers, B. (2015). *Zelfmanagement en beperkte gezondheidsvaardigheden. Handreiking eerstelijns zorgverleners om mensen te ondersteunen die beperkt gezondheidsvaardig zijn*. Utrecht: Vilans.

Maghroudi, E., Van Hooijdonk, C., Journée-Gilissen, M., & Borsteede, S. (2018). Etiketteksten op de schop voor beter begrip van patiënt. *Pharmaceutisch Weekblad, 10*(153), 30–31.

Hoofdstuk 5 Mensen met een migratieachtergrond

Informatie over diabetes en ramadan: ▶ https://diabetesfederatie.nl/ndf-toolkit-persoonsgerichte-diabeteszorg/diabetes-en-ramadan.

Pharos (2018). *Factsheet diabetes bij mensen met beperkte gezondheidsvaardigheden*. Utrecht: Pharos. Geraagdpleegd via ▶ https://www.pharos.nl/factsheets/factsheet-diabetes-bij-mensen-met-beperkte-gezondheidsvaardigheden/.

Pharos (2018). *Factsheet Medicijngebruik bij patiënten met beperkte gezondheidsvaardigheden goed geneesmiddelengebruik onder laaggeletterden*. Utrecht: Pharos. Geraagdpleegd via ▶ https://www.pharos.nl/factsheets/medicijngebruik-bij-patienten-met-beperkte-gezondheidsvaardigheden/.

Pharos (2018). *Factsheet asielzoekers en gezondheidszorg*. Utrecht: Pharos. Geraagdpleegd via ▶ https://www.pharos.nl/factsheets/asielzoekers-en-gezondheidszorg/.

Pharos (2018). *Factsheet Laaggeletterdheid en beperkte gezondheidsvaardigheden*. Utrecht: Pharos. ▶ https://www.pharos.nl/factsheets/laaggeletterdheid-en-beperkte-gezondheidsvaardigheden/.

Hoofdstuk 7 Kinderen en jongeren

Gambon, D. L. (2016). Het kind bij de tandarts. Als je flink bent, krijg je een beloning! *Tandartspraktijk, 37*(7), 18–23.

Hoofdstuk 8 Mensen met een verstandelijke beperking

Kienhorst, G. (2014). *Naar beter informeren en communiceren rondom het bezoek aan de huisarts*. Nijmegen: Radboud UMC. Geraagdpleegd via ▶ http://www.kennispleingehandicaptensector.nl/docs/KNP/KNP%20GS/VB/publieksversie-eindrapport-eerstelijnszorg.pdf.

Informatie over de huisarts: ▶ https://www.naarjehuisarts.nl/nl/.

Hoofdstuk 9 Ouderen, chronisch zieken en mensen met lichamelijke beperkingen

Olde Rikkert, M. G. M. (2015). *Inleiding in de gerontologie en geriatrie*. Houten: Bohn Stafleu van Loghum.

Hoofdstuk 16 Palliatieve en terminale zorg

Bekkema, N., De Veer, A., & Francke, A. (2015). *Wat wil ik als ik niet meer beter word*. Utrecht: NIVEL. Geraadpleegd via ▶ http://www.nivel.nl/nl/nieuws/mensen-met-een-verstandelijke-beperking-willen-praten-over-de-zorg-rond-het-levenseinde en ▶ http://www.nivel.nl/sites/default/files/bestanden/Rapport-wat-als-ik-niet-meer-beter-word.pdf.

KNMG (2009). *Palliatieve sedatie* (KNMG: KNMG-richtlijn). Utrecht: KNMG. Herziene richtlijn eind 2020 gereed.

KNMG, & KNMP (2012). *Uitvoering euthanasie en hulp bij zelfdoding. Herziene versie 2012*. Utrecht/Den Haag: KNMG/KNMP.

Register

A

agressie 230
- bij lichte verstandelijke beperking 232
- explosieve of pathologische agressie 232
- frustratieagressie 232
- instrumentele agressie 232
- verslaafde 174
Alzheimer, ziekte van 136
angst 225
- signaal 226
- taalgebruik 228
- voor de tandarts 227
angstig kind 75
angststoornis 167
anticiperend beleid 207
anticonceptie 78
antipsychoticum
- dementie 144
arts verstandelijk gehandicapten (AVG) 102
asielprocedure 45
asielzoeker 44
- asielprocedure 45
- asielzoekerscentrum 45
- gezondheidszorg voor asielzoekers 45
- praktijklijn 45
- verblijfsvergunning 44
asielzoekerscentrum 45
ASS. *Zie* autismespectrumstoornis
attitude, A in stap willen 17
autismespectrumstoornis (ASS) 70
AVG. *Zie* arts verstandelijk gehandicapten

B

BEM. *Zie* beoordeling eigen beheer van medicatie
bemoeizorg 187
beoordeling eigen beheer van medicatie (BEM) 36
beperking 110
bewindvoerder 103
big six-aandoening 114
bijna-thuishuis 207
boosheid 230
borderlinepersoonlijkheidsstoornis
- praktijk 173

borstvoeding
- geneesmiddelen bij 60

C

CBT. *Zie* centra voor bijzondere tandheelkunde
centra voor bijzondere tandheelkunde (CBT) 102
centraal orgaan opvang asielzoekers (COA) 45
chronisch zieken
- mondgezondheid 117
COA. *Zie* centraal orgaan opvang asielzoekers
coaching 19
comorbiditeit 111
criteria voor dementie 136
curatele 103
curator 103

D

dakloze 185
delier 118
dementerende
- mondzorg 139
- palliatieve zorg 211
dementie 135
- criteria 136
- migrant 138
- soorten 136
- verstandelijke beperking 139
diversiteit 4
doof-blind 159
doventolk 152
dubbele diagnose 95

E

eerstelijnsverblijf 130
eigen effectiviteit, E in stap willen 17
eigen regie
- ondersteunen 16
- Z-scan 20
EPA. *Zie* ernstige psychiatrische aandoening
ernstige psychiatrische aandoening (EPA) 173
- mondzorg 168
ETT. *Zie* extra aandacht therapietrouw

euthanasie
- criteria 216
- middelen 218
- misverstanden en dilemma's 216
- rol van apotheker 218
euthanaticum 218
extra aandacht therapietrouw (ETT) 36

F

farmacotherapeutisch overleg (FTO) 36
FAS. *Zie* foetaal alcoholsyndroom
foetaal alcoholsyndroom (FAS) 57, 94
frontotemporale dementie 136
frustratieagressie 232
FTO. *Zie* farmacotherapeutisch overleg

G

geestelijke gezondheid 165
- migranten 166
geestelijke gezondheidszorg (GGZ) 214
- organisatie 172
geleidingsslechthorendheid 149
geneesmiddel 60
- etniciteit 44
- gevoeligheid 44
- kinderen 79
- misbruik 170
- schade tijdens zwangerschap 58, 59
- tijdens zwangerschap 58, 64
- verslaving 170
geriatrisch syndroom 113
geriatrische patiënt 112
gesprek 8
- agenda 8
gevoeligheid voor geneesmiddelen 44
gezondheidsvaardigheid 14, 24
GFR. *Zie* glomerular filtration rate
GGZ. *Zie* geestelijke gezondheidszorg
glomerular filtration rate (GFR) 115
- palliatieve zorg 115

H

handicap 110
hospice 207
hulp bij zelfdoding 218

I

ICPC-code laaggeletterdheid of
    moeite met taal 36
illegaal, ongedocumenteerde 193
immigratie- en naturalisatiedienst
    (IND) 45
inclusief beleid 4
IND. *Zie* immigratie- en
    naturalisatiedienst
informele tolk 48
instrumentele agressie 232

J

jongdementerende 136
jongere 83
– anticonceptie en condoomge-
    bruik 78
– ondersteunen eigen regie 84
– praten over seks en anticoncep-
    tie 79
judotechniek 230

K

kind 69
– angst 75
– eigen regie 83
– mondzorg 73
kindermishandeling 87
kleinschalige woonvorm 129
kwetsbare ouderen 126

L

laaggeletterden 23, 24
levenseinde 213
Lewy-body-dementie 136
lichte verstandelijke beperking
    (LVB) 97
LVB. *Zie* lichte verstandelijke
    beperking

M

machtiging 103
mantelzorg 118, 124

MDRD-formule 116
medicatiebeoordeling 126, 127
medicijngebruik 16
– moeite met medicijngebruik door
    laaggeletterdheid 25
medisch noodzakelijke zorg 194
meervoudig gehandicapt kind 72
Meldcode Huiselijk geweld en kinder-
    mishandeling 87
mentor 103
migrant
– dementie 138
– geestelijke
    gezondheidsproblemen 178
– palliatieve zorg 210
migratie 40
migratieachtergrond
– gezondheidsproblemen 42
– mensen met een
    migratieachtergrond 40
– opvattingen over ziekte en zorg 41
morfine
– mythes 205
multimorbiditeit 111, 124
multipathologie 111, 124

N

nierfunctie 114
– MDRD-formule 116

O

ondersteunen van eigen regie 16, 19
ongedocumenteerde 193
– direct toegankelijke zorg 194
– huisartsenzorg 195
– mondzorg 197
– niet-direct toegankelijke zorg 195
– onverzekerd 194
– zorgplicht 194
ontspoorde zorg 118, 125, 137
ontwikkelingsniveau
– mensen met een VB 94
onverzekerd 189, 194
oudere
– angst 117
– mantelzorg 118, 124
– mondgezondheid 116
– mondzorg 125
– polyfarmacie 119, 126
– psychische gezondheid 117
– slechthorendheid 149

P

palliatieve fase 202
– gezondheidsproblemen 202
– klachten 203
– mantelzorg 204
– anticiperend, proactief beleid 207
palliatieve sedatie
– begrip 214
– criteria 214
– middelen 216
– mythes en dilemma's 215
– vormen 216
palliatieve zorg
– dementerenden 211
– mensen met een verstandelijke
    beperking 212
– migrant 210
– psychiatrische en verslavingspro-
    blematiek 214
paniekstoornis 226, 227
persoon 8
persoonlijk gezondheidsdossier 17
pijnvrij behandelen 101
polydrugsgebruik 170
polydrugsgebruiker 186
polyfarmacie 114, 119
– ouderen 126
posttraumatische stressstoornis
    (PTSS) 48, 178
praktijklijn 45
praten over seks 79
preconceptieconsult 62
proactief beleid 207
probleemoplossende vaardigheid 15, 16
psychische stoornis 165
PTSS. *Zie* posttraumatische stress-
    stoornis

R

recruitment 150

S

sedatie
– verstandelijke beperking (VB) 101
SES. *Zie* sociaal-economische status
slechthorendheid
– geleidings- 149
– oorzaken 149
– ouderen 149
– perceptie- 149
– verstandelijke beperking 149
– waarnemings- 149

slechtziendheid 157
– oorzaken 157
sociaal-economische status (SES) 26
sociale invloed, S in stap willen 17
specialist ouderengeneeskunde 126
spraak verstaan 150
stappen van de voorlichtingspijl 17
stemmingsstoornis 167

T

teach back-methode 30, 31
tell-show-feel-do-methode 9, 30
terminale fase 207
– bereikbaarheid ANW-uren 207
terugvraagmethode 27
therapietrouw 16
– medicatiegebruik bevorderen 18
thuisloze 185
tienerzwangerschap 55
tolk
– doventolk 152
– schrijftolk 152
tolk, informeel 48

V

vasculaire dementie 136
verblijfsvergunning 44
verpleeghuis 129
verslaafde 173
– agressie 174
– angst voor de tandarts 178
– gezondheidsproblemen 178
– mondzorgproblemen 177
verslaving 170
verstandelijke beperking (VB)
– angst 101
– angstremming en sedatie 101
– dementie 139
– herkennen 97
– mondproblemen 96
– palliatieve zorg 212
verwardheid 167
verzorgingshuis 129
visuele beperking 157
– ouderen 157
vluchteling 44
volmacht 103
voorlichtingspijl 9, 17, 18, 84
vrijheidsbeperkende maatregel 104

W

waarnemingsslechthorendheid 149
Wet op de geneeskundige behande-
    lingsovereenkomst (WGBO) 103
Wet op de geneesmiddelenvoorzie-
    ning (WOG) 218
Wet zorg en dwang (Wzd) 104
wettelijk vertegenwoordiger 145
WGBO. *Zie* Wet op de geneeskundige
    behandelingsovereenkomst
wij-cultuur 40
wijkverpleegkundige 130
wilsbekwaam 213
wilsbekwaamheid
– kinderen 85
WOG. *Zie* Wet op de
    geneesmiddelenvoorziening
Wzd. *Zie* Wet zorg en dwang

Z

Z-scan 20
zelfmonitoring 18
ziekte van Alzheimer 136
– fasen 137
zorgmijder 167
zorgplicht 194
zwakbegaafdheid 94
zwangerschap
– geneesmiddelen 58, 59, 64
– mondzorg 61
– roken 57
– schade door geneesmiddelen 58,
    59
– zwangere 55

Printed in the United States
By Bookmasters